全国高等中医药院校教材配套用书

正常人体解剖学
易考易错题精析与避错

主　编　高　杰

副主编　李　宁

编　委　潘玉玲　杨　光

　　　　王倩倩　张美芝

中国医药科技出版社

内 容 提 要

　　本书是全国高等中医药院校教材配套用书，包括绪论和运动系统、消化系统、呼吸系统、泌尿系统、生殖系统、循环系统、内分泌系统、感觉器、神经系统，共十章内容。每章内含重点、难点、常见试题解析及避错。

　　本书适合高等中医药院校中医学专业或者相关专业医学生在校学习、备考之用，也可作为初入临床的实习医生、住院医生的复习用书和医学院校相关专业教师的参考用书。

图书在版编目（CIP）数据

　　正常人体解剖学易考易错题精析与避错／高杰主编. —北京：中国医药科技出版社，2015.2

　　（全国高等中医药院校教材配套用书）

　　ISBN 978 - 7 - 5067 - 7201 - 3

　　Ⅰ.①正…　Ⅱ.①高…　Ⅲ.①人体解剖学—中医学院—教学参考资料　Ⅳ.①R322

　　中国版本图书馆 CIP 数据核字（2014）第 287595 号

美术编辑　陈君杞

版式设计　郭小平

出版　中国医药科技出版社

地址　北京市海淀区文慧园北路甲 22 号

邮编　100082

电话　发行：010 - 62227427　邮购：010 - 62236938

网址　www.cmstp.com

规格　787 × 1092mm $\frac{1}{16}$

印张　16

字数　278 千字

版次　2015 年 2 月第 1 版

印次　2015 年 2 月第 1 次印刷

印刷　航远印刷有限公司

经销　全国各地新华书店

书号　ISBN 978 - 7 - 5067 - 7201 - 3

定价　35.00 元

本社图书如存在印装质量问题请与本社联系调换

前 言
Preface

　　本书以全国高等中医药院校教材《正常人体解剖学》为蓝本，以教学大纲为依据，将每章节的重点和难点一一列出，再对精选的各种类型试题进行剖析，分析出题目的、答题时产生错误的原因并指出答题的要点或技巧，旨在帮助学生及时检验学习效果，发现错误，纠正错误，规避错误，调整学习方法，提高学习效率，尽可能在最短时间内扎实掌握相应知识点，考出好成绩；同时，便于教师及时了解学生在学习过程中容易出现的问题，注意对易混、易错、难记知识点的讲解，确保学生完全掌握相关知识。

　　本书按章节顺序编写，共包括：绪论、运动系统、消化系统、呼吸系统、泌尿系统、生殖系统、循环系统、内分泌系统、感觉器、神经系统十部分。试题类型包括考试中常见的单选题、多选题、填空题、名词解释、简答题和论述题六种，以适应考试需要。

　　本书可供高等中医药院校中医学专业及相关专业医学生在校学习、备考之用，也是初入临床的实习医生、住院医生的复习用书和医学院校相关专业教师的参考用书。

　　由于编写时间仓促，水平所限，缺点及错漏之处在所难免，敬请读者批评指正。

编者

2014 年 10 月

目 录
Contents

绪　论

一、重点

1. 人体解剖学姿势。
2. 人体解剖学常用术语（方位术语、人体切面术语和轴）。

二、难点

1. 人体解剖学方位术语。
2. 人体切面术语。
3. 轴。

三、常见试题

（一）单选题

1. 下列器官在人体正中矢状面上不能见到的是（　　）

 A. 心　　　　　B. 肝　　　　　C. 肺　　　　　D. 胃　　　　　E. 胰

【正确答案】　C

【出题陷阱】　B、E

【分析与避错】　本题考查的是人体正中矢状面概念的理解与应用。沿前后方向，将人体纵切为左、右相等两部分的切面即为正中矢状面，在此切面上能看到的器官均跨过人体正中线。以上五个器官中，心位于胸腔纵隔内，约 2/3 在正中矢状面左侧，1/3 在其右侧；肝大部分位于右季肋区和腹上区，小部分位于左季肋区；肺位于胸腔纵隔两侧；胃中等充盈时，大部分位于左季肋区，小部分位于腹上区；胰位于胃的后方，紧贴腹后壁，斜行于第一、二腰椎水平，胰头被十二指肠包绕，胰体横跨腹主动脉和下腔静脉前方，胰尾至左侧脾门后下方。根据各器官的位置，仅肺符合要求，因此选择 C。

2. 下列关于方位术语的描述，正确的是（　　）

 A. 人仰卧时，近腹者为上　　　　　　B. 四肢的附着端为远侧端

 C. 空腔脏器的里面为内侧　　　　　　D. 远离正中矢状面者为外

 E. 近皮肤者为浅

【正确答案】 E

【出题陷阱】 A、B、C、D

【分析与避错】 本题考查的是人体解剖学姿势的应用和部分解剖学方位术语（上、近侧、内、外侧、浅）的概念。需要牢记的是，解剖学方位术语的定义和应用前提均为人体解剖学姿势。在描述人体各部结构的位置、形态及其相互关系时，不论个体处于何种体位，都要以人体解剖学姿势为前提和依据。因此，即使人仰卧时，仍是近头者为上，A 错误；四肢的附着端接近躯干为近侧端，B 错误；空腔脏器的里面为内，内侧指近正中矢状面者，C 错误；远离正中矢状面者为外侧，D 错误。

3. 下列关于矢状轴的描述，正确的是（   ）

    A. 呈上下方向　　　　　　　　　　B. 与人体长轴垂直

    C. 可将人体分为左、右两部分　　　D. 只有一条

    E. 又称额状轴

【正确答案】 B

【出题陷阱】 C、D

【分析与避错】 本题考查的是对矢状轴概念的理解。矢状轴为呈前后方向的水平线，与人体冠状轴和垂直轴两两垂直。因此，A、E 错误，B 正确。C 的描述适合矢状面，而非矢状轴。矢状轴可以有很多条，D 错误。

4. 与心的长轴相垂直的切面为（   ）

    A. 水平面　　B. 冠状面　　C. 矢状面　　D. 横切面　　E. 以上都不是

【正确答案】 D

【出题陷阱】 A

【分析与避错】 本题考查的是水平面与器官横切面的概念及其应用。某一器官或结构的横切面，则指与其长轴成直角的切面，是否与水平面重合，应视其长轴的走向而定。心的长轴并非与人体垂直轴平行，而是呈左前下至右后上倾斜，因此，与其长轴相垂直的切面是横切面而非水平面。学习过程中，需要将前、后章节的知识相互联系、紧密结合，从而加深理解、记忆与应用。

（二）多项选择题

1. 下列关于解剖学姿势的描述，正确的是（   ）

    A. 身体直立　　　　　　B. 两眼向前平视　　　　　　C. 手掌朝前

    D. 双下肢靠拢　　　　　E. 两足尖分开约 60°

【正确答案】 ABCD

【出题陷阱】 E

【分析与避错】 本题考查的是人体解剖学姿势。需要注意的是，该姿势与立正相似，区别在于手掌和足尖均朝前。可两者结合起来记忆。

2. 只适用于空腔脏器的方位术语是（   ）

A. 内　　　B. 外　　　C. 内侧　　　D. 外侧　　　E. 浅

【正确答案】　AB

【出题陷阱】　C、D

【分析与避错】　本题考查的是只适用于空腔脏器的方位术语：内、外。上述5个选项中，C、D、E也适用于其他脏器，并非仅适用于空腔脏器，与题目要求不符；内侧、外侧与内、外只一字之差，却有本质区别，需要认真区分，切勿混淆。

3. 只适用于四肢的方位术语是（　　　）

A. 远侧　　　B. 近侧　　　C. 内侧　　　D. 外侧　　　E. 桡侧

【正确答案】　ABE

【出题陷阱】　C、D、E

【分析与避错】　本题考查的是只适用于上肢和下肢的方位术语，需要认真审题。上述5个选项中，C、D不符合题目要求；E只适用于前臂，前臂属于四肢。

4. 下列方位术语可应用在冠状面上的是（　　　）

A. 内侧、外侧　　　　　B. 腹侧、背侧　　　　　C. 上、下

D. 浅、深　　　　　　　E. 内、外

【正确答案】　ACDE

【出题陷阱】　B

【分析与避错】　本题考查的是对冠状面和部分解剖学方位术语概念的理解。冠状面也称额状面，是从左右方向，将人体纵切为前、后两部分的切面，与矢状面垂直。近正中矢状切面者为内侧，远离正中矢状切面者为外侧；近头者为上，近足者为下；近皮肤者为浅，远离皮肤者为深；近空腔器官内腔者为内，远离其内腔者为外。因此，ACDE均可适用于冠状面。对于B而言，根据定义，近腹者为前，也称腹侧；近背者为后，也称背侧。但在同一个冠状面上，不存在前、后之分，故不能应用。

5. 下列关于矢状切面的描述，正确的是（　　　）

A. 呈前后方向　　　　　　　　B. 将人体纵切为前、后两部分

C. 将人体纵切为左、右两部分　　D. 与冠状面垂直

E. 只有一个

【正确答案】　ACD

【出题陷阱】　B、E

【分析与避错】　本题考查的是对矢状面概念的理解。矢状面是沿前后方向，将人体纵切为左、右两部分的切面，而且与冠状面和水平面两两垂直。因此，A、C和D正确。B描述的是冠状面的特征，不符合题目要求；矢状面有多个，而正中矢状面只有一个，E说法错误。

第一章　运动系统

第一节　概　述

一、重点

运动系统的组成。

二、难点

1. 骨与骨骼的区分。
2. 体表标志概念。

三、常见试题

（一）多选题

下列结构属于体表标志的是（　　　）

A. 胸骨角　　　　B. 肩胛冈　　　C. 股骨头　　　D. 肱二头肌内侧沟　　　E. 乳突

【正确答案】　ABDE

【出题陷阱】　C、D

【分析与避错】　本题考查的是体表标志概念的理解与具体应用。体表标志为在人体表面可触摸到的突起或凹陷，对于结构定位具有重要意义，包括骨性体表标志和肌性体表标志。据此，上述 5 个选项中，只有 C 不符合要求。D 属于肌性体表标志，容易被忽略。

（二）填空题

运动系统由＿＿＿＿、＿＿＿＿＿和＿＿＿＿＿组成。

【正确答案】　骨、骨连结、骨骼肌

【记忆难点】　常见错误答案是将骨写成骨骼，将骨连结写为骨连接、骨联接。

【分析与避错】　混淆了骨与骨骼的区分。人体全身的骨通过骨连结构成骨骼。

第二节 骨 学

一、重点

1. 骨的形态与构造。

2. 躯干骨

（1）躯干骨的数目与组成。

（2）椎骨的一般形态结构。

（3）胸骨的形态结构和胸骨角的概念。

（4）躯干骨的主要体表标志。

3. 上肢骨

（1）上肢骨的分类及各骨的名称。

（2）肩胛骨、肱骨、桡骨及尺骨的主要形态结构。

（3）上肢骨的主要体表标志。

4. 下肢骨

（1）下肢骨的分类及各骨的名称。

（2）髋骨、股骨、胫骨的主要形态结构。

（3）下肢骨的主要体表标志。

5. 颅骨

（1）颅骨的分类、数目、名称及其位置关系。

（2）颅底内面的形态结构。

（3）鼻旁窦的名称、位置和开口部位。

（4）翼点的位置和结构特征。

（5）颅骨的主要体表标志。

二、难点

1. 各骨的形态归类。

2. 颈椎、胸椎和腰椎的形态结构特征。

3. 胸骨角的概念。

4. 主要上肢骨（肩胛骨、肱骨、桡骨及尺骨）的形态结构特征。

5. 主要下肢骨（髋骨、股骨及胫骨）的形态结构特征。

6. 颅骨的分类、数目和名称。

7. 颅底内面的形态结构。

8. 鼻旁窦的名称、位置和开口部位。

9. 翼点的概念。

10. 全身主要的骨性标志。

三、常见试题

(一) 单选题

1. 下列骨中属于短骨的是 (　　)

　　A. 椎骨　　　B. 髌骨　　　C. 指骨　　　D. 锁骨　　　E. 骰骨

【正确答案】 E

【出题陷阱】 A、B、C

【分析与避错】 本题考查的是短骨概念的应用。短骨的特征为立方形、成群存在，分布于腕部和跗部。椎骨、髌骨、指骨虽然形似短骨，但均不具备短骨特征，都不属于短骨。只有骰骨属于跗骨，具备短骨特征，为短骨。

2. 下列骨含有黄骨髓的是 (　　)

　　A. 顶骨　　　　　　　　　B. 椎骨　　　　　　　　　C. 成人股骨头

　　D. 成人股骨体　　　　　　E. 幼儿股骨体

【正确答案】 D

【出题陷阱】 A、B、C、E

【分析与避错】 本题考查的是红、黄骨髓的位置。6 岁前，人体各种形态骨中的骨髓均为红骨髓，6 岁后，只有长骨骨髓腔内的红骨髓逐渐被黄骨髓取代。上述 5 个选项中，顶骨为扁骨，椎骨为不规则骨，其骨髓终身为红骨髓；股骨为长骨，股骨头为其上端的结构，内部为骨松质，骨髓终身为红骨髓；股骨体内部为骨髓腔，6 岁后此处的骨髓转变为黄骨髓。因此，选择 D。

3. 下列参与骨折后修复的结构是 (　　)

　　A. 骨质　　　B. 骨膜　　　C. 骨髓　　　D. 关节软骨　　　E. 骺

【正确答案】 B

【出题陷阱】 A、C、D、E

【分析与避错】 本题考查的是骨膜的功能。骨膜内含有成骨细胞和破骨细胞，骨折后可形成骨痂，使骨折端愈合。

4. 下列描述中，错误的是 (　　)

　　A. 骺主要由骨松质构成　　　　　　B. 骺软骨为关节软骨

　　C. 骨干由骨密质构成　　　　　　　D. 骨膜含有血管和神经

　　E. 骨髓分为红骨髓和黄骨髓

【正确答案】 B

【出题陷阱】 A

【分析与避错】 本题考查的是对骨构造内容的理解。骺软骨是位于小儿长骨骨干与骺之间的一层软骨，并非关节软骨，需要注意区分。

5. 临床上最常用于抽取红骨髓的骨是（　　）

　　A. 肱骨　　　　B. 胫骨　　　　C. 椎骨　　　　D. 髂骨　　　　E. 胸骨

【正确答案】 D

【出题陷阱】 A、B、C、E

【分析与避错】 本题考查的是对红骨髓的分布范围的理解与应用。红骨髓位于骨松质的腔隙和 6 岁前儿童长骨的骨髓腔中。临床上抽取红骨髓，既要考虑到其分布范围，又要保证安全，尽量减少医源性损伤。上述 5 个选项，均有红骨髓分布，但只有髂骨最安全，因此，髂骨的髂结节是临床最常用的抽取红骨髓的部位。

6. 幼儿时期躯干骨的总数为（　　）

　　A. 26 块　　　B. 34 块　　　C. 58 或 59 块　　D. 51 块　　　E. 63 块

【正确答案】 C

【出题陷阱】 A、B、D

【分析与避错】 本题考查的是躯干骨的组成与数目。躯干骨包括椎骨、胸骨和肋。幼儿时期，椎骨总数为 33 或 34 块，加上胸骨 1 块、肋 24 块，共 58 或 59 块。成年人的椎骨总数为 26，加上胸骨和肋，共 51 块。因此，选择 C。

7. 关于椎孔的描述，正确的是（　　）

　　A. 又称椎间孔　　　　　　　　　　　　B. 由椎体和椎弓围成

　　C. 由椎体和横突围成　　　　　　　　　D. 由椎弓和横突围成

　　E. 由椎弓根和椎弓板围成

【正确答案】 B

【出题陷阱】 A、C、D、E

【分析与避错】 本题考查的是椎骨一般形态中的椎孔。椎孔位于椎体后方，由椎体和椎弓围成，椎弓又分为椎弓根和椎弓板。椎间孔为上下相邻的椎弓根之间的孔，由上一个椎骨的椎下切迹与下一个椎骨同侧的椎上切迹围成。

8. 中医大椎穴位于（　　）

　　A. 第 2 颈椎棘突下方凹陷处　　　　　　B. 第 7 颈椎棘突下方凹陷处

　　C. 第 1 胸椎棘突下方凹陷处　　　　　　D. 第 2 胸椎棘突下方凹陷处

　　E. 第 7 胸椎棘突下方凹陷处

【正确答案】 B

【出题陷阱】 A、C、D、E

【分析与避错】 本题考查的是特殊颈椎——第 7 颈椎的结构特征。第 7 颈椎又名隆椎，其棘突特别长且末端变厚、不分叉，头前屈时明显隆起，体表易触及，其下方凹陷即为中医大椎穴，是临床辨认椎骨数目和针灸取穴的标志。

9. 下列对胸椎的描述，错误的是（　　　）

A. 有椎体肋凹　　　　　　　　　　B. 棘突呈叠瓦状排列

C. 椎体粗大　　　　　　　　　　　D. 有横突肋凹

E. 全部棘突末端均可在体表触及

【正确答案】　C

【出题陷阱】　E

【分析与避错】　本题考查的是胸椎的结构特征。上述 5 个选项中，C 为腰椎特征，E 容易被忽略。

10. 肩胛骨上角平对（　　　）

A. 第 2 肋　　B. 第 7 肋　　C. 第 1 肋　　D. 第 3 肋　　E. 第 6 肋

【正确答案】　A

【出题陷阱】　B、C

【分析与避错】　本题考查的是肩胛骨的主要结构位置。肩胛骨上角平对第 2 肋，下角平对第 7 肋，是重要的体表标志。

11. 胸骨角平对（　　　）

A. 第 1 肋软骨　　　　　B. 第 1 肋间隙　　　　　C. 第 2 肋软骨

D. 第 2 肋间隙　　　　　E. 第 3 肋软骨

【正确答案】　C

【出题陷阱】　A、D、E

【分析与避错】　本题考查的是胸骨角的特征。需要牢记的是，胸骨角两侧平对第 2 肋软骨，因此常用于计数肋。可通过自体触摸实践加深记忆。

12. 下列结构中不属于肱骨的是（　　　）

A. 大结节　　　　　　　B. 三角肌粗隆　　　　　C. 冠突窝

D. 内上髁　　　　　　　E. 滑车切迹

【正确答案】　E

【出题陷阱】　C

【分析与避错】　本题考查的是肱骨的主要结构名称。选项 E 属于尺骨，不属于肱骨，其他选项均是肱骨结构。

13. 下列腕骨中，位于远侧列的是（　　　）

A. 月骨　　B. 三角骨　　C. 手舟骨　　D. 钩骨　　E. 豌豆骨

【正确答案】　D

【出题陷阱】　A、B、C、E

【分析与避错】　本题考查的是腕骨的名称与排列。一侧腕骨共 8 块短骨，排成两列，由近侧端向远侧端、由桡侧向尺侧依次分别为手舟骨、月骨、三角骨、豌豆骨、大多角骨、小多角骨、头状骨和钩骨。

14. 下列骨中属于下肢带骨的是（　　　）

    A. 髋骨　　　B. 髌骨　　　C. 胫骨　　　D. 股骨　　　E. 腓骨

【正确答案】　A

【出题陷阱】　B、C、D、E

【分析与避错】　本题考查的是下肢带骨的名称。上述 5 个选项中，髋骨是下肢带骨，其他选项均为自由下肢骨。

15. 下列结构中属于股骨的是（　　　）

    A. 小结节　　B. 大转子　　C. 髁间隆起　　D. 内踝　　E. 髋臼

【正确答案】　B

【出题陷阱】　A、C、D、E

【分析与避错】　本题考查的是股骨的主要结构名称。上述 5 个选项中，A 属于肱骨，C、D 属于胫骨，E 属于髋骨。

16. 下列骨中不是跗骨的是（　　　）

    A. 跟骨　　　B. 骰骨　　　C. 钩骨　　　D. 距骨　　　E. 楔骨

【正确答案】　C

【出题陷阱】　C

【分析与避错】　本题考查的是跗骨的名称及其与腕骨名称的区分。上述 5 个选项中，C 属于腕骨，其他 4 项均为跗骨。

17. 下列脑颅骨未参与构成颅底的是（　　　）

    A. 额骨　　　B. 顶骨　　　C. 枕骨　　　D. 颞骨　　　E. 蝶骨

【正确答案】　B

【出题陷阱】　A、C、D、E

【分析与避错】　本题考查的是脑颅骨的位置及其作用。上述 5 个选项中，额骨参与构成颅前窝，枕骨、颞骨参与构成颅后窝，颞骨、蝶骨参与构成颅中窝。

18. 下列结构属于颅中窝的是（　　　）

    A. 鸡冠　　　B. 颈静脉孔　　C. 筛孔　　　D. 斜坡　　　E. 垂体窝

【正确答案】　E

【出题陷阱】　A、B、C、D

【分析与避错】　本题考查的是颅中窝的主要结构名称。上述 5 个选项中，A、C 属于颅前窝，B、D 属于颅后窝。

19. 下列面颅骨中具有鼻旁窦的是（　　　）

    A. 下颌骨　　B. 上颌骨　　C. 颧骨　　　D. 鼻骨　　　E. 犁骨

【正确答案】　B

【出题陷阱】　A、C、D、E

【分析与避错】 本题考查的是鼻旁窦的名称与位置。上述 5 个选项中，只有上颌骨中有上颌窦，其他面颅骨都不具有鼻旁窦。

20. 开口于蝶筛隐窝的鼻旁窦是 （   ）

    A. 额窦   B. 上颌窦   C. 蝶窦   D. 筛窦   E. 以上都不是

【正确答案】 C

【出题陷阱】 A、B、D

【分析与避错】 本题考查的是鼻旁窦开口部位。4 对鼻旁窦中，只有蝶窦开口于蝶筛隐窝。

（二）多选题

1. 下列骨中属于长骨的是 （   ）

    A. 胸骨   B. 肱骨   C. 肋骨   D. 远节指骨   E. 胫骨

【正确答案】 BDE

【出题陷阱】 A、C、D

【分析与避错】 本题考查的是长骨的概念理解与应用。长骨特征为长管状，具有一体两端（中间细、两端粗）的结构特征，多分布于四肢。上述 5 个选项中，胸骨和肋骨虽然形似长管状，但并非长管状，也不具有一体两端特点，不属于长骨；远节指骨虽然短小，形似短骨，但具有长骨一切特征，属于长骨。

2. 下列结构中，由骨松质构成的是 （   ）

    A. 关节软骨   B. 板障   C. 椎体内部

    D. 桡骨头外层   E. 肱骨体

【正确答案】 BC

【出题陷阱】 A、D、E

【分析与避错】 本题考查的是骨密质和骨松质的分布范围。骨密质分布于长骨干、骺外层和其他类型骨外层，骨松质分布于骺及其他类型骨的内部。上述 5 个选项中，板障为颅盖骨的内部结构，由骨松质构成；椎骨为不规则骨，椎体内部为骨松质；关节软骨为软骨结构；桡骨头为长骨骺，外层为骨密质；肱骨体为长骨骨干，为骨密质构成。

3. 下列描述中，正确的是 （   ）

    A. 骨质分为骨密质和骨松质   B. 骨密质由骨小梁交织而成

    C. 骨松质有造血功能   D. 骨膜包裹除了关节面以外的整个骨面

    E. 骨髓填充于骨松质腔隙内和长骨的骨髓腔中

【正确答案】 ADE

【出题陷阱】 B、C、D、E

【分析与避错】 本题考查的是骨的构造。骨松质由骨小梁交织而成，骨密质由成层紧密排列的骨板构成，需要注意区分；骨髓具有造血功能，需要注意其分布范围；

骨膜并非覆盖全部骨面，需要注意。

4. 正常情况下，成年人的下列结构中仍然具有红骨髓的是（　　）

    A. 短骨　　　　　　　　B. 长骨骨髓腔　　　　　　　　C. 扁骨

    D. 长骨骺　　　　　　　E. 不规则骨

【正确答案】　ACDE

【出题陷阱】　B

【分析与避错】　本题考查的是红骨髓的分布范围。需要注意的是，成年人的长骨骨髓腔中为黄骨髓，其他的骨髓仍为红骨髓。

5. 全身的骨按形态可分为（　　）

    A. 短骨　　　　B. 长骨　　　　C. 扁骨　　　　D. 圆骨　　　　E. 不规则骨

【正确答案】　ABCE

【出题陷阱】　D

【分析与避错】　本题考查的是骨的形态分类。骨按照形态基本分为：长骨、短骨、扁骨、不规则骨，需要结合具体示例牢记。

6. 全身的骨按位置可分为（　　）

    A. 颅骨　　　　B. 躯干骨　　　C. 长骨　　　D. 上肢骨　　　E. 下肢骨

【正确答案】　ABDE

【出题陷阱】　C

【分析与避错】　本题考查的是骨的位置分类。骨按照位置分为：躯干骨、上肢骨、下肢骨和颅骨，该分类容易被忽略，需要注意。

7. 典型椎骨的成对突起包括（　　）

    A. 横突　　　　B. 上关节突　　　C. 下关节突　　　D. 棘突　　　E. 以上都不是

【正确答案】　ABC

【出题陷阱】　D

【分析与避错】　本题考查的是典型椎骨的一般形态结构。典型椎骨有 7 个突起，其中成对的突起包括横突、上关节突和下关节突，棘突为单个。

8. 下列对颈椎结构特征的描述中，正确的是（　　）

    A. 全部有横突孔　　　　　　　　　　B. 全部棘突末端分叉

    C. 第 7 颈椎又名隆椎　　　　　　　　D. 椎孔大、呈三角形

    E. 椎体有肋凹

【正确答案】　ACD

【出题陷阱】　B、E

【分析与避错】　本题考查的是颈椎的形态结构特征。颈椎有横突孔，椎孔大、呈三角形，第 2~6 颈椎棘突末端分叉，第 7 颈椎又名隆椎。上述 5 个选项中，B 忽略了第 1 颈椎无棘突、第 7 颈椎棘突末端不分叉；E 为胸椎特征。

9. 下列骨中属于上肢带骨的是（　　　）

    A. 肱骨   B. 锁骨   C. 肩胛骨   D. 桡骨   E. 尺骨

【正确答案】　BC

【出题陷阱】　A、D、E

【分析与避错】　本题考查的是上肢骨的分部及各部骨的名称。上肢骨分为上肢带骨和自由上肢骨，前者包括锁骨和肩胛骨，后者包括肱骨、桡骨、尺骨和手骨。

10. 下列结构中属于尺骨的是（　　　）

    A. 环状关节面   B. 桡切迹   C. 尺切迹   D. 鹰嘴   E. 滑车切迹

【正确答案】　BDE

【出题陷阱】　A、C

【分析与避错】　本题考查的是尺骨的主要结构名称。上述5个选项中，A、C均属于桡骨，其他属于尺骨。

11. 下列髋骨的结构中，能在体表触摸到的是（　　　）

    A. 坐骨结节   B. 髋臼   C. 耻骨联合面   D. 髂嵴   E. 髂前上棘

【正确答案】　ADE

【出题陷阱】　B、C

【分析与避错】　本题考查的是髋骨的主要结构及其体表标志。上述5个选项中，髋臼和耻骨联合面无法在体表触及。该知识点需要在学习过程中，理论联系实际，通过实际触摸加深记忆。

12. 下列结构属于股骨的是（　　　）

    A. 大转子   B. 大结节   C. 臀肌粗隆   D. 内上髁   E. 内侧髁

【正确答案】　ACDE

【出题陷阱】　B、D

【分析与避错】　本题考查的是股骨的主要结构。上述5个选项中，大结节属于肱骨，名称与股骨的大转子相似，容易混淆；股骨和肱骨都有内上髁，容易弄混，需要仔细区分记忆。

13. 下列结构中属于体表标志的是（　　　）

    A. 股骨头   B. 胫骨粗隆   C. 臀肌粗隆   D. 内踝   E. 外踝

【正确答案】　BDE

【出题陷阱】　A、C

【分析与避错】　本题考查的是自由下肢骨的体表标志。上述5个选项中，股骨头和臀肌粗隆无法在体表触及。该知识点需要在学习过程中，理论联系实际，通过实际触摸加深记忆。

14. 下列属于成对面颅骨的是（　　　）

    A. 上颌骨   B. 下颌骨   C. 舌骨   D. 下鼻甲   E. 颧骨

【正确答案】 AD

【出题陷阱】 B、C、E

【分析与避错】 本题考查的是面颅骨的名称与数目。上述 5 个选项中，A、D 既是面颅骨又成对，符合题目要求；B、C 虽是面颅骨，但为单块；E 为成对的脑颅骨。

15. 开口于中鼻道的鼻旁窦是（　　　）

　　A. 上颌窦　　B. 蝶窦　　　C. 筛窦前群　　　D. 筛窦后群　　　E. 额窦

【正确答案】 ACE

【出题陷阱】 B、D

【分析与避错】 本题考查的是鼻旁窦的名称与开口位置。开口于中鼻道的鼻旁窦有额窦、上颌窦和筛窦的前、中群（前、中筛小房），其中筛窦因三群开口于两个不同鼻道，需要注意区分。

16. 下列参与构成翼点的骨是（　　　）

　　A. 颧骨　　　B. 额骨　　　C. 顶骨　　　　D. 蝶骨　　　　E. 颞骨

【正确答案】 BCDE

【出题陷阱】 A

【分析与避错】 本题考查的是翼点的构成。翼点由额骨、顶骨、颞骨和蝶骨会合处构成，可对照图谱形象记忆。

（三）填空题

1. 根据形态，骨基本上可分为_____、_____、_____和_____。

【正确答案】 长骨、短骨、扁骨、不规则骨

【记忆难点】 常见错误：记忆不全、书写错误、与骨的构造混淆。

【分析与避错】 本题考查的是骨的基本形态分类，可结合图谱和具体示例，形象化记忆，并与骨的构造相区分。

2. 骨由_____、_____、_____和神经、血管等组成。

【正确答案】 骨质、骨髓、骨膜

【记忆难点】 常见错误答案为：骨密质、骨松质、骨髓。

【分析与避错】 本题考查的是骨的构造。骨质包括骨密质与骨松质，需要区分。

3. 躯干骨包括 26 块_____、1 块_____和 12 对_____。

【正确答案】 椎骨、胸骨、肋

【记忆难点】 常见错误：混淆肋与肋骨。

【分析与避错】 本题考查的是躯干骨的构成。肋由肋骨与肋软骨构成，作为整体参与躯干骨组成。

4. 椎骨在形态上属于_____，在位置上属于_____，典型的椎骨由前方的_____和后方的_____组成。

【正确答案】 不规则骨、躯干骨、椎体、椎弓

【记忆难点】 按照形态分类，椎骨属于不规则骨容易记住；按照位置分类，椎骨属于躯干骨容易被忽略。

【分析与避错】 本题考查的是椎骨的归类。每一块具体的骨既可以按照形态归类，又可按照位置归类，需要相互联系，进行理解、记忆。

5. 肱骨体和内上髁的后面均有一条浅沟，分别称为_____和_____，在体时有同名神经通过。

【正确答案】 桡神经沟、尺神经沟

【记忆难点】 常见错误：记忆不全、错误或两者位置混淆。

【分析与避错】 本题考查的是肱骨的主要结构。肱骨体后面斜行浅沟为桡神经沟，内上髁后面的浅沟为尺神经沟，可根据图谱并结合桡神经、尺神经走行进行记忆。

6. 幼儿时期的髋骨由_____、_____和_____组成，三骨通过软骨在_____相连。

【正确答案】 髂骨、坐骨、耻骨、髋臼

【记忆难点】 记忆不全或错误。

【分析与避错】 本题考查的是髋骨的构成。成人髋骨由3块骨（髂骨、坐骨、耻骨）融合而成，共同形成髋臼，可根据图谱形象性记忆。

7. 颅分为_____和_____两部分。

【正确答案】 脑颅、面颅

【记忆难点】 记忆不全或错误。

【分析与避错】 本题考查的是颅的分部。颅分为脑颅和面颅两部分：脑颅围成颅腔，容纳脑；面颅构成颜面的轮廓。根据其功能进行记忆较为容易。

8. 脑颅骨共_____块，其中成对的骨是_____和_____，含气的骨是_____、_____和_____。

【正确答案】 8、顶骨、颞骨、额骨、蝶骨、筛骨

【记忆难点】 记忆不全或错误。

【分析与避错】 本题考查的是脑颅骨的数目及各骨的名称和特征，可根据图谱形象性记忆。

9. 颅底内面由前向后排列成3个窝，依次为_____、_____和_____。

【正确答案】 颅前窝、颅中窝、颅后窝

【记忆难点】 记忆不全或位置错误。

【分析与避错】 本题考查的是颅底内面的主要结构名称，可根据图谱形象性记忆。

10. 颅中窝的中央是蝶骨体，其两侧从前向后各有3个孔，分别称为_____、_____和_____。

【正确答案】 圆孔、卵圆孔、棘孔

【记忆难点】 记忆不全或位置错误。

【分析与避错】 本题考查的是颅中窝的主要结构名称，可根据图谱形象性记忆。

11. 鼻旁窦包括_____、_____、_____和_____。

【正确答案】 额窦、筛窦、蝶窦、上颌窦

【记忆难点】 记忆不全或错误。

【分析与避错】 本题考查的是鼻旁窦的名称，可结合其位置记忆。

12. 翼点位于_____内，其位置相当于中医的_____穴。

【正确答案】 颞窝、太阳

【记忆难点】 记忆不全或错误。

【分析与避错】 本题考查的是翼点的位置及其应用，根据图谱、结合在体情况进行记忆较为容易。

（四）名词解释

1. 胸骨角

【正确答案】 胸骨体与胸骨柄相接处形成突向前方的横行隆起，两侧平对第2肋，是计数肋的重要标志。

【记忆难点】 概念描述不全或错误。

【分析与避错】 胸骨角必须包括以下内容：位置（胸骨体与胸骨柄相接处）、形态特征（突向前方的横行隆起、两侧平对第2肋）、重要性或意义（计数肋的重要标志）。

2. 翼点

【正确答案】 在颞窝区内，额骨、顶骨、颞骨和蝶骨的会合处即为翼点，此处骨质较薄弱，内面有脑膜中动脉前支经过，翼点骨折时易损伤该动脉引起颅内血肿。

【记忆难点】 概念描述不全或错误。

【分析与避错】 翼点必须包括以下内容：位置（颞窝区内）、构成（额骨、顶骨、颞骨和蝶骨的会合处）、特征（骨质较薄弱，内面有脑膜中动脉前支经过）、重要性或意义（骨折时易损伤该动脉引起颅内血肿）。

（五）简答题

1. 按照形态分类，肩胛骨属于何种骨？简述其主要形态结构。

【正确答案】 肩胛骨是三角形的扁骨，有三缘、三角和两面。三缘为上缘、内侧缘和外侧缘，上缘处有喙突，内侧缘又称脊柱缘，外侧缘又称腋缘；三角为上角、下角和外侧角，上角、下角分别对向第2肋、第7肋，外侧角上有关节盂；两面为前面和后面，前面有肩胛下窝，后面有肩胛冈，延伸为肩峰，肩胛冈上方有冈上窝，下方有冈下窝。

【记忆难点】 肩胛骨的形态结构。

【分析与避错】 肩胛骨的形态结构可总结为：三缘、三角和两面，据此展开，逐一描述，较为容易掌握。该题也可归纳为下图。

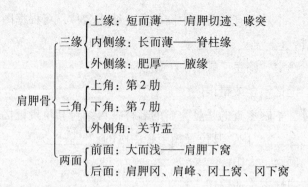

2. 简述椎骨的一般结构。

【正确答案】 椎骨分为前方的椎体和后方的椎弓，两者之间有椎孔；椎弓可分为椎弓根和椎弓板，椎弓根上下缘各有一切迹分别称为椎上切迹、椎下切迹；椎弓伸出7个突起，横突、上关节突、下关节突各一对，一个棘突。

【记忆难点】 典型椎骨的一般结构。

【分析与避错】 可按照由前向后、由整体到局部、层层分解的顺序进行总结、归纳和记忆，也可归纳为下图。

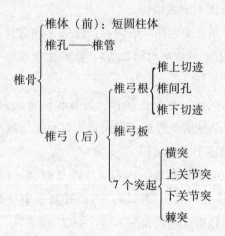

第三节　骨连结

一、重点

1. 关节的主要结构。

2. 躯干骨的连结

（1）椎骨间的连结形式。

（2）椎间盘。

（3）连结椎骨的韧带名称及其位置。

（4）脊柱的组成及整体观特征。

3. 上肢骨的连结

（1）肩关节的组成、结构特点和运动。

（2）肘关节的组成、结构特点和运动。

4. 下肢骨的连结

（1）骨盆的组成、分部。

（2）髋关节的组成、结构特点和运动。

（3）膝关节的组成、结构特点和运动。

5. 颅骨的连结——颞下颌关节的组成及结构特点。

二、难点

1. 骨连结的分类。

2. 关节的主要结构和辅助结构。

3. 椎骨间的连结形式名称及主要形式（椎间盘、韧带）位置和结构特征。

4. 脊柱的组成及整体观特征。

5. 胸廓的组成与形态。

6. 主要上肢骨连结（肩关节、肘关节、腕关节）的组成、结构特点和运动。

7. 骨盆的组成、分部。

8. 主要下肢骨连结（髋关节、膝关节）的组成、结构特点和运动。

9. 颞下颌关节的组成及结构特点。

三、常见试题

（一）单选题

1. 下列关于骨连结的描述中错误的是（　　　）

   A. 可分为直接连结和间接连结两种

   B. 直接连结多见于四肢骨之间

   C. 直接连结有纤维连结、软骨连结和骨性结合三种形式

   D. 间接连结又称关节

   E. 间接连结有较大的活动性

【正确答案】　B

【出题陷阱】　C、D

【分析与避错】　本题考查的是骨连结的分类及其各自特征。根据特点，骨连结分为直接和间接连结两种，前者多位于颅骨和躯干骨，增加稳固性；后者多位于四肢骨之间，以适应人体的活动。选项 B 混淆了两者的部位，是错误的描述。

2. 下列结构中不是关节主要结构的是 （　　）

　　A. 关节头　　B. 关节窝　　C. 关节盘　　D. 关节囊　　E. 关节腔

【正确答案】　C

【出题陷阱】　A、B、C

【分析与避错】　本题考查的是关节的主要结构：关节面、关节囊和关节腔，其中关节面包括关节头和关节窝。关节盘是关节的辅助结构，因此选项 C 符合题目要求。

3. 下列关于关节腔的描述，错误的是 （　　）

　　A. 由关节面和关节囊滑膜层共同围成

　　B. 呈负压　　　　　　　　　　　　C. 内含少量滑液

　　D. 是一个密闭的腔隙　　　　　　　E. 是一个开放的腔隙

【正确答案】　E

【出题陷阱】　D

【分析与避错】　本题考查的是关节腔的形成和特征。关节腔是由关节面和关节囊滑膜层共同围成的密闭窄隙，内含少量滑液，呈负压，对维持关节的稳定性有一定作用。因此，E 符合题目要求。

4. 椎间盘位于相邻的 （　　）之间

　　A. 椎弓　　B. 椎孔　　C. 棘突　　D. 椎体　　E. 横突

【正确答案】　D

【出题陷阱】　A、B

【分析与避错】　本题考查的是椎间盘的位置。椎间盘是上下相邻椎骨的椎体之间的软骨连结。需要牢记，椎间盘只存在于椎体之间。

5. 黄韧带位于相邻的 （　　）之间

　　A. 椎弓　　B. 椎孔　　C. 棘突　　D. 椎体　　E. 横突

【正确答案】　A

【出题陷阱】　B、C、D、E

【分析与避错】　本题考查的是椎骨之间的主要韧带位置。黄韧带属于短韧带，位于相邻的椎弓之间，参与构成椎管的后壁。

6. 下列关于脊柱的描述，错误的是 （　　）

　　A. 由分离椎骨、骶骨和尾骨借骨连结形成

　　B. 从后面观察，椎体从上到下逐渐增大

　　C. 从侧面观察，有四个生理弯曲

　　D. 支持体重、保护脊髓

　　E. 可做屈、伸、旋转、环转运动

【正确答案】　B

【出题陷阱】　E

【分析与避错】 本题考查的是脊柱的整体结构特征和运动。脊柱的整体观包括前面观、后面观和侧面观，需要区分不同观察角度下的脊柱特征；可结合自身运动实践，记忆脊柱的运动。

7. 下列关于胸廓的描述，正确的是（　　）

　　A. 近似圆锥形，有上下封闭的两口

　　B. 由胸椎、胸骨和肋借椎间盘、关节与韧带连结而成

　　C. 左右肋弓之间的夹角称胸骨角

　　D. 容纳心、肝、肺等结构

　　E. 相邻各肋之间的空隙称为胸腔

【正确答案】 B

【出题陷阱】 A、C、D、E

【分析与避错】 本题考查的是胸廓的组成和结构特征。需要注意区别的是，胸廓的上口开放，下口被膈肌封闭；左右肋弓之间的夹角为胸骨下角；相邻各肋之间的空隙称为肋间隙；胸廓内腔称为胸腔，容纳心、肺等结构，肝位于腹腔内。

8. 下列关节中含有囊内肌腱的是（　　）

　　A. 肩关节　　B. 腕关节　　C. 髋关节　　D. 膝关节　　E. 下颌关节

【正确答案】 A

【出题陷阱】 B、C、D、E

【分析与避错】 本题考查的是主要关节的结构特征。上述 5 个选项中，只有肩关节内有肱二头肌长头腱穿过。

9. 肩关节内穿过的肌腱是（　　）

　　A. 肱二头肌短头腱　　　　　　　　B. 肱二头肌长头腱

　　C. 肱三头肌长头腱　　　　　　　　D. 肱三头肌内侧头腱

　　E. 肱三头肌外侧头腱

【正确答案】 B

【出题陷阱】 A、C

【分析与避错】 本题考查的是肩关节的结构特征。需要牢记的是，肩关节内有肱二头肌长头腱穿过。

10. 肩关节最容易脱位的方向是（　　）

　　A. 前方　　B. 后方　　C. 前下方　　D. 后下方　　E. 下方

【正确答案】 C

【出题陷阱】 A、B、D、E

【分析与避错】 本题考查的是肩关节结构特征的理解与应用。肩关节的上部、前部和后部均有肌和肌腱跨越进行加固，只有前下部较为薄弱，因此，肩关节最容易向前下方脱位。

11. 与肱骨滑车构成肘关节肱尺关节的结构是（　　）

　　　　A. 冠突　　　B. 鹰嘴　　　C. 冠突窝　　　D. 滑车切迹　　　E. 鹰嘴窝

【正确答案】　D

【出题陷阱】　A、B、C、E

【分析与避错】　本题考查的是肘关节的组成。肘关节含 3 个小关节：肱尺关节、肱桡关节和桡尺近侧关节，其中肱尺关节由肱骨滑车和尺骨的滑车切迹组成。可根据图谱、结合标本观察进行记忆。

12. 下列骨中不参与腕关节组成的是（　　）

　　　　A. 手舟骨　　　B. 月骨　　　C. 三角骨　　　D. 豌豆骨　　　E. 桡骨

【正确答案】　D

【出题陷阱】　A、B、C、E

【分析与避错】　本题考查的是腕关节的组成。腕关节的关节窝为桡骨下端腕关节面，关节头由近侧列的 3 块腕骨（手舟骨、月骨、三角骨）联合形成。

13. 下列关于骨盆的描述，错误的是（　　）

　　　　A. 由骶骨、尾骨及左右髋骨借关节和韧带连结而成

　　　　B. 以界线为界分为上方的小骨盆和下方的大骨盆

　　　　C. 女性骨盆腔呈圆桶状

　　　　D. 小骨盆下口是胎儿正常娩出通道

　　　　E. 男女性耻骨弓角度不同

【正确答案】　B

【出题陷阱】　B

【分析与避错】　本题考查的是骨盆的组成及结构特征。骨盆界线以上为大骨盆，以下为小骨盆，切莫混淆。

14. 下列关于髋关节的描述，正确的是（　　）

　　　　A. 由股骨头和闭孔组成　　　　　　　　B. 是人体最大的关节

　　　　C. 关节囊完全包裹股骨颈　　　　　　　D. 含有囊内韧带

　　　　E. 含有关节盘

【正确答案】　D

【出题陷阱】　A、B、C、E

【分析与避错】　本题考查的是髋关节的组成和结构特征。需要注意的是，髋关节由股骨头和髋臼组成，关节囊下方后面未完全包裹股骨颈，含有关节唇，不含关节盘。

15. 髋关节的囊内韧带是（　　）

　　　　A. 髌韧带　　　B. 股骨头韧带　　　C. 髂股韧带　　　D. 耻股韧带　　　E. 坐股韧带

【正确答案】　B

【出题陷阱】　C、D、E

【分析与避错】 本题考查的是髋关节的囊内韧带。股骨头韧带为其囊内韧带，髂股韧带、坐股韧带和耻股韧带为其囊外主要韧带。

16. 股骨颈与髋关节囊的关系是（   ）

    A. 全部位于关节囊内   B. 全部位于关节囊外

    C. 内侧 1/3 位于关节囊外   D. 后外 1/3 位于关节囊外

    E. 外侧 1/3 位于关节囊外

【正确答案】 D

【出题陷阱】 A、C、E

【分析与避错】 本题考查的是髋关节的关节囊对股骨颈的包裹情况。髋关节的关节囊上方附着于髋臼周缘；下方前面到达转子间线，后面未到达转子间嵴，仅附着于股骨颈中、外 1/3 交界处，导致股骨颈未完全位于关节囊内，后外 1/3 暴露于关节囊外，因此股骨颈骨折有囊内骨折、囊外骨折和混合骨折之分。

17. 下列关于膝关节的描述，正确的是（   ）

    A. 由股骨下端、胫骨上端和腓骨上端组成

    B. 含有关节盘   C. 含有关节半月板

    D. 关节囊紧张坚韧   E. 可做环转运动

【正确答案】 C

【出题陷阱】 A、B、D、E

【分析与避错】 本题考查的是膝关节的组成、结构特征和运动。需要注意的是，腓骨上端并不参与膝关节的组成；含有半月板，但不含关节盘；关节囊广阔松弛；不能做环转运动。

18. 下列韧带位于膝关节关节囊内的是（   ）

    A. 前交叉韧带   B. 髌韧带

    C. 胫侧副韧带   D. 腓侧副韧带

    E. 桡侧副韧带

【正确答案】 A

【出题陷阱】 B、C、D、E

【分析与避错】 本题考查的是膝关节的囊内韧带。需要注意的是，前、后交叉韧带为膝关节的囊内韧带。髌韧带、胫侧副韧带和腓侧副韧带为其囊外韧带。桡侧副韧带是肘关节的囊外韧带，切莫混淆。

19. 下列结构不属于膝关节的是（   ）

    A. 前、后交叉韧带   B. 内、外侧半月板   C. 翼状襞

    D. 髌上囊   E. 股骨头韧带

【正确答案】 E

【出题陷阱】 E

【分析与避错】　本题考查的是膝关节的辅助结构。股骨头韧带属于髋关节，需要注意区分。

20. 下列关于颞下颌关节的描述中，正确的是（　　）

    A. 由下颌头与下颌窝构成　　　　　B. 关节囊紧张而坚韧

    C. 含有关节唇　　　　　　　　　　D. 关节囊前部有韧带加强

    E. 无需左、右同时运动

【正确答案】　A

【出题陷阱】　B、C、D、E

【分析与避错】　本题考查的是颞下颌关节的组成、结构特征和运动。需要注意的是，该关节的关节囊薄而松弛，前部薄、后部厚，外侧有韧带加强；关节腔内有关节盘；属于联合关节，必须左、右两侧同时运动。

（二）多选题

1. 下列关于关节的描述，正确的是（　　）

    A. 关节软骨、关节囊、关节腔是其主要结构

    B. 关节囊分为纤维层和滑膜层

    C. 关节头表面覆盖一层骺软骨

    D. 关节面和关节囊滑膜层之间的腔隙为关节腔

    E. 关节面和关节囊纤维层之间的腔隙为关节腔

【正确答案】　BD

【出题陷阱】　A、C、E

【分析与避错】　本题考查的是关节的主要结构。需要记牢的是，关节面、关节囊和关节腔是关节的主要结构；关节面表面覆盖一层关节软骨；关节囊分为外层纤维层和内层滑膜层，其中滑膜层和关节面之间的腔隙为关节腔。

2. 下列结构中是关节辅助结构的是（　　）

    A. 关节面　　　B. 韧带　　　　C. 关节盘　　　D. 关节唇　　　E. 关节半月板

【正确答案】　BCDE

【出题陷阱】　A

【分析与避错】　本题考查的是关节的辅助结构。选项 A 属于关节的主要结构。

3. 躯干骨的连结包括（　　）

    A. 关节　　　B. 韧带　　　　C. 椎间盘　　　D. 肌腱　　　E. 关节盘

【正确答案】　ABC

【出题陷阱】　D、E

【分析与避错】　本题考查的是躯干骨的连结方式。需要注意的是，选项 D（肌腱）属于骨骼肌，容易与选项 B（韧带）混淆；选项 E（关节盘）是关节的辅助结构，容易与选项 C（椎间盘）混淆。

4. 下列关于椎间盘的描述，正确的是（　　　）

　　A. 外部是纤维环　　　　　　　　　　B. 内部是髓核

　　C. 牢固连结两个椎骨，不能活动　　　D. 是关节盘的一种

　　E. 外伤时髓核可向外突出

【正确答案】　ABE

【出题陷阱】　C、D

【分析与避错】　本题考查的是椎间盘的特征。需要注意的是，椎间盘是软骨连结，属于直接连结，连结效果牢固，但其纤维环和髓核均有弹性，相连椎体可轻微活动，故选项 C 错误；椎间盘在类别、性质、结构上与关节盘无关，仅名称相似，选项 D 错误。

5. 连结椎骨的长韧带有（　　　）

　　A. 黄韧带　　B. 棘上韧带　　C. 前纵韧带　　D. 后纵韧带　　E. 棘间韧带

【正确答案】　BCD

【出题陷阱】　E

【分析与避错】　本题考查的是脊柱的长韧带，共三条：前纵韧带、后纵韧带和棘上韧带，需要牢记。

6. 脊柱的生理弯曲中，凸向前的是（　　　）

　　A. 颈曲　　　　B. 胸曲　　　　C. 腰曲　　　　D. 骶曲　　　　E. 以上都不是

【正确答案】　AC

【出题陷阱】　B、D

【分析与避错】　本题考查的是脊柱的生理弯曲方向。可结合图谱、自身和歌诀进行理解记忆。

7. 下列结构参与围成胸廓上口的是（　　　）

　　A. 第 1 胸椎　　　　　　　B. 第 2 胸椎　　　　　　　C. 第 1 对肋

　　D. 胸骨柄上缘　　　　　　E. 胸骨角

【正确答案】　ACD

【出题陷阱】　B、E

【分析与避错】　本题考查的是胸廓上口的组成。胸廓上口由第 1 胸椎、第 1 对肋和胸骨柄上缘围成。

8. 下列对肩关节的描述，正确的是（　　　）

　　A. 由肱骨头和关节盂组成　　　　　　B. 含有关节唇

　　C. 关节囊内有韧带　　　　　　　　　D. 关节囊薄而松弛

　　E. 可做环转运动

【正确答案】　ABDE

【出题陷阱】　C

【分析与避错】 本题考查的是肩关节的组成、结构及其运动。需要牢记的是，肩关节内有肱二头肌长头腱通过，该肌腱并不是囊内韧带。

9. 下列关节中含有关节唇的是 （　　　）

　　A. 肩关节　　　B. 腕关节　　　C. 髋关节　　　D. 膝关节　　　E. 下颌关节

【正确答案】 AC

【出题陷阱】 B、D、E

【分析与避错】 本题考查的是主要关节的结构特征。上述 5 个选项中，只有肩关节和髋关节含有关节唇。

10. 下列结构中参与构成肘关节关节面的是 （　　　）

　　A. 肱骨下端　　B. 桡骨下端　　C. 尺骨下端　　D. 桡骨上端　　E. 尺骨上端

【正确答案】 ADE

【出题陷阱】 B、C

【分析与避错】 本题考查的是肘关节的组成。由肱骨下端、桡骨上端和尺骨上端两两形成 3 个关节，共同组成肘关节。

11. 能做环转运动的关节是 （　　　）

　　A. 肩关节　　　B. 肘关节　　　C. 腕关节　　　D. 髋关节　　　E. 膝关节

【正确答案】 ACD

【出题陷阱】 B、E

【分析与避错】 本题考查的是四肢主要关节的运动。上述 5 种关节中，只有肩关节、腕关节和髋关节可做环转运动。

12. 下列结构参与构成小骨盆下口的是 （　　　）

　　A. 骶骨　　　　　　　　B. 尾骨　　　　　　　　C. 坐骨结节

　　D. 骶结节韧带　　　　　E. 耻骨弓

【正确答案】 BCDE

【出题陷阱】 A

【分析与避错】 本题考查的是小骨盆下口的构成。需要注意的是，骶骨不参与围成小骨盆下口。

13. 下列韧带属于髋关节的是 （　　　）

　　A. 股骨头韧带　　　　　B. 髌韧带　　　　　　　C. 髂股韧带

　　D. 腓侧副韧带　　　　　E. 坐股韧带

【正确答案】 ACE

【出题陷阱】 B、D

【分析与避错】 本题考查的是髋关节的韧带。股骨头韧带为其囊内韧带，髂股韧带、坐股韧带和耻股韧带为其囊外主要韧带。

14. 下列韧带位于膝关节关节囊外的是 （　　　）

A. 前交叉韧带　　　　　　B. 髌韧带　　　　　　　　C. 胫侧副韧带

D. 腓侧副韧带　　　　　　E. 桡侧副韧带

【正确答案】　BCD

【出题陷阱】　A、E

【分析与避错】　本题考查的是膝关节的囊外韧带。需要注意的是，髌韧带、胫侧副韧带和腓侧副韧带为其囊外韧带。前、后交叉韧带为膝关节的囊内韧带。桡侧副韧带是肘关节的囊外韧带。

15. 下列韧带中属于关节囊囊内韧带的是（　　　　）

A. 前交叉韧带　　　　　　B. 髌韧带　　　　　　　　C. 后交叉韧带

D. 股骨头韧带　　　　　　E. 桡侧副韧带

【正确答案】　ACD

【出题陷阱】　B、E

【分析与避错】　本题考查的是主要关节的囊内韧带。前、后交叉韧带为膝关节的囊内韧带，股骨头韧带为髋关节的囊内韧带。

16. 下列关节中含有囊内韧带的是（　　　　）

A. 肩关节　　B. 肘关节　　C. 髋关节　　D. 膝关节　　E. 腕关节

【正确答案】　CD

【出题陷阱】　A、B、E

【分析与避错】　本题考查的是含有囊内韧带的关节。髋关节囊内含有股骨头韧带和膝关节囊内含有前、后交叉韧带。

17. 下列关节中含有关节盘的是（　　　　）

A. 肩关节　　B. 肘关节　　C. 腕关节　　D. 膝关节　　E. 颞下颌关节

【正确答案】　CE

【出题陷阱】　A、B、D

【分析与避错】　本题考查的是含有关节盘的关节。上述 5 个选项中，腕关节、颞下颌关节含有关节盘。

18. 下列关节中既无囊内韧带又无关节盘的是（　　　　）

A. 肩关节　　B. 肘关节　　C. 髋关节　　D. 膝关节　　E. 颞下颌关节

【正确答案】　AB

【出题陷阱】　C、D、E

【分析与避错】　本题考查的是主要关节的结构特征。上述 5 个选项中，髋关节、膝关节有囊内韧带，颞下颌关节有关节盘。

（三）填空题

1. 关节的主要结构包括_____、_____和_____。

【正确答案】　关节面、关节囊、关节腔

【记忆难点】 记忆不全或错误，易将关节面写成关节头或关节窝。

【分析与避错】 本题考查的是关节的主要结构，需要注意其中的关节面分为关节头和关节窝，不能以偏代全。

2. 椎骨之间的连结包括_____、_____和_____。

【正确答案】 椎间盘、韧带、关节

【记忆难点】 记忆不全或错误。

【分析与避错】 本题考查的是椎骨之间的连结方式。在学习过程中，往往重视局部的椎间盘和连结椎骨的韧带，而忽略了整体的连结方式，需要建立由整体到局部、由大到小的知识框架，有利于学习和记忆。

3. 椎间盘属于直接连结中的_____连结，位于相邻的_____之间，由外部的_____和内部的_____组成。

【正确答案】 软骨、椎体、纤维环、髓核

【记忆难点】 记忆不全或错误及书写错误。

【分析与避错】 本题考查的是椎间盘的归类、位置和组成，其中归类最易被忽略，需要注意；纤维环和髓核的位置关系也容易混淆，需要注意区分。

4. 参与构成椎管前壁的韧带是_____，参与构成椎管后壁的韧带是_____。

【正确答案】 后纵韧带、黄韧带

【记忆难点】 记忆不全或错误。

【分析与避错】 本题考查的是对椎管的形成以及对椎骨间韧带位置的综合理解与应用。学习过程中，切勿死记单个知识点，而需要建立整体观，将相关的知识点综合联系，理解记忆。

5. 从侧面观察脊柱，有 4 个生理弯曲，自上而下分别为_____、_____、_____和_____，其中凸向前的是_____和_____，凸向后的是_____和_____。

【正确答案】 颈曲、胸曲、腰曲、骶曲、颈曲、腰曲、胸曲、骶曲

【记忆难点】 记忆不全或顺序错误。

【分析与避错】 本题考查的是脊柱的 4 个生理弯曲，需要注意其名称、顺序和方向。

6. 肩关节由_____和_____组成，关节窝周缘附有_____，囊内有_____通过，关节囊上方有_____韧带。

【正确答案】 肱骨头、关节盂、盂唇、肱二头肌长头腱、喙肩韧带

【记忆难点】 记忆不全或错误。

【分析与避错】 本题考查的是肩关节的组成和结构。可根据图谱、结合歌诀进行记忆：

头大盂浅盂唇补，关节囊松肌巩固，喙肩韧带喙肩弓，囊外上方再保护，
肱二头肌长头腱，囊内穿出连肌腹，运动灵活幅度大，前下脱位欠稳固。

7. 肘关节包括 3 个关节，即_____、_____和_____，关节囊两侧有

_____和_____加强，并有_____包绕桡骨头的环状关节面。

【正确答案】 肱桡关节、肱尺关节、桡尺近侧关节、桡侧副韧带、尺侧副韧带、桡骨环状韧带

【记忆难点】 记忆不全或错误。

【分析与避错】 本题考查的是肘关节的组成和结构特征。可根据图谱，结合标本观察及歌诀进行记忆：

> 肱尺肱桡桡尺近，三个关节共一腔，
> 前后囊壁薄而松，桡尺两侧韧带强，
> 环状韧带也发达，桡骨头周防护忙。

8. 骨盆由_____、_____和_____借关节和韧带连结而成。

【正确答案】 骶骨、尾骨、左右髋骨

【记忆难点】 记忆不全或错误。

【分析与避错】 本题考查的是骨盆的组成。可根据图谱，结合标本观察及歌诀进行记忆：骶骨尾骨两髋骨，构成骨盆起保护。

9. 人体既有囊内韧带又有关节唇的关节是_____，该关节由_____和_____组成，囊内韧带名称为_____，关节唇称为_____。

【正确答案】 髋关节、股骨头、髋臼、股骨头韧带、髋臼唇

【记忆难点】 分析错误、记忆不全或错误。

【分析与避错】 本题考查的是髋关节的组成和结构特征。需要首先进行分析比较，看哪一个关节既有囊内韧带又有关节唇，只有髋关节符合题目要求。

10. 膝关节的囊外韧带主要有_____、_____和_____，囊内韧带是_____和_____，最大的滑膜囊是_____。

【正确答案】 髌韧带、胫侧副韧带、腓侧副韧带、前交叉韧带、后交叉韧带、髌上囊

【记忆难点】 记忆不全或错误。

【分析与避错】 本题考查的是膝关节的主要结构特征。可根据图谱，结合标本观察及歌诀进行记忆：

> 膝关节，最复杂，承受压力也最大，关节囊松韧带补，髌韧带厚又发达，
> 内C外O半月板，前后韧带相交叉，翼状襞和髌上囊，填充空隙减摩擦。

11. 距小腿关节又称为_____，由_____、_____下端的踝关节面与_____构成。

【正确答案】 踝关节、胫骨、腓骨、距骨滑车

【记忆难点】 记忆不全或错误。

【分析与避错】 本题考查的是踝关节的组成。可根据图谱，结合标本观察进行记忆。

12. 颅骨间的唯一关节是_____，由_____和_____构成，关节囊内含有

_____将关节腔分为上、下两部分。

【正确答案】 颞下颌关节、下颌头、下颌窝、关节盘

【记忆难点】 记忆不全或错误。

【分析与避错】 本题考查的是颞下颌关节的组成和特征。可根据图谱，结合标本观察及歌诀进行记忆：

> 下颌头，下颌窝，构成关节功能多，
>
> 关节腔有关节盘，关节囊壁前薄弱，
>
> 咀嚼语言做表情，张口过大向前脱。

（四）名词解释

1. 椎间盘

【正确答案】 连结上下相邻椎体之间的纤维软骨盘，由外部的纤维环和内部髓核构成，具有承重、吸收震荡、缓和冲击等作用。

【记忆难点】 记忆不全或错误。

【分析与避错】 椎间盘必须包括以下内容：性质（纤维软骨盘）、位置（上下相邻椎体之间）、构成（外部的纤维环和内部髓核）、作用或意义（承重、吸收震荡、缓和冲击）。

2. 骨盆

【正确答案】 由骶骨、尾骨及左、右髋骨借关节和韧带连结而成，主要功能是支持体重、保护盆腔脏器，在女性是胎儿娩出的产道。

【记忆难点】 记忆不全或错误。

【分析与避错】 骨盆必须包括以下内容：组成（骶骨、尾骨及左、右髋骨借关节和韧带连结而成）和功能及意义（支持体重、保护盆腔脏器、女性正常分娩通道）。

（五）简答题

1. 简述椎骨韧带连结的名称。

【正确答案】 前纵韧带、后纵韧带、黄韧带、棘上韧带、棘间韧带、项韧带、横突间韧带。

【记忆难点】 记忆不全或错误。

【分析与避错】 可根据歌诀进行记忆：

> 脊柱韧带，三短三长：横棘间韧，再加一黄；前后两纵，莫忘棘上。

2. 简述肩关节的组成、结构特征和运动。

3. 简述肘关节的组成、结构特征和运动。

4. 简述髋关节的组成、结构特征和运动。

5. 简述膝关节的组成、结构特征和运动。

【正确答案】 见简表。

关节	肩关节	肘关节	髋关节	膝关节
组成	肱骨头、肩胛骨的关节盂	肱骨下端、桡骨和尺骨上端	股骨头、髋臼	股骨下端、胫骨上端、髌骨
结构特征	①肱骨头大、关节盂浅，有盂唇；②关节囊薄而松弛；③囊内有肱二头肌长头腱；④囊外上、后、前部有肌和肌腱加固；⑤关节囊上方有喙肩韧带，参与构成喙肩弓	①含肱桡、肱尺、桡尺近侧3个关节，共用一个关节囊腔；②关节囊前后壁薄而松弛；③囊外韧带有桡侧副韧带、尺侧副韧带和桡骨环状韧带	①股骨头大、髋臼深，有髋臼唇；②关节囊厚而坚实，下方后面包2/3股骨颈；③囊外韧带有髂股韧带、坐股韧带、耻股韧带；④关节囊内有股骨头韧带	①关节囊广阔松弛，厚薄不一；②囊外韧带有髌韧带、胫侧副韧带、腓侧副韧带，③囊内韧带有前交叉韧带、后交叉韧带；④关节半月板为内侧半月板、外侧半月板；⑤滑膜襞为翼状襞；⑥滑膜囊为髌上囊
运动	屈、伸、收、展、旋内、旋外、环转	屈、伸、旋内、旋外	屈、伸、收、展、旋内、旋外、环转	屈、伸、旋内、旋外

【记忆难点】　记忆不全或错误。

【分析与避错】　虽然肩关节、肘关节、髋关节和膝关节的组成、结构特征和运动各不相同，但作为知识点在框架上也有共同之处。任何一个关节，组成指的是关节面，可按照关节头和关节窝对应起来记忆。结构特征包括以下方面：一是关节囊的厚薄、紧张与松弛情况。二是关节的辅助结构：韧带（囊外韧带、囊内韧带）、关节盘、关节半月板、关节唇等。运动需要结合 3 个轴：冠状轴上的屈、伸，矢状轴上的收、展，垂直轴上的旋转和多轴的环转。具体到每一个关节，可根据图谱，结合标本观察，按照知识框架进行记忆。

第四节　肌　学

一、重点

1. 骨骼肌的分类、起止和作用。

2. 躯干肌

（1）分部。

（2）背肌——层次、主要背肌名称及竖脊肌的位置、起止和作用。

（3）胸肌——分部、名称及胸大肌的位置、起止和作用。

（4）膈肌——位置、裂孔和作用。

（5）腹肌——分群及前外侧群肌的名称、特征。

3. 头颈肌——胸锁乳突肌的位置、起止和作用。

4. 上肢肌

（1）分部。

（2）肩肌——三角肌的位置、起止和作用。

（3）臂肌——分群及肱二头肌、肱三头肌的位置、起止和作用。

（4）前臂肌——分群及各群肌的作用。

5. 下肢肌

（1）分部。

（2）髋肌——臀大肌的位置、起止和作用。

（3）大腿肌——股四头肌的位置、起止和作用。

（4）小腿肌——小腿三头肌的位置、起止和作用。

二、难点

1. 骨骼肌的起止和作用。

2. 骨骼肌的辅助装置及其位置与功能。

3. 主要躯干肌（竖脊肌、胸大肌、膈肌）的位置、起止和作用。

4. 膈肌的裂孔和穿行结构。

5. 腹肌前外侧群的名称、位置关系及其结构特征。

6. 胸锁乳突肌的起止和作用。

7. 主要上肢肌（三角肌、肱二头肌、肱三头肌）的位置、起止和作用。

8. 主要下肢肌（臀大肌、股四头肌、小腿三头肌）的位置、起止和作用。

三、常见试题

（一）多选题

1. 下列关于骨骼肌的描述中错误的是（　　　）

　　A. 骨骼肌又称随意肌

　　B. 每一块骨骼肌是一个器官

　　C. 每块骨骼肌都由肌腹和肌腱两部分组成

　　D. 骨骼肌在固定骨的附着点称定点，在移动骨的附着点称动点

　　E. 骨骼肌的形态可分为长肌、短肌、阔肌和开大肌

【正确答案】　E

【出题陷阱】　A、B、D、E

【分析与避错】　本题考查的是骨骼肌的特征和形态分类。骨骼肌是随意肌，可受意识直接支配，需要理解掌握；每一块骨骼肌都由丰富的血管、淋巴管并受神经支配，故可作为一个器官，该知识点容易被忽略；骨骼肌一般以两端附着于不同的骨，根据相对固定和移动，分为定点和动点，需要区分记忆，以免混淆；按照形态，骨骼肌可分为长肌、短肌、阔肌和轮匝肌，开大肌是从功能角度的命名，切莫混淆。

　　2. 能形成肌间隔的骨骼肌辅助装置是（　　　）

A. 浅筋膜　　B. 深筋膜　　C. 滑膜囊　　D. 腱纤维鞘　　E. 腱滑膜鞘

【正确答案】　B

【出题陷阱】　A、C、D、E

【分析与避错】　本题考查的是骨骼肌的辅助装置：筋膜、滑膜囊和腱鞘。筋膜位于骨骼肌表面，分为浅筋膜和深筋膜，前者位于皮下，后者紧贴骨骼肌，并可形成肌间隔；滑膜囊位于肌腱和骨面之间；腱鞘位于长腱周围且是手足摩擦较大部位。对于该知识点，需要注意将辅助装置的位置与其功能相结合，对照图谱进行理解记忆。

3. 下列骨骼肌中属于背肌的是（　　）

　　A. 三角肌　　　　　　　　B. 斜方肌　　　　　　　　C. 胸锁乳突肌

　　D. 腰大肌　　　　　　　　E. 臀大肌

【正确答案】　B

【出题陷阱】　A、C、D、E

【分析与避错】　本题考查的是主要背肌的名称。上述 5 个选项中，三角肌属于上肢肌中的肩肌，胸锁乳突肌属于头颈肌中的颈肌，腰大肌属于躯干肌中的腹肌，臀大肌属于下肢肌中的髋肌。

4. 下列关于竖脊肌的描述，正确的是（　　）

　　A. 位于背部浅层

　　B. 起于尾骨背面、髂嵴后部

　　C. 止于椎骨、肋骨、颞骨乳突

　　D. 两侧收缩可使脊柱前屈和仰头

　　E. 一侧收缩可使脊柱转向对侧

【正确答案】　C

【出题陷阱】　A、B、D、E

【分析与避错】　本题考查的是竖脊肌的位置、起止和作用。需要注意的是，竖脊肌位于背部深层、脊柱两侧的沟内，而非背部浅层；起于骶骨背面和髂嵴后部，与尾骨无关；两侧收缩时脊柱后伸和仰头；一侧收缩时脊柱屈向同侧。

5. 下列关于胸大肌的描述，错误的是（　　）

　　A. 属于胸上肢肌

　　B. 位于胸廓前上部

　　C. 起于锁骨内侧半、胸骨和 1～6 肋软骨

　　D. 止于肱骨小结节嵴

　　E. 收缩时使肱骨内收、旋内

【正确答案】　D

【出题陷阱】　A、D

【分析与避错】　本题考查的是胸大肌的归类、位置、起止和功能。需要注意的是，

胸大肌属于胸肌中的胸上肢肌，该知识点容易被忽略；胸大肌止于肱骨大结节嵴，并非小结节嵴，容易混淆，可对照图谱形象记忆。

6. 膈的主动脉裂孔平对（　　）

　　A. 第8胸椎　　B. 第9胸椎　　C. 第10胸椎　　D. 第11胸椎　　E. 第12胸椎

【正确答案】　E

【出题陷阱】　A、C

【分析与避错】　本题考查的是主动脉裂孔的位置，需要与其他两孔的位置相区分，3个裂孔中，主动脉裂孔位置最低，其他两孔所对胸椎水平依次上升2个胸椎。

7. 下列关于膈肌功能的描述，正确的是（　　）

　　A. 收缩时膈的穹窿上升助吸气　　　　　　B. 收缩时膈的穹窿下降助呼气

　　C. 收缩时膈的穹窿下降助吸气　　　　　　D. 舒张时膈的穹窿上升助吸气

　　E. 舒张时膈的穹窿下降助呼气

【正确答案】　C

【出题陷阱】　A、B、D、E

【分析与避错】　本题考查的是膈的作用。膈是主要的呼吸肌，收缩时穹窿下降引起吸气，舒张时穹窿上升引起呼气，需要理解记忆，切莫混淆。

8. 下列骨骼肌有腱划的是（　　）

　　A. 腹直肌　　B. 腹外斜肌　　C. 腹内斜肌　　D. 腹横肌　　E. 腰大肌

【正确答案】　A

【出题陷阱】　B、C、D、E

【分析与避错】　本题考查的是腹直肌的特征性结构，可对照图谱形象性记忆。

9. 腱膜下缘卷曲增厚形成腹股沟韧带的是（　　）

　　A. 腹直肌　　B. 腹外斜肌　　C. 腹内斜肌　　D. 腹横肌　　E. 腰大肌

【正确答案】　B

【出题陷阱】　A、C、D

【分析与避错】　本题考查的是腹外斜肌的结构特征，可对照图谱形象性记忆。

10. 左侧胸锁乳突肌收缩，可使（　　）

　　A. 头前屈　　　　　　　　　　　　　　　　B. 头后仰

　　C. 头屈向左侧，面转向右侧　　　　　　　　D. 头屈向右侧，面转向左侧

　　E. 头屈向左侧，面转向左侧

【正确答案】　C

【出题陷阱】　D、E

【分析与避错】　本题考查的是胸锁乳突肌的作用，需要记牢的是，该骨骼肌双侧收缩使头后仰，单侧收缩使头屈向同侧、面转向对侧。该知识点可对照图谱，结合起止点，通过动作实践理解记忆。

11. 萎缩后可导致"方形肩"的骨骼肌是（　　　）

　　　A. 肱二头肌　　B. 斜方肌　　C. 肩胛下肌　　D. 三角肌　　　E. 以上都不是

【正确答案】　D

【出题陷阱】　A、B、C

【分析与避错】　本题考查的是三角肌的作用之一可使肩部保持圆隆形状，萎缩后则导致形成"方形肩"，可结合后面脊神经的腋神经内容记忆。

12. 肱二头肌短头起自（　　　）

　　　A. 肩峰　　　B. 盂上结节　　C. 盂下结节　　D. 关节盂　　　E. 喙突

【正确答案】　E

【出题陷阱】　A、B、C、D

【分析与避错】　本题考查的是肱二头肌的起点，长头起自盂上结节，短头起自喙突，可对照图谱记忆，并注意区分。

13. 下列关于肱三头肌的描述，错误的是（　　　）

　　　A. 位于臂部后面

　　　B. 长头起自盂下结节

　　　C. 内、外侧头分别起自尺神经沟的外上方和内下方

　　　D. 止于尺骨鹰嘴

　　　E. 可伸肘关节和肩关节

【正确答案】　C

【出题陷阱】　C

【分析与避错】　本题考查的是肱三头肌的位置、起止和作用，需要注意的是肱三头肌内、外侧头分别起自桡神经沟的外上方和内下方，与尺神经沟无关，应当区分。

14. 下列骨骼肌不属于臀肌后群的是（　　　）

　　　A. 阔筋膜张肌　　　　　　B. 臀大肌　　　　　　C. 臀中肌

　　　D. 臀小肌　　　　　　　　E. 梨状肌

【正确答案】　A

【出题陷阱】　B、C、D、E

【分析与避错】　本题考查的是臀肌的分部和名称，臀肌分为前后两群，前群有阔筋膜张肌和髂腰肌，后群主要有臀大肌、臀中肌、臀小肌和梨状肌，需要区分。

15. 下列结构中是臀大肌止点的是（　　　）

　　　A. 大转子　　B. 小转子　　C. 粗线　　　D. 臀肌粗隆　　E. 转子间嵴

【正确答案】　D

【出题陷阱】　A、B、C、E

【分析与避错】　本题考查的是臀大肌的止点，臀大肌止于髂胫束和股骨后面的臀肌粗隆，可对照图谱记忆。

16. 下列骨骼肌中既能伸膝关节又能屈髋关节的是 （   ）

    A. 臀大肌   B. 股四头肌   C. 股二头肌   D. 小腿三头肌   E. 缝匠肌

【正确答案】 B

【出题陷阱】 A、C、D、E

【分析与避错】 本题考查的是股四头肌的作用，需要与其他主要下肢肌功能相区分，以免混淆。

17. 下列关于小腿三头肌的描述，错误的是 （   ）

    A. 位于小腿后方浅层   B. 由腓肠肌和比目鱼肌构成

    C. 腓肠肌位于比目鱼肌的深层   D. 止于跟骨结节

    E. 可屈踝关节和膝关节

【正确答案】 C

【出题陷阱】 C

【分析与避错】 本题考查的是小腿三头肌的位置、组成、止点和功能，需要注意的是，腓肠肌和比目鱼肌组成了小腿三头肌，腓肠肌位于浅层，比目鱼肌位于深层，该知识点易被忽略，可对照图谱形象记忆。

（二）多选题

1. 下列关于骨骼肌辅助装置的描述中，正确的是 （   ）

    A. 骨骼肌辅助装置包括筋膜、滑膜囊和腱鞘

    B. 筋膜分为浅筋膜和深筋膜

    C. 腱鞘分为纤维层和滑膜层

    D. 长腱的血管、神经走行在腱鞘的纤维层和滑膜层之间

    E. 滑膜囊都与关节腔相通

【正确答案】 ABC

【出题陷阱】 D、E

【分析与避错】 本题考查的是骨骼肌的辅助装置。需要注意的是，腱鞘滑膜层又分为内、外两层，并相互移行形成腱系膜，长腱的血管、神经走行于腱系膜中，而非腱鞘的纤维层和滑膜层之间；滑膜囊有的独立存在，并不与关节腔相通。

2. 全身的骨骼肌按照位置分为 （   ）

    A. 躯干肌   B. 阔肌   C. 头颈肌   D. 上肢肌   E. 下肢肌

【正确答案】 ACDE

【出题陷阱】 B

【分析与避错】 本题考查的是骨骼肌的位置分类，阔肌为形态分类，切莫混淆分类标准和分类结果。

3. 下列骨骼肌中属于背肌浅层的是 （   ）

    A. 斜方肌   B. 竖脊肌   C. 胸锁乳突肌   D. 背阔肌   E. 腰大肌

【正确答案】 AD

【出题陷阱】 B、C、E

【分析与避错】 本题考查的是背肌的浅层肌名称。竖脊肌属于背肌，但位于深层，故不符合题目要求；胸锁乳突肌和腰大肌不属于背肌。

4. 下列骨骼肌中属于胸上肢肌的是（　　）

　　A. 胸大肌　　B. 胸小肌　　C. 肋间内肌　　D. 肋间外肌　　E. 前锯肌

【正确答案】 ABE

【出题陷阱】 C、D

【分析与避错】 本题考查的是胸肌的分部，胸肌根据起止和位置，可分为胸上肢肌和胸固有肌，其中胸大肌、胸小肌和前锯肌属于前者，肋间内肌和肋间外肌属于后者，需要理解记忆。

5. 下列骨骼肌收缩时参与吸气的是（　　）

　　A. 胸大肌　　B. 胸小肌　　C. 肋间外肌　　D. 肋间内肌　　E. 膈肌

【正确答案】 CE

【出题陷阱】 A、B、D

【分析与避错】 本题考查的是胸固有肌和膈肌的呼吸功能。该知识点需要学习时注意横向比较，总结归纳。

6. 膈的食管裂孔中穿行的结构是（　　）

　　A. 主动脉　　B. 食管　　C. 胸导管　　D. 迷走神经　　E. 下腔静脉

【正确答案】 BD

【出题陷阱】 A、C、E

【分析与避错】 本题考查的是食管裂孔的穿行结构，需要与其他两孔及其穿行结构相区分，可对照图谱记忆。

7. 下列关于膈肌的描述，正确的是（　　）

　　A. 位于胸腔与腹腔之间，封闭胸廓下口

　　B. 属于阔肌，周围为肌腱，中央为肌腹

　　C. 起自胸廓下口内面及腰椎前面

　　D. 主动脉裂孔内穿行主动脉和胸导管

　　E. 是主要的呼吸肌

【正确答案】 ACDE

【出题陷阱】 B

【分析与避错】 本题考查的是膈的位置、起止、裂孔和功能。需要注意的是，膈是阔肌，周围是肌腹，中央为肌腱称为中心腱。

8. 下列骨骼肌中属于腹肌前外侧群的是（　　）

　　A. 腹直肌　　B. 腹外斜肌　　C. 腹内斜肌　　D. 腹横肌　　E. 腰大肌

【正确答案】 ABCD

【出题陷阱】 E

【分析与避错】 本题考查的是腹肌前外侧群的名称。腰大肌属于腹肌后群，需要注意区分。

9. 下列骨骼肌中属于咀嚼肌的是 （　　）

　　A. 口轮匝肌　B. 咬肌　　　　C. 颞肌　　　　D. 颊肌　　　E. 以上都不是

【正确答案】 BC

【出题陷阱】 A、D

【分析与避错】 本题考查的是咀嚼肌的名称，需要与表情肌相区分。

10. 下列对胸锁乳突肌的描述，正确的是 （　　）

　　A. 斜列于颈部两侧

　　B. 双侧收缩可使头后仰

　　C. 单侧收缩使头屈向对侧、面转向同侧

　　D. 单侧收缩使头屈向同侧、面转向对侧

　　E. 起自胸骨体前面和锁骨胸骨端，止于乳突

【正确答案】 ABD

【出题陷阱】 C、E

【分析与避错】 本题考查的是胸锁乳突肌的位置、起止和作用，可对照图谱形象化记忆。

11. 下列对三角肌的描述，正确的是 （　　）

　　A. 属于臂肌

　　B. 主要使肩关节外展

　　C. 止于肱骨三角肌粗隆

　　D. 起自锁骨内侧段、肩峰和肩胛冈

　　E. 前部肌纤维收缩可使肩关节前屈和略旋内

【正确答案】 BCE

【出题陷阱】 A、D

【分析与避错】 本题考查的是三角肌的归类、起止和作用，三角肌属于上肢肌中的肩肌，此知识点易被忽略；该肌起自锁骨外侧段、肩峰和肩胛冈，与锁骨内侧段无关，需要区分，可对照图谱形象化记忆。

12. 下列关于肱二头肌的描述，错误的是 （　　）

　　A. 属于臂肌的后群肌

　　B. 长头起自盂上结节，短头起自喙突

　　C. 止于尺骨冠突

　　D. 主要作用为屈肘关节

E. 长头协助屈肩关节

【正确答案】 AC

【出题陷阱】 A、C

【分析与避错】 本题考查的是肱二头肌的位置、起止和作用，需要注意的是，肱二头肌位于臂部前面浅层，属于臂肌的前群；止于桡骨粗隆，与尺骨无关。可对照图谱记忆。

13. 肱三头肌的作用是（ ）

A. 屈肘关节　　B. 伸肘关节　　C. 屈肩关节　　D. 伸肩关节　　E. 以上都不是

【正确答案】 BD

【出题陷阱】 A、C

【分析与避错】 本题考查的是肱三头肌的作用，可结合其起止点理解记忆，当其收缩时，止点向起点靠拢，产生动作。

14. 前臂前群肌的作用是（ ）

A. 屈肘关节　　B. 伸肘关节　　C. 屈腕关节　　D. 屈指关节　　E. 前臂旋前

【正确答案】 CDE

【出题陷阱】 A、B

【分析与避错】 本题考查的是前臂前群肌的作用。需要牢记的是，前臂前群肌为屈肌群，作用为屈腕、屈指、前臂旋前。

15. 下列结构是股四头肌起点的是（ ）

A. 髂前上棘　　　　　　B. 髂前下棘　　　　　　C. 粗线内侧唇

D. 粗线外侧唇　　　　　E. 股骨体前面

【正确答案】 BCDE

【出题陷阱】 A

【分析与避错】 本题考查的是股四头肌的4个起点，可对照图谱记忆，并注意股直肌起于髂前下棘，并非髂前上棘，需要区分。

16. 小腿三头肌收缩时（ ）

A. 屈膝关节　　B. 伸膝关节　　C. 屈踝关节　　D. 屈趾关节　　E. 伸踝关节

【正确答案】 AC

【出题陷阱】 B、D、E

【分析与避错】 本题考查的是小腿三头肌的作用，可结合其起止点记忆，当其收缩时，止点向起点靠拢，产生动作。

（三）填空题

1. 骨骼肌又称为_____和_____。

【正确答案】 随意肌、横纹肌

【记忆难点】 记忆不全或错误。

【分析与避错】 本题考查的是骨骼肌的其他名称，也体现了骨骼肌的特点，需要理解记忆。

2. 骨骼肌收缩时，在相对固定骨上的附着点叫_____，在移动骨上的附着点叫_____。

【正确答案】 定点、动点

【记忆难点】 记忆不全、错误或两者混淆。

【分析与避错】 本题考查的是骨骼肌的起止原则，需要结合具体骨骼肌的作用理解记忆。

3. 背部最长、最大的骨骼肌是_____，位于脊柱两侧的沟内，两侧收缩可使脊柱后伸和_____。

【正确答案】 竖脊肌、仰头

【记忆难点】 记忆不全或错误。

【分析与避错】 本题考查的是竖脊肌的特点和作用，需要对照图谱，结合其起点、止点，进行理解记忆。

4. 根据起止位置，胸肌可分为_____和_____两部分。

【正确答案】 胸上肢肌、胸固有肌

【记忆难点】 记忆不全或错误。

【分析与避错】 本题考查的是胸肌的分部，该知识点易被忽略，需要注意。

5. 膈肌在形态上属于_____，在位置上属于_____，在功能上是_____，有_____、_____和_____ 3 个裂孔。

【正确答案】 阔肌、躯干肌、呼吸肌、主动脉裂孔、食管裂孔、腔静脉孔

【记忆难点】 膈的归类记忆不全、错误或三者混淆；裂孔名称记忆错误，容易写为：裂口、下腔静脉裂孔、腔静脉裂孔等。

【分析与避错】 本题考查的是膈肌的归类和裂孔名称。需要注意的是，膈肌在形态、位置和功能上有不同归类，应当区分记忆；裂孔名称可根据穿行结构进行记忆，其中腔静脉孔尤为特别，虽然穿行结构为下腔静脉，但名称为腔静脉孔，而且也不是裂孔，与其他两者不同。

6. 腹前外侧壁的肌由浅入深为_____、_____和_____。

【正确答案】 腹外斜肌、腹内斜肌、腹横肌

【记忆难点】 记忆不全、错误或三者层次关系混淆。

【分析与避错】 本题考查的是腹肌前外侧群的骨骼肌名称和位置层次关系。需要仔细审题，看清题目要求；该知识点可对照图谱形象记忆。

7. 头肌可分为_____和_____。

【正确答案】 面肌、咀嚼肌

【记忆难点】 记忆不全或错误。

【分析与避错】 本题考查的是头肌的分部，该知识点易被忽略，需要注意。

8. 双侧同时收缩，可使头后仰的骨骼肌是_____和_____。

【正确答案】 竖脊肌、胸锁乳突肌

【记忆难点】 记忆不全或错误。

【分析与避错】 本题考查的是骨骼肌功能的综合归纳。需要在学习过程中，善于横向比较，归纳总结。

9. 肱二头肌的作用包括_____和_____。

【正确答案】 屈肘关节、屈肩关节

【记忆难点】 记忆不全或错误。

【分析与避错】 本题考查的是肱二头肌的作用，可结合其起止点理解记忆，当骨骼肌收缩时，止点向起点靠拢。

10. 肱三头肌止于_____。

【正确答案】 尺骨鹰嘴

【记忆难点】 记忆不全或错误。

【分析与避错】 本题考查的是肱三头肌的止点，可对照图谱、结合自身触摸时间加强记忆。

11. 前臂肌的后群称为伸肌群，作用为_____、_____和_____。

【正确答案】 伸腕、伸指、前臂旋后

【记忆难点】 记忆不全或错误。

【分析与避错】 本题考查的是前臂后群肌的作用，需要与前群肌作用相区分。

12. 临床常用于肌肉注射的骨骼肌是_____和_____。

【正确答案】 臀大肌、三角肌

【记忆难点】 记忆不全或错误。

【分析与避错】 本题考查的是骨骼肌的临床意义，可结合其特征记忆。

13. 股四头肌的四个头分别是_____、_____、_____和_____，向下形成一个肌腱，止于_____。

【正确答案】 股直肌、股内侧肌、股外侧肌、股中间肌、胫骨粗隆

【记忆难点】 记忆不全或错误。

【分析与避错】 本题考查的是股四头肌4个头的名称和止点，可对照图谱记忆。

14. 小腿三头肌由_____和_____构成，3个头向下移行为粗大的_____，止于_____。

【正确答案】 腓肠肌、比目鱼肌、跟腱、跟骨结节

【记忆难点】 记忆不全或错误。

【分析与避错】 本题考查的是小腿三头肌的组成和止点，可对照图谱形象化记忆。

（五）简答题

1. 简述膈的裂孔名称及其穿行结构。

【正确答案】 见简表。

膈的裂孔简表

裂孔名称	穿行结构
主动脉裂孔	主动脉和胸导管
食管裂孔	食管和左右迷走神经
腔静脉孔	下腔静脉

【记忆难点】 记忆不全或错误。

【分析与避错】 本题考查的是膈的裂孔名称和穿行结构，可运用上述简表形式进行归纳，便于记忆。

2. 简述下列各肌的位置、起止和作用。①胸大肌；②肱二头肌；③肱三头肌；④臀大肌；⑤股四头肌；⑥小腿三头肌。

【正确答案】 见简表。

主要四肢肌简表

骨骼肌	位置	起点	止点	作用
胸大肌	胸廓前壁浅层	锁骨内侧半、胸骨、1~6肋软骨	肱骨大结节嵴	肱骨内收、旋内、上提躯干（上肢固定时）
肱二头肌	臂部前面浅层	长头：肩胛骨盂上结节。短头：肩胛骨喙突	桡骨粗隆	屈肘、前臂旋后、屈肩（长头）
肱三头肌	臂部后方	长头：肩胛骨盂下结节。外侧头：桡神经沟外上方。内侧头：桡神经沟内下方	尺骨鹰嘴	伸肘、后伸肩关节（长头）
臀大肌	臀部浅层	髂骨外面，骶骨和尾骨后面	臀肌粗隆、髂胫束	髋关节后伸、旋外
股四头肌	大腿前方	股直肌：髂前下棘。股内侧肌：粗线内侧唇。股外侧肌：粗线外侧唇。股中间肌：股骨体前面	胫骨粗隆	伸膝关节、屈髋关节（股直肌）
小腿三头肌	小腿后方	腓肠肌：股骨内、外侧髁。比目鱼肌：胫骨、腓骨上端后面	跟骨结节	屈膝关节、屈踝关节

【记忆难点】 记忆不全或错误。

【分析与避错】 本题考查的是主要四肢肌的位置、起止和作用，可对照图谱记忆，也可整理归纳成简表形式。

3. 小儿先天性斜颈是由于单侧胸锁乳突肌挛缩导致的一种疾病。试问：

（1）胸锁乳突肌的起止？

（2）倘若病灶在右侧，患儿头和面朝向何方？

【正确答案】 （1）起于胸骨柄的前面和锁骨的内侧端，止于颞骨乳突；（2）患儿头屈向右侧，面转向左侧。

【记忆难点】 记忆不全或错误。

【分析与避错】 本题结合病例，考查的是胸锁乳突肌的位置和功能应用。需要理解题目，看清题目考查的知识点；学习过程中应当注意理论联系实际，切勿死记硬背。

第二章 消化系统

第一节 概 述

一、重点

消化系统的组成。

二、难点

1. 上、下消化道的划分。
2. 胸骨线与胸骨旁线区别。

三、常见试题

（一）单选题

上消化道不包括（　　）

A. 口腔　　　　　B. 十二指肠　　　C. 空肠　　　D. 胃　　　　E. 食管

【正确答案】　C

【出题陷阱】　A、B、D、E

【分析与避错】　本题考查的是上、下消化道的划分。消化管始自口腔，终于肛门，长约9m。包括口、咽、食管、胃、小肠（又分十二指肠、空肠和回肠）和大肠。临床上常以十二指肠为界，将十二指肠以上的消化管称为上消化道，空肠以下的消化管称为下消化道。C空肠属于下消化道。参见多选题第2题答题分析中的消化系统组成图。

（二）多选题

1. 以下器官属于下消化道的是（　　）

　A. 盲肠　　　B. 十二指肠　　C. 回肠　　D. 结肠　　　E. 直肠

【正确答案】　ACDE

【出题陷阱】　B

【分析与避错】　本题考查的是上、下消化道的划分。B十二指肠应属于上消化道。具体分析见单选题。

2. 以下器官属于消化系统的是（　　　）

    A. 咽　　　　B. 喉　　　　C. 脾　　　　D. 胃　　　　E. 腮腺

【正确答案】　ADE

【出题陷阱】　A、B、C

【分析与避错】　本题考查的是消化系统的组成。A 咽为消化系统和呼吸系统的共同通道，故既属于消化系统，又属于呼吸系统。B 喉属于呼吸系统。C 脾为淋巴器官，属于淋巴系统，并要注意其与中医"脾"的区别。消化系统的组成总结图如下：

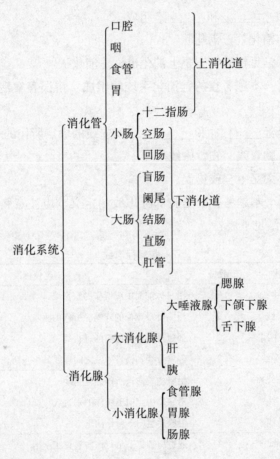

3. 以下分区属于腹上部的是（　　　）

    A. 左、右腹外侧区　　　　B. 左、右季肋区　　　　　　C. 腹上区

    D. 脐区　　　　　　　　　E. 耻区

【正确答案】　B、C

【出题陷阱】　A、D、E

【分析与避错】　本题考查的是腹部分区（三部九区分法，见下表）。

腹部分区			
分部	分区		
	右	中	左
腹上部	右季肋区	腹上区	左季肋区
腹中部	右腹外侧区（腰区）	脐区	左腹外侧区（腰区）
腹下部	右腹股沟区（髂区）	耻区（腹下区）	左腹股沟区（髂区）

（三）填空题

1. 消化系统由_____和_____组成。

【正确答案】 消化管、消化腺

【记忆难点】 常见错误答案是上消化道、下消化道。

【分析与避错】 本题考查的是消化系统的组成。错误答案混淆了消化系统的组成与消化管的划分。

2. 胸骨旁线是经_____和_____之间连线的中点所作的垂直线。

【正确答案】 胸骨线、锁骨中线

【记忆难点】 记忆不全或错误。

【分析与避错】 本题考查的是胸部标志线的定义。应注意胸骨旁线与胸骨线的区别。胸部标志线总结见下表：

部位	名称	数量	定位标准
身体前面	前正中线	1	沿身体前面中线所作的垂直线
	胸骨线	2	沿胸骨最宽处的外侧缘所作的垂直线
	锁骨中线	2	通过锁骨中点所作的垂直线
	胸骨旁线	2	经胸骨线和锁骨中线之间连线的中点所作的垂直线
身体两侧	腋前线	2	沿腋前襞向下所作的垂直线
	腋中线	2	沿腋窝中点向下所作的垂直线
	腋后线	2	沿腋后襞向下所作的垂直线
身体后面	肩胛线	2	通过肩胛骨下角所作的垂直线
	后正中线	1	沿身体后面中线（通过椎骨棘突）所作的垂直线

胸部标志线

第二节 消化管

一、重点

1. 咽峡的组成。

2. 三对大唾液腺的位置及其导管的开口部位。

3. 咽的形态、位置、分部和结构及各部的交通。

4. 腭扁桃体的位置。

5. 食管的位置及其三个狭窄的部位。

6. 胃的形态、分部、位置和主要结构。

7. 小肠的分部（包括十二指肠分部）及主要形态结构。

8. 大肠的位置、分部和形态特点。

9. 阑尾根部的体表投影。

二、难点

1. 咽峡的组成。

2. 腮腺导管的开口部位。

3. 咽的分部和各部的重要结构及交通。

4. 食管的位置及其三个狭窄的部位。

5. 胃的形态、分部、位置和主要结构。

6. 十二指肠的分部及各部的重要结构。

7. 空肠和回肠的比较。

8. 阑尾根部的体表投影。

三、常见试题

（一）单选题

1. 下列对口腔的描述中，错误的是（   ）

    A. 向前经口裂通外界

    B. 向后经咽峡与咽相通

    C. 口腔侧壁为颊

    D. 口腔底由舌和软组织组成

    E. 当上、下牙弓咬合时，口腔前庭与固有口腔互不相通

【正确答案】　E

【出题陷阱】　A、B、C、D

【分析与避错】　本题考查的是口腔的形态结构。当上、下牙弓咬合时，口腔前庭与固有口腔可借最后磨牙后方的间隙相通，其他口腔结构的描述均正确，口腔结构可总结为下图：

$$\left\{ \begin{array}{l} 前壁（口唇）：由皮肤、口轮匝肌及黏膜构成 \\ 侧壁（颊）：由皮肤、颊肌及黏膜构成 \\ 顶（腭）\left\{ \begin{array}{l} 硬腭（前2/3） \\ 软腭（后1/3） \end{array} \right. \\ 底\left\{ \begin{array}{l} 舌 \\ 软组织 \end{array} \right. \end{array} \right.$$

2. 下列对腭的描述中，正确的是（　　）

　　A. 前1/3 为硬腭

　　B. 软腭由横纹肌和黏膜构成

　　C. 软腭又称腭垂

　　D. 自腭垂向两侧的弓形皱襞，前方一对称腭咽弓

　　E. 腭垂位于腭咽弓与腭舌弓之间

【正确答案】　B

【出题陷阱】　A、C、D、E

【分析与避错】　本题考查的是口腔的形态结构。口腔顶为腭，前2/3 为硬腭，后1/3 为软腭。软腭后缘游离，中央有一垂向下方的突起，称腭垂。故 A、C 错误。腭垂向两侧的弓形皱襞，前方一对称腭舌弓，后方一对为腭咽弓。故 D 错误。腭咽弓与腭舌弓之间为腭扁桃体窝，故 E 错误。B 项正确。

3. 围成咽峡的结构包括（　　）

　　A. 腭垂、两侧腭舌弓、舌根　　　　　　B. 腭垂、两侧腭咽弓、舌根

　　C. 腭舌弓、腭咽弓、舌根　　　　　　　D. 腭垂、腭舌弓、腭咽弓

　　E. 以上都不对

【正确答案】　A

【出题陷阱】　B、C、D

【分析与避错】　本题考查的是咽峡的定义。咽峡由腭垂、左右腭舌弓和舌根共同围成，是口腔通向咽的门户，故 A 项正确。

4. 有关舌形态的说法，错误的是（　　）

　　A. 舌分为上、下两面

　　B. 舌背的前1/3 称舌体、后2/3 称舌根

　　C. 舌下阜有下颌下腺管和舌下腺大管的共同开口

　　D. 舌下阜向两侧延伸为舌下襞

　　E. 舌以骨骼肌为基础，表面被覆黏膜

【正确答案】　B

【出题陷阱】　A、C、D、E

【分析与避错】　本题考查的是舌的形态结构。舌以骨骼肌为基础，表面覆以黏膜

构成。舌有上、下两面，上面即舌背，分为后1/3的舌根和前2/3的舌体，故 B 错误。其余各项均正确。舌的结构总结图如下：

$$舌\begin{cases}上面\begin{cases}舌根：后1/3\\舌体：前2/3\\舌尖：前端\end{cases}\\下面：舌系带、舌下阜和舌下襞\end{cases}$$

5. 不含味蕾的舌乳头是（　　）

　　A. 丝状乳头　　B. 菌状乳头　　C. 轮廓乳头　　D. 叶状乳头　　E. 以上都不对

【正确答案】　A

【出题陷阱】　B、C、D

【分析与避错】　本题考查的是舌乳头的种类和功能，可总结为下表帮助记忆：

舌乳头总结表

名称	形状	位置	功能
丝状乳头	丝绒状	遍布于舌背，舌尖部最多	感受一般感觉
菌状乳头	蘑菇状	分散于丝状乳头之间，位于舌尖和舌侧缘	有味蕾，司味觉
轮廓乳头	圆轮状，体积最大	排列在界沟的前方，一般为 7~11 个	有味蕾，司味觉
叶状乳头	褶状	舌体侧缘后部	有味蕾，司味觉

6. 关于牙的描述，正确的是（　　）

　　A. 可分牙冠和牙根两部　　　　　　　　B. 牙腔内有牙髓

　　C. 牙全部由牙质构成　　　　　　　　　D. 牙的主要成分为牙骨质

　　E. 牙冠和牙根的表面均覆有釉质

【正确答案】　B

【出题陷阱】　A、C、D、E

【分析与避错】　本题考查的是牙的形态和构造，分别总结如下：

$$牙的形态\begin{cases}牙冠——露于口腔，内有牙冠腔\\牙根——埋于牙槽内，内有牙根管\\牙颈——牙冠与牙根交界处\end{cases}$$

$$牙的构造\begin{cases}牙质——牙的主要成分\\牙釉质——牙冠部分的牙质表面，坚硬，色白\\牙髓——牙腔内，由血管、神经和结缔组织等构成\end{cases}$$

7. 下颌下腺管和舌下腺大管共同开口在（　　）

　　A. 舌系带　　B. 舌下阜　　C. 舌下襞　　D. 颊黏膜　　E. 以上均不是

【正确答案】　B

【出题陷阱】　C、D

【分析与避错】　本题考查的是大唾液腺及其导管开口位置，可总结为下表帮助记忆。

三对大唾液腺比较表

名称	形状	位置	导管开口部位
腮腺	三角形	耳郭前下方	平对上颌第2磨牙的颊黏膜上
下颌下腺	卵圆形	下颌骨体的内面	舌下阜
舌下腺	杏核状	舌下襞深面	舌下阜和舌下襞

8. 腮腺的导管开口于（　　）

　　A. 舌下阜

　　B. 下颌第二磨牙相对的颊黏膜处

　　C. 下颌第一磨牙相对的颊黏膜处

　　D. 上颌第二磨牙相对的颊黏膜处

　　E. 颧弓下方一横指处

【正确答案】　D

【出题陷阱】　A、B

【分析与避错】　本题考查的是腮腺导管的开口位置。详见单选题第7题答题分析，D项正确。

9. 下列关于咽的描述，正确的是（　　）

　　A. 是消化与呼吸的共同通道

　　B. 鼻咽有梨状隐窝，常为异物滞留处

　　C. 口咽经咽鼓管咽口，借咽鼓管通中耳鼓室

　　D. 喉咽向下移行于喉腔

　　E. 其前壁较完整

【正确答案】　A

【出题陷阱】　B、C、D、E

【分析与避错】　本题考查的是咽的形态结构，可借助总结表或歌诀帮助记忆：

咽的分部及各部的主要结构

分部（自上而下）	各部位置	交通毗邻	重要结构
鼻咽	颅底至软腭后缘	①向前借鼻后孔通鼻腔 ②向两侧借咽鼓管通鼓室	①咽鼓管咽口 ②咽鼓管圆枕 ③咽隐窝
口咽	软腭后缘至会厌上缘	向前借咽峡与口腔相通	腭扁桃体窝
喉咽	会厌上缘平面至第6颈椎下缘	①向前经喉口通喉腔 ②向下续于食管	梨状隐窝

咽的分部与交通歌诀：

鼻咽口咽和喉咽，鼻口喉腔相通连，

咽鼓管口通中耳，六颈下缘续食管。

10. 下列关于食管的描述，正确的是（　　　）

A. 成人的食管长约40cm

B. 食管的第1个狭窄距中切牙约25cm

C. 食管的第2个狭窄在其与左主支气管交叉处

D. 食管按行程可分为3段，其颈段最短

E. 食管的第3个狭窄位于其与贲门相接处

【正确答案】　C

【出题陷阱】　A、B、D、E

【分析与避错】　本题考查的是食管的分部及生理狭窄，可借助总结表和歌诀帮助记忆，具体如下：

食管的分部

分部	位置	长度
食管颈部	第6颈椎下缘→颈静脉切迹	5cm
食管胸部	颈静脉切迹→食管裂孔	18～20cm
食管腹部	食管裂孔→贲门	1～2cm

歌诀：

食管全长三处狭，异物肿瘤最好发，首在食管起始处，次于左支相交叉，

三过食管裂孔处，测算距离到切牙，前俩十五二十五，最末四十才到达。

11. 关于胃的描述，下列哪项是正确的（　　　）

A. 属于下消化道

B. 中度充盈时，大部分位于左季肋区和腹上区

C. 胃底位于胃的最低部

D. 成年人胃的容量可达3000ml

E. 角切迹位于胃大弯的最低处

【正确答案】　D

【出题陷阱】　A、B、C、E

【分析与避错】　本题考查的是胃的形态结构和位置。胃属于上消化道（十二指肠以上），故A错误。胃中度充盈时，大部分位于左季肋区，小部分位于腹上区，故B错误。胃底是胃位于贲门平面以上，向左上方膨出的部分，故C项错误。角切迹位于胃小弯的最低处，E项错误。成年人胃的容量可达3000ml，故D项正确。

12. 胃的分部正确的是（　　　）

A. 贲门部、胃体部、幽门窦、幽门管

B. 贲门部、幽门部、胃小弯、胃大弯

C. 贲门部、胃底、胃体、幽门部

D. 贲门部、胃底、幽门窦、幽门管

E. 以上都不对

【正确答案】 C

【出题陷阱】 A、B、D

【分析与避错】 本题考查的是胃的分部。胃分四部，即胃底、胃体、贲门部和幽门部。

13. 关于小肠的描述，错误的是（　　　）

A. 是消化吸收的重要场所

B. 属于上消化道

C. 包括十二指肠、空肠和回肠三部分

D. 上起自幽门，下与盲肠相接

E. 为消化管中最长的一段，全长约 5～7m

【正确答案】 B

【出题陷阱】 C、D、E

【分析与避错】 本题考查的是小肠的分部、位置和作用等。小肠为消化管中最长的一段，全长约 5～7 米，上起自幽门，下与盲肠相接，分为十二指肠、空肠和回肠，其中十二指肠属于上消化道，空肠和回肠属于下消化道，故 B 错误。

14. 下列关于空、回肠的说法中，错误的是（　　　）

A. 借小肠系膜固定于腹后壁　　　　B. 空肠占空、回肠全长的上 3/5

C. 回肠位于腹腔的右下部　　　　　D. 空肠有孤立淋巴滤泡

E. 回肠有集合淋巴滤泡

【正确答案】 B

【出题陷阱】 A、C、D、E

【分析与避错】 本题考查的是空、回肠的区别，可总结为下表帮助记忆：

空肠和回肠的区别

	空肠	回肠
位置	腹腔左上部	腹腔右下部
长度	上 2/5	下 3/5
管径	较粗	较细
管壁	较厚	较薄
血管	较丰富	较少
颜色	较红润	较苍白
黏膜皱襞	密而高	疏而低
集合淋巴滤泡	无	有

15. 关于结肠的说法，错误的是（　　　）

　　A. 可分为升结肠、横结肠、降结肠和乙状结肠四部分

　　B. 与回肠相接处有回盲瓣

　　C. 有结肠带、结肠袋和肠脂垂 3 个特征性结构

　　D. 围绕在小肠周围

　　E. 升结肠和降结肠均为腹膜间位器官

【正确答案】　B

【出题陷阱】　A、C、D、E

【分析与避错】　本题考查的是结肠的形态结构和分部。回盲瓣在回肠与盲肠相接处，故 B 不正确。A、C、D、E 均正确。

16. 以下关于直肠的描述，正确的是（　　　）

　　A. 直肠横襞为直肠镜检的标志

　　B. 会阴曲与脊柱骶曲的突向一致

　　C. 直肠横襞为环形皱襞

　　D. 直肠上段肠腔膨大称直肠壶腹

　　E. 直肠指诊可触及卵巢

【正确答案】　A

【出题陷阱】　B、C、D、E

【分析与避错】　本题考查的是直肠的形态结构。直肠壶腹为直肠下段肠腔膨大，故 D 错误。直肠横襞为直肠壶腹内的 2～3 个半月形黏膜皱襞，支持粪便，为直肠镜检的标志，故 A 正确，C 错误。在男性直肠前面有膀胱、前列腺和精囊等，在女性则有子宫和阴道，故直肠指诊可触及前列腺或子宫和阴道等，E 错误。

17. 不属于肛管的结构是（　　　）

　　A. 肛窦　　　B. 痔环　　　　C. 白线　　　　D. 齿状线　　　E. 肠脂垂

【正确答案】　E

【出题陷阱】　A、B、C、D

【分析与避错】　本题考查的是肛管的形态结构。肛管上段的纵行黏膜皱襞称肛柱。相邻肛柱下端间的半月形黏膜皱襞称肛瓣。两个相邻肛柱与肛瓣围成的袋状小窝称肛窦。各肛瓣和肛柱的下端共同连成的锯齿状的环形线称齿状线，又名肛皮线，是皮肤和黏膜的分界线。齿状线以下1cm 宽的光滑的环形区域称肛梳（痔环）。肛梳下缘的环状线称白线，是肛门内、外括约肌的分界线。故 ABCD 均属于肛管的结构。而 E 为盲肠和结肠的特征性结构（包括结肠带、结肠袋和肠脂垂）。

（二）多选题

1. 属于大唾液腺的是（　　　）

　　A. 腮腺　　　B. 唇腺　　　C. 舌下腺　　　D. 颊腺　　　E. 下颌下腺

【正确答案】 ACE

【出题陷阱】 B、D

【分析与避错】 三对大唾液腺包括：腮腺、下颌下腺和舌下腺。B 唇腺和 D 颊腺为小消化腺，不属于大唾液腺。故本题选 A、C、E。

2. 以下结构属于鼻咽的是（　　）

    A. 咽鼓管咽口   B. 咽鼓管圆枕   C. 咽隐窝

    D. 腭扁桃体窝   E. 梨状隐窝

【正确答案】 ABC

【出题陷阱】 D、E

【分析与避错】 本题考查的是咽的分部及结构。咽鼓管咽口、咽鼓管圆枕、咽隐窝均为鼻咽的结构，故 ABC 正确。腭扁桃体窝为口咽的结构，故 D 错误。梨状隐窝为喉咽的结构，故 E 错误。

3. 与咽相通的结构有（　　）

    A. 鼻腔   B. 食管   C. 口腔   D. 鼓室   E. 喉腔

【正确答案】 ABCDE

【出题陷阱】 D

【分析与避错】 本题考查的是咽的交通。咽前壁不完整，向前通鼻腔、口腔和喉腔，向下续于食管，鼻咽外侧壁有咽鼓管咽口，经咽鼓管通中耳鼓室。故 ABCDE 均正确。咽的交通总结表见单选题第 9 题答题分析。

4. 关于食管的说法，正确的是（　　）

    A. 食管为前后略扁的肌性管道

    B. 食管管径上下一致

    C. 上端于环状软骨水平续于口咽

    D. 食管穿膈的食管裂孔进入腹腔，终于贲门

    E. 食管胸部经左主支气管的后方下行于胸主动脉的左侧

【正确答案】 AD

【出题陷阱】 B、C、E

【分析与避错】 本题考查的是食管的形态及位置，食管为前后略扁的肌性管道，A 正确。食管全长有 3 个生理性狭窄，故 B 错误。食管上端于环状软骨水平续于喉咽，故 C 错误。食管穿膈的食管裂孔进入腹腔，续于胃的贲门，故 D 正确。食管胸部经左主支气管的后方下行于胸主动脉的右侧，故 E 错误。本题选 AD。

5. 关于食管的狭窄部位，正确的说法有（　　）

    A. 第 1 个狭窄位于咽与食管相续处

B. 第 2 个狭窄位于食管与右主支气管交叉处

C. 第 2 个狭窄约平第 4、5 胸椎之间，距中切牙 15cm

D. 第 3 个狭窄位于食管与胃的贲门相续处

E. 第 3 个狭窄约平第 10 胸椎平面，距中切牙 40cm

【正确答案】 AE

【出题陷阱】 B、C、D

【分析与避错】 本题考查的是食管的生理性狭窄。食管的第 2 个狭窄位于食管与左主支气管交叉处，约平第 4、5 胸椎之间，距中切牙 25cm，故 B、C 错误。第 3 个狭窄位于食管穿过膈的食管裂孔处，故 D 错误。A、E 均正确。食管的三个生理性狭窄总结表如下：

食管的三个生理性狭窄

名称	位置
第 1 个狭窄：咽与食管相续处	正对第 6 颈椎下缘平面，距中切牙 15cm
第 2 个狭窄：食管与左主支气管交叉处	约平第 4、5 胸椎之间，距中切牙 25cm
第 3 个狭窄：食管穿过膈的食管裂孔处	约平第 10 胸椎平面，距中切牙 40cm

6. 关于胃的叙述，正确的是（   ）

   A. 胃底是指幽门平面以下胃的部分

   B. 幽门部的右侧部分称幽门窦

   C. 胃壁环形肌在幽门处特别增厚形成幽门括约肌

   D. 贲门位于第 11 胸椎右侧

   E. 幽门位于第 1 腰椎右侧

【正确答案】 CE

【出题陷阱】 A、B、D

【分析与避错】 本题考查的是胃的形态结构、分部和位置。胃底是指贲门平面以上胃的部分，故 A 错误。幽门部向左至角切迹之间稍膨大的部分称幽门窦，故 B 错误。胃壁中层环形肌在幽门处特别增厚形成幽门括约肌，故 C 项正确。贲门位于第 11 胸椎左侧，幽门位于第 1 腰椎右侧，故 D 错误，E 正确。

7. 关于十二指肠的说法，正确的是（   ）

   A. 依次分为升部、降部、水平部和上部

   B. 上起于幽门，下续于空肠

   C. 降部后内侧壁有十二指肠大乳头，是胆总管和胰管的共同开口

   D. 降部是十二指肠溃疡的好发部位

   E. 以上都不对

【正确答案】 BC

【出题陷阱】 A、D

【分析与避错】 本题考查的是十二指肠的形态结构。十二指肠上起于幽门，下续于空肠，故 B 正确。呈 C 字形包绕胰头，可分为上部、降部、水平部和升部，故 A 错误。上部左侧与幽门相连接处为十二指肠球，是十二指肠溃疡的好发部位，故 D 错误。降部后内侧壁有十二指肠纵襞，末端为十二指肠大乳头，是胆总管和胰管的共同开口，故 C 正确。水平部向左横过第二腰椎。升部续于空肠处形成十二指肠空肠曲。本题选 B、C。

8. 以下关于空肠的描述，正确的是 （ ）

    A. 管径较细   B. 管壁较厚

    C. 血管较丰富，颜色较红润   D. 黏膜皱襞疏而低

    E. 有集合淋巴滤泡

【正确答案】 BC

【出题陷阱】 A、D、E

【分析与避错】 本题考查的是空肠的形态结构特征。空肠位于腹腔左上部，与回肠相比，空肠管径较粗，管壁较厚，血管较丰富，颜色较红润，黏膜皱襞密而高，有孤立淋巴滤泡，无集合淋巴滤泡。空、回肠的区别总结表见单选题第 14 题答题分析。

9. 大肠包括 （ ）

    A. 回肠   B. 阑尾   C. 结肠   D. 直肠   E. 肛管

【正确答案】 BCDE

【出题陷阱】 A

【分析与避错】 本题考查的是大肠的分部。大肠分为盲肠、阑尾、结肠、直肠和肛管。回肠属于小肠。本题选 BCDE。

10. 结肠的分部包括 （ ）

    A. 升结肠   B. 上结肠   C. 横结肠   D. 降结肠   E. 乙状结肠

【正确答案】 ACDE

【出题陷阱】 B

【分析与避错】 本题考查的是结肠的分部。结肠介于盲肠和直肠之间，依次分为升结肠、横结肠、降结肠和乙状结肠四部分。应结合图谱牢固记忆。

11. 以下关于大肠的特征性结构，正确的是 （ ）

    A. 包括结肠带、结肠袋和肠脂垂 3 个特征性结构

    B. 大肠各部均有 3 个特征性结构

    C. 盲肠具有 3 个特征性结构

    D. 结肠具有 3 个特征性结构

    E. 直肠具有 3 个特征性结构

【正确答案】 ACD

【出题陷阱】 B、E

【分析与避错】 本题考查的是大肠的特征性结构。盲肠和结肠具有 3 个特征性结构，包括结肠带、结肠袋和肠脂垂，本题选 ACD。

12. 直肠指诊能触及的结构包括（　　）

　　A. 卵巢　　　B. 前列腺　　　C. 子宫　　　D. 阴道　　　E. 输卵管

【正确答案】 BCD

【出题陷阱】 A、E

【分析与避错】 本题考查的是直肠的位置及毗邻。在男性直肠前面有膀胱、前列腺和精囊等。在女性则有子宫和阴道，卵巢和输卵管无法触及，故直肠指诊可触及前列腺或子宫和阴道等。

13. 关于肛管的说法，正确的是（　　）

　　A. 是消化管的末段，上端续于乙状结肠，下端开口即为肛门

　　B. 齿状线以上为黏膜，以下为皮肤

　　C. 齿状线是内、外痔的分界线

　　D. 肛管内各肛瓣和肛柱的下端共同连成肛梳

　　E. 其黏膜下和皮下均有丰富的静脉丛

【正确答案】 BCE

【出题陷阱】 A、D

【分析与避错】 本题考查的是肛管的形态结构和位置。上端续于直肠，下端开口即为肛门，故 A 错误。肛管内各肛瓣和肛柱的下端共同连成一锯齿状的环形线称齿状线，是皮肤和黏膜的分界线，也是内、外痔的分界线。齿状线以上的黏膜和肛梳的皮下有丰富的静脉丛。故 B、C、E 正确。齿状线以下 1cm 宽的光滑的环形区域称肛梳（痔环），故 D 错误。

（三）填空题

1. 咽自上而下可分为 _____、_____ 和 _____ 三部分。它们依次经 _____ 与鼻腔相通，经 _____ 与口腔相通，经 _____ 与喉腔相通。

【正确答案】 鼻咽、口咽、喉咽、鼻后孔、咽峡、喉口

【记忆难点】 常见错误：顺序错误、记忆不全。

【分析与避错】 本题考查的是咽的分部和交通。应特别注意排列顺序，可结合图谱加强记忆。

2. 食管有三个生理狭窄，第一个在 _____，第二个在 _____，第三个在 _____。

【正确答案】 食管的起始处、与左主支气管交叉处、穿过膈食管裂孔处

【记忆难点】 常见错误：记忆不全、顺序错误。

【分析与避错】 本题考查的是食管三个生理狭窄的位置，可列简表、编歌诀加强记忆。具体分析见单选题第10题。

3. 胃壁的肌层和黏膜在胃的出口处分别形成_____和_____。

【正确答案】 幽门括约肌、幽门瓣

【记忆难点】 常见错误：记忆错误。

【分析与避错】 本题考查的是胃的形态结构。在幽门处胃的环形肌特别增厚，形成幽门括约肌。在幽门括约肌内面的黏膜向内形成环状皱襞，称幽门瓣，有阻止胃内容物进入十二指肠的功能。

（四）名词解释

1. 咽峡

【正确答案】 是口腔通向咽的门户，由腭垂，左、右腭舌弓和舌根共同围成。

【记忆难点】 概念描述不全或错误。

【分析与避错】 应特别注意咽峡的组成包括腭舌弓而非腭咽弓。

2. 十二指肠大乳头

【正确答案】 在十二指肠降部中份肠腔后内侧壁上有一乳头状隆起，称十二指肠大乳头，有胆总管和胰管的共同开口。

【记忆难点】 概念描述不全或错误。

【分析与避错】 此定义必须包括以下内容：位置（十二指肠降部后内侧壁）、形态特征（乳头状隆起）、作用（胆总管和胰管的共同开口）。

3. 回盲瓣

【正确答案】 回盲口的上、下缘各有一半月形的黏膜皱襞，称回盲瓣，可以阻止小肠内容物过快流入大肠，也可防止大肠内容物逆流入小肠。

【记忆难点】 概念描述不全或错误。

【分析与避错】 此定义必须包括以下内容：位置（回盲口的上、下缘），形态特征（半月形的黏膜皱襞）、作用（双向——阻止小肠内容物过快流入大肠，防止大肠内容物逆流入小肠）。

4. McBurney 点

【正确答案】 即阑尾根部的体表投影，通常在脐与右髂前上棘连线的中、外 1/3 交界处，急性阑尾炎时此点可有压痛。

【记忆难点】 记忆错误，左、右易混淆或连线 1/3 交界处不准确。

【分析与避错】 此定义必须特别注意阑尾根部的位置应在右下腹部，故应为脐与右髂前上棘连线而非与左髂前上棘连线，其次应注意结合图谱记牢是髂前上棘而非髂前下棘或其他结构。同时应结合其临床意义（急性阑尾炎时此点可有压痛）。建议在自身寻找此点，帮助记忆。

5. 齿状线

【正确答案】 肛管内各肛瓣和肛柱的下端共同连成一锯齿状的环形线，是皮肤和黏膜的分界线。

【记忆难点】 结构所在位置记忆错误或概念描述不准确。

【分析与避错】 必须包括以下内容：位置（应明确齿状线为肛管内的结构而非其他，常见错误：将其描述为口腔内的结构），构成（肛瓣和肛柱的下端），形状（锯齿状的环形线，故而得名），意义（皮肤和黏膜的分界线）。

（五）简答题

1. 简述大唾液腺的名称、位置及其腺管的开口部位。

【正确答案】 大唾液腺共三对，即腮腺、下颌下腺和舌下腺。腮腺位于耳郭前下方，腮腺管开口于平对上颌第二磨牙的颊黏膜上。下颌下腺位于下颌骨体的内面，其腺管开口于舌下阜。舌下腺位于舌下襞深面，舌下腺大管与下颌下腺管汇合或单独开口于舌下阜，舌下腺小管直接开口于舌下襞。

【记忆难点】 记忆不全或错误。

【分析与避错】 可列简表帮助记忆，详见单选题第7题答题分析。

2. 简述咽的分部及各部的重要结构及交通。

【正确答案】 咽自上而下分为鼻咽、口咽、喉咽三部分。鼻咽：颅底至软腭后缘之间，向前经鼻后孔通鼻腔，经咽鼓管咽口通中耳鼓室。口咽：软腭后缘与会厌上缘之间，向前借咽峡通口腔。腭舌弓与腭咽弓之间有扁桃体窝，其内容纳腭扁桃体。喉咽：会厌上缘平面至第6颈椎下缘之间，向前经喉口通喉腔，向下续于食管。

【记忆难点】 记忆不全或错误。

【分析与避错】 可结合图谱形象记忆或列简表帮助记忆，详见单选题第9题答题分析。

3. 简述胃的形态、分部和位置。

【正确答案】 胃的形态：即两壁、两弯、两口。两壁即前、后两壁，两弯即胃大弯和胃小弯，两口即上口贲门和下口幽门。胃的分部：分四部，即贲门部、胃底、胃体和幽门部。幽门部临床也称胃窦，分幽门窦和幽门管两部分。胃的位置：在中等充盈状态下，胃大部位于左季肋区，小部位于腹上区（剑突下）。贲门位于第11胸椎体左侧，幽门位于第1腰椎体右侧。

【记忆难点】 记忆不全或错误。

【分析与避错】 胃的形态结构可总结为：两壁、两弯和两口，据此展开，逐一描述，较为容易掌握。该题也可归纳为括号图：

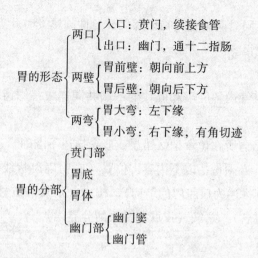

$$
\text{胃的形态}
\begin{cases}
\text{两口}
\begin{cases}
\text{入口：贲门，续接食管} \\
\text{出口：幽门，通十二指肠}
\end{cases} \\
\text{两壁}
\begin{cases}
\text{胃前壁：朝向前上方} \\
\text{胃后壁：朝向后下方}
\end{cases} \\
\text{两弯}
\begin{cases}
\text{胃大弯：左下缘} \\
\text{胃小弯：右下缘，有角切迹}
\end{cases}
\end{cases}
$$

$$
\text{胃的分部}
\begin{cases}
\text{贲门部} \\
\text{胃底} \\
\text{胃体} \\
\text{幽门部}
\begin{cases}
\text{幽门窦} \\
\text{幽门管}
\end{cases}
\end{cases}
$$

胃的位置、形态、分部歌诀记忆法：

半卧中等充盈度，胃居剑下左上腹，贲门幽门小大弯，胃底胃体二门部。

4. 简述十二指肠的位置、分部及形态。

【正确答案】 十二指肠为小肠起始段，上起自胃的幽门，下续于空肠。呈"C"形包绕胰头。十二指肠分四部：①上部，起自幽门。起始处称十二指肠球，是溃疡好发部位。②降部，沿脊柱右侧下降，后内侧壁有十二指肠纵襞，末端为十二指肠大乳头，有胆总管和胰管的共同开口。③水平部，向左横过第 2 腰椎。④升部，末端向下弯曲形成十二指肠空肠曲，被十二指肠悬韧带固定于腹后壁。

【记忆难点】 记忆不全或错误。

【分析与避错】 可通过十二指肠分部和特点歌诀帮助记忆，具体如下：

十二指肠包胰头，上降平升 C 形走，溃疡好发在何处，起始十二指肠球，

降部后内纵壁末，胆管胰管共开口，十二指肠悬韧带，空肠标志人人有。

5. 简述大肠的分部及结构特点。

【正确答案】 大肠分为盲肠、阑尾、结肠、直肠和肛管。结肠，又分为升结肠、横结肠、降结肠和乙状结肠四部分。盲肠和结肠表面有三个特征性的结构，即：结肠带、结肠袋、肠脂垂。结肠带共三条，交汇于阑尾根部。

【记忆难点】 记忆不全或错误。

【分析与避错】 可通过大肠位置、分部和特征的歌诀帮助记忆，具体如下：

盲肠结肠和直肠，围住小肠似门框，结肠带袋肠脂垂，三大特征记心上，

三带交汇阑尾根，寻找阑尾不紧张，升横降乙属结肠，直肠下边连着肛。

第三节　消化腺

一、重点

1. 肝的形态和位置。
2. 胆囊的形态、位置及胆囊底的体表投影。
3. 胰的形态和位置。

二、难点

1. 肝的形态。
2. 输胆管道的组成及开口部位。
3. 胰的位置。

三、常见试题

（一）单选题

1. 下列关于肝脏的叙述，错误的是（　　　）

　　A. 其上面与膈肌相贴，故肝脓肿可穿破膈肌进入胸腔

　　B. 肝门位于肝脏面的横沟处

　　C. 肝门处有肝左右管、肝固有动脉和肝静脉出入

　　D. 脏面的左纵沟前部是肝圆韧带

　　E. 脏面的右纵沟前部是胆囊窝

【正确答案】　C

【出题陷阱】　A、B、D、E

【分析与避错】　本题考查的是肝的形态结构。出入肝门的结构不包括肝静脉，故C错误。其余各项均正确。肝的形态结构总结图如下：

$$
肝\begin{cases} 两面\begin{cases} 膈面：上面凸隆，与膈相贴 \\ 脏面：凹凸不平，与许多内脏接触，有"H"形沟 \end{cases} \\ 两叶\begin{cases} 肝左叶：小而薄 \\ 肝右叶：大而厚 \end{cases} \\ 两缘\begin{cases} 前缘：锐利 \\ 后缘：钝圆 \end{cases} \end{cases}
$$

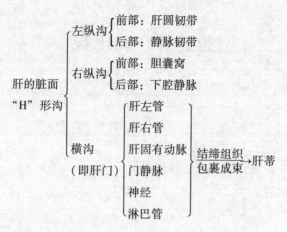

肝的脏面
"H"形沟

左纵沟 { 前部：肝圆韧带 / 后部：静脉韧带 }

右纵沟 { 前部：胆囊窝 / 后部：下腔静脉 }

横沟（即肝门）{ 肝左管 / 肝右管 / 肝固有动脉 / 门静脉 / 神经 / 淋巴管 } 结缔组织包裹成束 → 肝蒂

2. 附着于肝膈面的韧带是（　　）

A. 镰状韧带　　　　　　　　　　B. 肝胃韧带

C. 肝十二指肠韧带　　　　　　　D. 静脉韧带

E. 肝圆韧带

【正确答案】　A

【出题陷阱】　B、C、D、E

【分析与避错】　本题考查的是肝的形态结构。详见单选题第1题答题分析。B肝胃韧带和C肝十二指肠韧带合称小网膜，为连于肝门与胃小弯和十二指肠上部之间的双层腹膜结构。DE均为附着于肝脏面的韧带。故BCDE错误，本题选A。

3. 下列哪一结构位于肝右侧纵沟后部内（　　）

A. 肝圆韧带　　　B. 静脉韧带　　　C. 胆囊　　　D. 下腔静脉　　　E. 门静脉

【正确答案】　D

【出题陷阱】　A、C

【分析与避错】　本题考查的是肝脏面的形态结构。可借助简表帮助记忆。

肝的脏面

"H"形沟	沟内结构	
左纵沟	前部	肝圆韧带
	后部	静脉韧带
右纵沟	前部	胆囊窝
	后部	下腔静脉
横沟（即肝门）	肝左管、肝右管、肝固有动脉、门静脉、神经和淋巴管	

4. 关于肝的体表投影，错误的是（　　）

A. 肝上界平右锁骨中线与第5肋交点

B. 肝上界平左锁骨中线与第8肋间隙交点

C. 肝下界右侧与肋弓一致

D. 剑突下可达3cm

E. 幼儿肝下界在肋弓下2～3cm

【正确答案】 B

【出题陷阱】 A、C、D、E

【分析与避错】 本题考查的是肝的体表投影。肝上界平左锁骨中线与第5肋间隙交点，故B错误。幼儿肝的体积相对较大，肝的下缘可低于右肋弓下缘2～3cm，7岁以上儿童不能触及。故E正确。总结如下表：

肝的上、下界的体表投影表

	右腋中线	右锁骨中线	前正中线	左锁骨中线
上界	第7肋	第5肋	胸剑结合	第5肋间隙
下界	第10肋	第8、9肋软骨结合处	剑突下3～5cm	连于上界左端

5. 关于胆汁的产生及排出途径的说法，正确的是（ ）

A. 胆囊有产生、贮存和浓缩胆汁的功能

B. 胆汁经肝管、肝总管、胆囊管排入十二指肠

C. 胆汁由胆囊产生，经胆囊管、胆总管排入十二指肠

D. 胆汁经胆囊管、肝管、胰管、胆总管排入十二指肠

E. 胆囊内胆汁经胆囊管、胆总管、肝胰壶腹、十二指肠大乳头进入十二指肠

【正确答案】 E

【出题陷阱】 A、B、C、D

【分析与避错】 本题考查的是肝外胆道的组成。肝外胆道包括胆囊和输胆管道，输胆管道又包括肝左管、肝右管、肝总管、胆囊管及胆总管。胆汁由肝细胞分泌，未进食时经肝管、胆囊管进入胆囊储存和浓缩，进食后胆囊内胆汁经胆囊管、胆总管、肝胰壶腹、十二指肠大乳头进入十二指肠。总结图详见简答题第2题答题分析。

6. 下列关于胰的叙述，正确的是（ ）

A. 为最大的消化腺

B. 有分泌胆汁的功能

C. 只有分泌胰液的功能

D. 主要位于右季肋区和腹上区

E. 胰头被十二指肠包绕

【正确答案】 E

【出题陷阱】 A、B、C、D

【分析与避错】 本题考查的是胰的位置和功能。最大的消化腺为肝，故A错误。胆汁由肝细胞分泌，故B错误。胰内分泌部（胰岛）可分泌胰岛素，故C错误。胰位于胃的后方，相当于1、2腰椎水平，故D错误。可借助歌诀记忆：

胰在胃后一二间，头周包绕十二环，

胰体胰尾向左伸，分泌胰液入胰管，

内分泌部称胰岛，控制血糖不简单。

注释："一二间"指胰位于第1、2腰椎水平。"十二环"指胰头被十二指肠环抱。胰的外分泌部分泌胰液，经胰管排入十二指肠。胰的内分泌部即胰岛，分泌胰岛素和胰高血糖素，入血调节血糖。

（二）多选题

1. 属于消化腺的是（　　）

　　A. 肝　　　　B. 胰　　　　C. 脾　　　　D. 腮腺　　　　E. 肾上腺

【正确答案】　ABD

【出题陷阱】　C、E

【分析与避错】　本题考查的是消化系统的组成。ABD 均属大消化腺。C 为淋巴器官。E 为内分泌器官。

2. 有关肝的说法，正确的是（　　）

　　A. 肝呈不规则的楔形，分膈、脏两面

　　B. 肝的膈面由镰状韧带分为左、右两叶

　　C. 肝左叶大而厚，右叶小而薄

　　D. 左纵沟后部有肝圆韧带

　　E. 右纵沟后部有静脉韧带

【正确答案】　AB

【出题陷阱】　C、D、E

【分析与避错】　本题考查的是肝的形态结构。肝的形态结构总结图见单选题第1题。肝呈不规则的楔形，分膈、脏两面，膈面由镰状韧带分为左、右两叶，右叶大而厚，左叶小而薄，故 AB 正确，C 错误。脏面左纵沟前部有肝圆韧带，后部有静脉韧带，右纵沟后部有下腔静脉通过，故 DE 错误。本题选 AB。

3. 出入肝门的结构包括（　　）

　　A. 肝固有动脉　　　　B. 肝左管和肝右管　　　　C. 肝静脉

　　D. 肝门静脉　　　　E. 神经和淋巴管

【正确答案】　ABDE

【出题陷阱】　C

【分析与避错】　本题考查的是出入肝门的结构。肝脏面的横沟即肝门，有肝左管、肝右管、肝固有动脉、肝门静脉以及神经和淋巴管通过。应特别注意肝静脉不经肝门出入。

4. 肝外胆道包括（　　）

　　A. 胆囊　　　　B. 肝左管和肝右管　　　　C. 胰管

　　D. 肝总管　　　　E. 胆总管

【正确答案】 ABDE

【出题陷阱】 C

【分析与避错】 本题考查的是肝外胆道的组成。肝外胆道包括胆囊和输胆管道，输胆管道又包括肝左管、肝右管、肝总管、胆囊管及胆总管。肝外胆道不包括胰管，故选 A、B、D、E。

（三）填空题

1. 成人肝的大部分位于_____，小部分位于_____。

【正确答案】 右季肋区和腹上区、左季肋区

【记忆难点】 分析错误、记忆不全或错误。

【分析与避错】 本题考查的是肝的位置。可结合图谱记忆，但须注意勿将其与胃等其他脏器的位置描述混淆。

2. 胆总管是由_____和_____汇合而成。

【正确答案】 肝总管、胆囊管

【记忆难点】 分析错误、记忆不全或错误。

【分析与避错】 本题考查的是输胆管道的组成。可总结结构图帮助记忆。详见简答题第 2 题答题分析。

（四）名词解释

1. 肝门

【正确答案】 肝脏面的横沟即肝门，有肝左管、肝右管、肝固有动脉、肝门静脉以及神经和淋巴管通过。

【记忆难点】 记忆不全或错误。

【分析与避错】 此定义必须包括以下内容：位置（脏面横沟），通行结构（肝左管、肝右管、肝固有动脉、肝门静脉以及神经和淋巴管，常见错误为加上了肝静脉，应特别注意无肝静脉）。

2. 肝胰壶腹

【正确答案】 胆总管在胰头和十二指肠之间进入十二指肠降部的后内侧壁，在此与胰管汇合，形成略膨大的总管称肝胰壶腹。

【记忆难点】 记忆不全或错误。

【分析与避错】 此定义应注意以下内容：组成（由胆总管和胰管汇合而成），位置（十二指肠降部的后内侧壁），形态（膨大的总管）。

（五）简答题

1. 简述肝的形态和位置。

【正确答案】 肝的形态：肝呈不规则的楔形，可分为上、下两面（膈面、脏面），左、右两叶和前、后两缘。上面即膈面，与膈相贴，以镰状韧带分成左叶（小而薄）

和右叶（大而厚）；下面即脏面，有略呈"H"形的沟，即左、右纵沟和横沟。左纵沟前部为肝圆韧带，后部有静脉韧带。右纵沟前部有胆囊窝，后部有下腔静脉通过。横沟即肝门，有肝左管、肝右管、肝固有动脉、肝门静脉以及神经和淋巴管通过。肝的位置：大部分位于右季肋区和腹上区，小部分位于左季肋区。

【记忆难点】 记忆不全或错误。

【分析与避错】 可总结图表帮助记忆，详见单选题第1题答题分析。也可根据歌诀进行记忆。

肝的形态歌诀：

> 人体最大消化腺，楔形褐红质脆软，
> 上面与膈紧相贴，下面两纵一沟横，
> 肝门位于横沟处，左右两叶分于镰。

肝的位置歌诀：

> 肝居膈下右上腹，右肋腹上占大部，
> 右下肋弓相一致，剑下可达三至五。

注释："右肋"指右季肋区，"腹上"指腹上区。正常肝大部位于右季肋区和腹上区，小部分可达左季肋区。"右下"指肝下界右侧，正常与右肋弓基本一致。在前正中线上，肝下界可达剑突下方3～5cm。

2. 胆汁在何处产生？正常情况下如何排入十二指肠肠腔的？

【正确答案】 胆汁由肝细胞分泌，经输胆管道最后排入十二指肠参与食物消化。具体过程如下：肝细胞分泌的胆汁经肝左、右管，肝总管，胆囊管进入胆囊内储存和浓缩。进食后，在神经体液的调节下，引起胆囊收缩和肝胰壶腹括约肌舒张，使胆囊内的胆汁经胆囊管、胆总管、十二指肠大乳头排入十二指肠肠腔，参与食物消化。

【记忆难点】 记忆不全或错误。

【分析与避错】 可根据总结结构图进行记忆。注意未进食时胆汁进入胆囊储存和浓缩。进食后，在神经体液的调节下，引起胆囊收缩和肝胰壶腹括约肌舒张，使胆囊内的胆汁经胆囊管、胆总管开口于十二指肠大乳头排入十二指肠，参与消化。

```
肝（分泌胆汁）→肝左、右管→肝总管
                              ↓
                  进食
胆囊（贮存、浓缩）⇄ 胆囊管→胆总管
                  未进食                    →肝胰壶腹→十二指肠大乳头
胰（分泌胰液）→胰管
```

3. 胰头癌患者可出现黄疸、肠梗阻等症状，请用解剖知识解释其原因。

【正确答案】 胰分为胰头、胰体和胰尾三部分，其中胰头被十二指肠环抱。胰的外分泌部，分泌胰液，经胰管排出。胰管末端和胆总管合并为肝胰壶腹，开口于十二指肠大乳头，胰液和胆汁都经此排入十二指肠的肠腔内，参与食物消化。胰头癌患者，因癌组织堵塞十二指肠大乳头，造成胰液和胆汁都不能排入十二指肠的肠腔。而大量胆汁淤积，可使患者出现黄疸症状。癌组织的生长可挤压十二指肠管腔，使其狭窄甚至闭塞，从而引起患者出现肠梗阻症状。

【记忆难点】 记忆不全或错误。

【分析与避错】 此题同时考查胰的形态分部、输胆管道的组成、十二指肠大乳头的作用，以及它们之间的位置毗邻关系。输胆管道见简答题第 2 题总结图。

第四节 腹 膜

一、重点

1. 腹膜壁层、脏层和腹膜腔的概念。
2. 男、女盆腔腹膜陷凹的名称和位置。

二、难点

1. 腹膜腔与腹腔的区别。
2. 腹膜形成的各种结构。

三、常见试题

（一）单选题

1. 关于腹膜的描述，正确的是（   ）

    A. 腹膜腔又称腹腔

    B. 胃、脾、空肠、回肠等器官都位于腹膜腔内

    C. 腹膜腔借尿道（男性）或阴道（女性）与外界相通

    D. 腹膜腔位于腹腔内

    E. 以上描述均不对

【正确答案】 D

【出题陷阱】 A、B、C

【分析与避错】 本题考查的是腹膜腔与腹腔的区别，腹盆腔脏器与腹膜的关系。腹膜腔与腹腔是两个不同而又密切相关的概念，故 A 不正确。腹膜腔是脏、壁两层腹膜移行围成的潜在性间隙，腹膜腔位于腹腔内，故 D 正确，腹膜腔内只有少量浆液，B 错误。男性腹膜腔是密闭的，与体外不相通。女性腹膜腔借输卵管腹腔口→输卵管→子宫→阴道与体外相通，故 C 错误。

2. 没有系膜的器官是（　　）

　　A. 回肠　　　B. 阑尾　　　C. 降结肠　　　D. 乙状结肠　　　E. 横结肠

【正确答案】　C

【出题陷阱】　A、B、D、E

【分析与避错】　系膜指将肠管连于腹后壁的双层腹膜结构，包括肠系膜、阑尾系膜、横结肠系膜和乙状结肠系膜。降结肠没有系膜，故本题选C。

3. 肝十二指肠韧带内有（　　）

　　A. 胆总管、腹腔干、肝门静脉　　　　　　B. 胆总管、肝总动脉、肝门静脉

　　C. 胆总管、肝固有动脉、肝门静脉　　　　D. 胆总管、肝固有动脉、肝左管

　　E. 胆囊管、肝总动脉、肝门静脉

【正确答案】　C

【出题陷阱】　A、B、D、E

【分析与避错】　本题考查的是肝十二指肠韧带内的结构。肝十二指肠韧带为小网膜的一部分，其双层腹膜内含肝固有动脉、门静脉、胆总管、淋巴结、淋巴管及神经丛等。肝切除时，可在此阻断肝脏血流，以控制出血。

4. 女性腹膜腔最低点为（　　）

　　A. 直肠膀胱陷凹　　　　B. 直肠子宫陷凹　　　　　　C. 子宫卵巢陷凹

　　D. 子宫膀胱陷凹　　　　E. 以上都不对

【正确答案】　B

【出题陷阱】　A、C、D

【分析与避错】　腹膜陷凹为腹膜在脏器间形成的一些较大而恒定的凹陷。男性有直肠膀胱陷凹，女性有直肠子宫陷凹和膀胱子宫陷凹。其中男性的直肠膀胱陷凹和女性的直肠子宫陷凹，都是腹膜腔的最低点。

（二）多选题

1. 以下哪些器官有系膜（　　）

　　A. 空肠　　　B. 阑尾　　　C. 盲肠　　　D. 降结肠　　　E. 直肠

【正确答案】　AB

【出题陷阱】　C、D、E

【分析与避错】　系膜指将肠管连于腹后壁的双层腹膜结构。包括肠系膜、阑尾系膜、横结肠系膜和乙状结肠系膜。盲肠、降结肠和直肠没有系膜，故CDE错误，本题选AB。

2. 以下为腹膜内位器官的是（　　）

　　A. 肝　　　B. 胃　　　C. 阑尾　　　D. 肾　　　　E. 胰

【正确答案】　BC

【出题陷阱】　A、D、E

【分析与避错】 本题考查的是腹膜与腹盆腔器官的关系，总结简表和记忆歌诀见简答题第2题。腹膜内位器官是指脏器表面几乎完全被腹膜所包裹者，如胃、空肠、回肠、盲肠、阑尾等，故BC正确。肝属腹膜间位器官，故A错误。肾和胰均属腹膜外位器官，故DE错误。

3. 腹膜形成的结构包括（　　）

    A. 网膜　　　B. 结肠带　　　C. 肠脂垂　　　D. 系膜　　　E. 陷凹

【正确答案】 ADE

【出题陷阱】 B、C

【分析与避错】 本题考查的是腹膜形成的结构，包括网膜、系膜和陷凹等。结肠带和肠脂垂为盲肠和结肠的特征性结构，不是由腹膜形成的结构，故BC错误。本题选ADE。腹膜形成的结构总结图见简答题第3题答题分析。

4. 小网膜内包括的结构有（　　）

    A. 肝固有动脉　　　　　B. 肝门静脉　　　　　　C. 胆总管

    D. 肝静脉　　　　　　　E. 神经和淋巴管

【正确答案】 ABCE

【出题陷阱】 D

【分析与避错】 本题考查的是小网膜内的结构。小网膜是连于肝门与胃小弯和十二指肠上部之间的双层腹膜结构。左侧连于肝门与胃小弯之间的部分称肝胃韧带，内有胃血管、胃淋巴结、神经和淋巴管等。右侧连于肝门与十二指肠上部之间的部分称肝十二指肠韧带，内有肝固有动脉、胆总管、肝门静脉、神经和淋巴管走行。肝静脉不位于小网膜内，故D错误。

（三）名词解释

1. 腹膜腔

【正确答案】 脏、壁腹膜两层互相移行，共同围成一个潜在性腔隙，称腹膜腔。

【记忆难点】 记忆不全或错误。易与腹腔（一字之差）混淆。

【分析与避错】 应注意将其与腹腔区别开。腹膜腔由脏、壁腹膜两层移行而成，其内不含任何腹腔脏器。

2. 小网膜

【正确答案】 是由肝门向下移行于胃小弯和十二指肠上部之间的双层腹膜结构，包括肝胃韧带和肝十二指肠韧带两部分。

【记忆难点】 不理解其组成，记忆不全或错误。

【分析与避错】 此概念必须包括：位置（肝门与胃小弯和十二指肠上部之间），构成（双层腹膜结构），分部（肝胃韧带和肝十二指肠韧带两部）。

3. 大网膜

【正确答案】 由连于胃大弯和横结肠之间的四层腹膜构成，形似围裙，悬垂于结肠和小肠的前面。

【记忆难点】 不理解其组成，记忆不全或错误。

【分析与避错】 此概念必须包括：位置（胃大弯和横结肠之间），构成（四层腹膜结构），·形态（似围裙）。应结合图谱，在理解的基础上记牢。

4. 直肠子宫陷凹

【正确答案】 在女性，腹膜在直肠与子宫间形成的较大而恒定的凹陷，是女性腹膜腔的最低点。

【记忆难点】 记忆不全或错误。

【分析与避错】 此概念必须包括：位置（直肠与子宫间），构成（腹膜），形态（大而恒定的凹陷），意义（女性腹膜腔的最低点）。

（四）简答题

1. 简述腹腔与腹膜腔的区别。

【正确答案】 腹腔与腹膜腔是两个不同而又相关的概念。腹腔是指膈以下、盆膈以上、腹前壁和腹后壁之间的腔，腔内容纳所有腹盆腔脏器，而这些脏器全部在腹膜腔之外。腹膜腔是脏、壁两层腹膜之间相互移行围成的潜在性间隙。腹膜腔内有少量浆液，在脏器活动时可减少摩擦。男性腹膜腔是密闭的，女性腹膜腔借输卵管腹腔口→输卵管→子宫→阴道与体外相通。

【记忆难点】 概念混淆，记忆不全或错误。

【分析与避错】 腹腔与腹膜腔两个概念既不同又密切相关。应理解它们在空间位置上的关系。腹膜腔及其他腹腔脏器都在腹腔内，而腹膜腔是一个潜在性间隙，其内仅含少量浆液。可用形象比喻法理解记忆：将弹性很好的大气球（腹膜腔）充满足够的气后放入教室（腹腔）内，一部分气球膜会贴在教室墙壁内面（相当于壁腹膜），一部分气球膜会贴在教室内的课桌椅上（相当于脏腹膜）。课桌椅（腹腔脏器）均在教室（腹腔）内，但却都在气球（腹膜腔）外。也可编写歌诀记忆：

腹膜分脏壁，二层夹一隙，女性通体外，男性是密闭。

2. 简述腹膜与腹盆腔器官的关系种类，每类至少举一例器官。

【正确答案】 ①腹膜内位器官：脏器官表面几乎完全被腹膜所包裹者。如胃、空肠、回肠、盲肠、阑尾等。②腹膜间位器官：脏器的三个面或大部分由腹膜所包裹者。如肝、胆囊、升结肠、膀胱及子宫等。③腹膜外位器官：脏器仅有一面被腹膜所覆盖者。如肾、肾上腺、胰、十二指肠降部和水平部等。

【记忆难点】 概念未理解，记忆不全或错误。

【分析与避错】 可列简表或编写歌诀帮助记忆：

腹膜与腹盆腔脏器的关系

名称	定义	举例
腹膜内位器官	脏器官表面几乎完全被腹膜所包裹者	胃、十二指肠上部、空肠、回肠、盲肠、阑尾、横结肠、乙状结肠、脾、卵巢及输卵管等
腹膜间位器官	脏器的三个面或大部分由腹膜所包裹者	肝、胆囊、升、降结肠、直肠上部、膀胱及子宫等
腹膜外位器官	脏器仅有一面被腹膜所覆盖者	肾、肾上腺、胰、十二指肠降部和水平部、输尿管及直肠下部等

腹膜内位器官歌诀：

盲人上街一栏横，鸡蛋未买空啤回。

注释："盲"指盲肠；"上"指十二指肠上部；"一"指乙状结肠；"栏"指阑尾；"横"指横结肠；"鸡蛋"指卵巢和输卵管；"未"指胃；"空"指空肠；"啤"指脾；"回"指回肠。

3. 简述腹膜形成的结构。

【正确答案】 腹膜形成的结构有网膜、系膜和陷凹。①网膜包括大网膜和小网膜，其中小网膜可分为肝胃韧带和肝十二指肠韧带两部分。②系膜包括肠系膜、阑尾系膜、横结肠系膜和乙状结肠系膜等。③男性和女性的腹膜陷凹不同。男性有直肠膀胱陷凹；女性有直肠子宫陷凹和子宫膀胱陷凹。

【记忆难点】 记忆不全或错误。

【分析与避错】 腹膜形成的结构有网膜、系膜和陷凹等。应结合图谱在理解的基础上加强记忆。总结图如下：

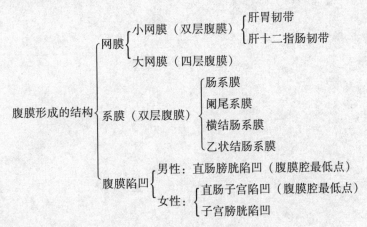

也可编写歌诀帮助记忆，如网膜形态特点歌诀：

小网膜，似餐巾，小弯向上围肝门，
大网膜，像围裙，大弯向下横连襟。

（五）论述题

1. 某患者突然腹部剧痛，恶心，呕吐，巩膜黄染，急诊来院检查，初步诊断为胆总管结石。为进一步确诊，医生采用胆道造影检查法，此法需将导管从口腔送至十二指肠大乳头处，向胆总管内注入造影剂。请问：

（1）此导管需经过哪些器官以及生理狭窄（具体部位）后，才能到达十二指肠大乳头？

（2）若对此患者行胆总管切开取石术，选择经右侧腹直肌的切口。请问：此切口由浅入深，需依次经过哪些结构才能暴露胆总管？

【正确答案】

（1）此导管依次经过口腔、咽、食管、胃、十二指肠（上部、降部），经十二指肠降部的十二指肠大乳头进入胆总管，注入造影剂。导管要经过食管的三个生理性狭窄，分别是：食管的起始处；食管与左主支气管交叉处；食管穿过膈上的食管裂孔处。

（2）切口由浅入深，需依次经过皮肤，浅筋膜，腹直肌鞘前层，腹直肌，腹直肌鞘后层，腹横筋膜，腹膜外脂肪层，壁腹膜，小网膜，切开小网膜中的肝十二指肠韧带，才能暴露胆总管。

【记忆难点】 综合性较强。记忆不全或顺序错误。

【分析与避错】 此题结合临床案例，综合性较强。第一题同时考查消化管的组成（注意先后顺序）及上消化道各部的结构特点。第二题同时考查运动系统和消化系统结构，特别是小网膜中的十二指肠韧带的内部结构。

第三章　呼吸系统

第一节　概　述

一、重点

呼吸系统的组成。

二、难点

上、下呼吸道的划分。

三、常见试题

（一）单选题

上呼吸道是指（　　　）

A. 鼻、咽

B. 鼻、咽、喉

C. 鼻、咽、喉、气管

D. 鼻、咽、喉、气管、主支气管及各级分支

E. 以上都不对

【正确答案】　B

【出题陷阱】　A、C、D

【分析与避错】　本题考查的是上、下呼吸道的划分。临床上通常把鼻、咽、喉称为上呼吸道，把气管和各级支气管称为下呼吸道，故本题选 B。呼吸系统的组成可总结为下图帮助记忆：

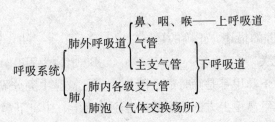

（二）填空题

1. 下呼吸道包括_____和_____。

【正确答案】 气管、各级支气管

【记忆难点】 常见错误答案是气管、支气管或气管、肺。

【分析与避错】 上、下呼吸道的划分，详见单选题第 1 题答题分析。应结合图谱或总结图牢固记忆，不要混淆。

第二节　肺外呼吸道

一、重点

1. 喉的位置。
2. 主要喉软骨名称。
3. 喉黏膜的主要形态结构。
4. 喉腔的分部。
5. 气管位置及结构。
6. 左、右主支气管的区别。

二、难点

1. 四种喉软骨（甲状软骨、环状软骨、会厌软骨及杓状软骨）的形态结构特征。
2. 喉软骨的连结（环甲关节、环杓关节和弹性圆锥）。
3. 声韧带的概念。
4. 环甲正中韧带的概念及其临床意义。
5. 喉黏膜的主要形态结构（两襞、两裂）。
6. 喉腔的分部。
7. 声带的概念。
8. 左、右主支气管的区别。

三、常见试题

（一）单选题

1. 以下关于鼻腔的描述，正确的是（　　）

    A. 与嗅觉无关　　　　　　　　　　B. 也称为固有鼻腔

    C. 上、中、下鼻甲都是筛骨的一部分　　D. 被鼻中隔分隔成左、右两腔

    E. 上、中、下鼻甲上方的狭窄通道分别称为上、中、下鼻道

【正确答案】 D

【出题陷阱】 B、C

【分析与避错】 本题考查的是鼻腔的形态结构。固有鼻腔的黏膜分为嗅区和呼吸区，嗅区含嗅细胞，可司嗅觉，故 A 错误。上、中鼻甲是筛骨的一部分，但下鼻甲是独立的面颅骨，故 C 错误。可借助总结图记忆：

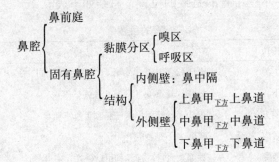

2. 鼻黏膜嗅区位于（   ）

　　A. 下鼻甲

　　B. 上鼻甲及与其相对应的鼻中隔部分

　　C. 中鼻甲

　　D. 中鼻甲和上鼻甲

　　E. 鼻中隔下部

【正确答案】 B

【出题陷阱】 D、E

【分析与避错】 本题考查的是鼻黏膜嗅区的位置。鼻黏膜分为呼吸区和嗅区。嗅区位于上鼻甲及与其相对应的鼻中隔部分，有嗅嗅细胞可感受嗅觉刺激。可借助歌诀记忆鼻黏膜的分区：

上鼻甲，中隔上，嗅区黏膜略浅黄，

呼吸区，占大部，黏膜水肿不通畅，

中隔前下易出血，注意保护莫损伤。

3. 下列哪一鼻旁窦发炎时，分泌物不易引流（   ）

　　A. 额窦　　　B. 上颌窦　　　C. 前筛窦　　　D. 后筛窦　　　E. 蝶窦

【正确答案】 B

【出题陷阱】 A、C、D、E

【分析与避错】 本题考查的是鼻旁窦的形态结构。四对鼻旁窦中，上颌窦是最大的一对，其开口高于窦底，直立位时不易引流，故 B 正确。

4. 对喉位置的描述，错误的是（   ）

　　A. 上方借韧带和肌连于舌骨

　　B. 可随吞咽或发音动作而上、下移动

C. 其下界平对第 6 颈椎下缘

D. 后方与食管相邻

E. 两侧为颈部大血管、神经和甲状腺左、右叶

【正确答案】 D

【出题陷阱】 A、B、C、E

【分析与避错】 本题考查的是喉的位置，总结如下表。

喉的位置

方位	结构
上界	会厌软骨上缘（平第 4、5 颈椎体之间）
下界	环状软骨下缘（平第 6 颈椎体下缘）
前方	皮肤、浅筋膜、深筋膜和舌骨下肌
后方	喉咽（不是食管）
两侧	颈部大血管、神经和甲状腺左、右叶

5. 以下关于喉的描述，正确的是（   ）

    A. 向上借结缔组织连于下颌骨   B. 向下与食管相续

    C. 前面是咽   D. 是呼吸和消化的共用通道

    E. 是发音的重要器官

【正确答案】 E

【出题陷阱】 A、B、C、D

【分析与避错】 本题考查的是喉的位置和功能。喉向上借韧带和肌连于舌骨，A 错误。喉向下与气管相续，B 错误。喉前面为皮肤、浅筋膜、深筋膜和舌骨下肌，后方与喉咽（不是食管）相邻，C 错误。呼吸和消化的共用通道为咽，喉只是呼吸通道，故 D 错误。

6. 体积最大的喉软骨是（   ）

    A. 甲状软骨   B. 环状软骨   C. 杓状软骨   D. 会厌软骨   E. 舌骨

【正确答案】 A

【出题陷阱】 B、C、D

【分析与避错】 本题考查的是喉软骨形态结构特征，详见简答题第 1 题总结简表。E 舌骨是面颅骨，不属于喉软骨。

7. 成对的喉软骨是（   ）

    A. 甲状软骨   B. 环状软骨   C. 杓状软骨   D. 会厌软骨   E. 以上都不对

【正确答案】 C

【出题陷阱】 A、B、D

【分析与避错】 本题考查的是喉软骨的形态结构特征，详见简答题第 1 题总结简表。

8. 喉软骨中，外形为完整的软骨环的是（   ）

    A. 甲状软骨   B. 环状软骨   C. 杓状软骨   D. 会厌软骨   E. 以上均不是

【正确答案】 B

【出题陷阱】 A、C、D

【分析与避错】 本题考查的是喉软骨的形态结构特征，详见简答题第 1 题总结简表。

9. 喉腔最狭窄的部位是（　　）

　　A. 喉口　　　B. 喉中间腔　C. 声门裂　　　D. 前庭裂　　　E. 声门下腔

【正确答案】 C

【出题陷阱】 A、D

【分析与避错】 本题考查的是喉腔的形态，两侧声襞及杓状软骨基底部之间的声门裂是喉腔最狭窄的部位，故本题选 C。

10. 以下关于声襞的描述，正确的是（　　）

　　A. 也称声韧带　　　　　　　　　　　B. 声襞以上的腔为喉前庭

　　C. 位于前庭襞的上方　　　　　　　　D. 声襞以下的腔为喉中间腔

　　E. 以上都不对

【正确答案】 E

【出题陷阱】 A、B、C、D

【分析与避错】 本题考查的是喉黏膜的形态结构及喉腔的分部。总结图如下：

```
      ┌ 两襞 ┌ 前庭襞：上方一对
      │      └ 声襞：下方一对（内含有声韧带和声带肌，三者合称声带）
      │
      │      ┌ 前庭裂：两侧前庭襞之间
 喉 ──┤ 两裂 ┤ 声门裂：两侧声襞及杓状软骨之间 ┌ 膜间部：前 3/5，好发喉癌
      │      └ （喉腔最狭窄的部位）          └ 软骨间部：后 2/5，好发喉结核
      │
      │        ┌ 喉前庭：前庭裂以上
      └ 喉腔分部 ┤ 喉中间腔：前庭裂与声门裂之间，两侧有喉室
               └ 声门下腔：声门裂以下
```

11. 喉室为（　　）

　　A. 喉口至前庭襞的部分　　　　　　　B. 声襞下方的部分

　　C. 喉中间腔向两侧延伸的隐窝　　　　D. 前庭襞与声襞之间的部分

　　E. 喉口两侧的隐窝

【正确答案】 C

【出题陷阱】 A、B、D、E

【分析与避错】 本题考查的是喉腔的分部。总结图见单选题第 10 题答题分析。喉口至前庭襞的部分为喉前庭，故 A 错误。声襞及声门裂下方的部分为声门下腔，故 B 错误。前庭襞与声襞之间的部分为喉中间腔，喉中间腔向两侧延伸的隐窝称为喉室，故 C 正确，D 错误。喉口两侧的隐窝称为梨状隐窝，故 E 错误。

12. 声门裂位于（　　）

A. 两侧前庭襞之间

B. 两侧声襞及杓状软骨基底部之间

C. 同侧前庭襞和声襞之间

D. 前庭襞和喉口之间

E. 以上都不对

【正确答案】 B

【出题陷阱】 A、C、D

【分析与避错】 本题考查的是声门裂的位置。两侧声襞及杓状软骨基底部之间的裂隙称声门裂，是喉腔最狭窄的部位。

13. 以下关于气管的描述，正确的是（　　　）

A. 气管由环状的气管软骨环组成

B. 上端起自甲状软骨下缘水平

C. 下端至胸骨角平面分为左、右主支气管

D. 位于主动脉弓的前方

E. 气管杈处常形成向下突出的气管隆嵴

【正确答案】 C

【出题陷阱】 A、B、D、E

【分析与避错】 本题考查的是气管的结构及位置。气管由"C"形的气管软骨环及平滑肌和结缔组织组成，故 A 错误。上端起自环状软骨下缘水平，故 B 错误。气管胸段位于主动脉弓的后方，故 D 错误。气管杈内面形成向上凸出的半月形纵嵴称气管隆嵴，是支气管镜检查的定位标志，故 E 错误。气管的结构和位置可借助总结图记忆：

气管
{
　两壁 { 前壁：C 型气管软骨
　　　　后壁：膜壁，后贴食管
　两端 { 上端：环状软骨下缘（平第 6 椎体下缘）
　　　　下端：气管杈（平第 4 胸椎体下缘）
}

14. 以下关于气管的描述，正确的是（　　　）

A. 位于食管的左后方

B. 以环形软骨为支架

C. 于胸廓上口处分为左、右主支气管

D. 在剑突平面分为左、右主支气管

E. 分为颈部和胸部

【正确答案】 E

【出题陷阱】 A、B、C、D

【分析与避错】 本题考查的是气管的位置、结构和分部。食管位于气管的左后方，故 A 错误。气管由 14～16 个"C"字形的半环状软骨构成，故 B 错误。气管下端至胸

骨角平面分为左、右主支气管，故 C、D 错误。气管的位置、结构和分部可借助歌诀记忆：

C 形气管软骨环，六颈下缘续于环，

胸角平面分左右，全程共分颈胸段，

颈段前有甲状腺，切开要选五到三。

15. 以下关于气管权的描述，正确的是（　　　）

    A. 位于第 6 颈椎下缘水平

    B. 向下分成粗细和长短相等的两个主支气管

    C. 位于胸骨角平面

    D. 以此作为上、下呼吸道的分界

    E. 以上都不对

【正确答案】 C

【出题陷阱】 A、B、D

【分析与避错】 本题考查的是气管权的位置。气管向下至第 4、5 胸椎体交界处（相当胸骨角平面），分为左、右主支气管，分叉处称气管权，故 A 错误，C 正确。左主支气管细长、较水平，右主支气管粗短、较垂直，故 B 错误。上呼吸道包括鼻、咽、喉，下呼吸道包括气管及各级支气管，气管权不是上、下呼吸道的分界，故 D 错误。

16. 关于右主支气管说法，错误的是（　　　）

    A. 走行较垂直　　　　　　　　　B. 比左主支气管短

    C. 比左主支气管稍细　　　　　　D. 气管异物多坠入右主支气管

    E. 位于气管权与右肺门之间

【正确答案】 C

【出题陷阱】 A、B、D、E

【分析与避错】 本题考查的是右主支气管的特点。右主支气管位于气管权与右肺门之间，右主支气管较粗短、走向较垂直。因此，气管异物多坠入右主支气管。五个选项中只有 C 是错误的。

（二）多选题

1. 位于固有鼻腔外侧壁上的结构包括（　　　）

    A. 上鼻甲　　　B. 下鼻甲　　　C. 鼻翼　　　D. 中鼻甲　　　E. 鼻中隔

【正确答案】 ABD

【出题陷阱】 C、E

【分析与避错】 本题考查的是固有鼻腔的结构。固有鼻腔内侧壁为鼻中隔，外侧壁自上而下有上鼻甲、中鼻甲和下鼻甲。鼻翼则为鼻尖两侧的弧形扩大，属于外鼻的结构。故本题选 ABD。

2. 以下关于喉的描述，正确的是（　　　）

    A. 杓状软骨是呼吸道中唯一完整的呈环状的软骨

    B. 弹性圆锥下缘附于环状软骨下缘

    C. 环甲关节可使甲状软骨作前倾和复位运动，使声带紧张或松弛

    D. 甲状软骨底部有声带突和肌突两个突起

    E. 弹性圆锥上缘即声韧带

【正确答案】　CE

【出题陷阱】　A、B、D

【分析与避错】　本题考查的是喉软骨及其连结。呼吸道中唯一完整的呈环状的软骨为环状软骨，故 A 错误。弹性圆锥下缘附于环状软骨上缘，故 B 错误。声带突和肌突位于杓状软骨底部，不位于甲状软骨底部，故 D 错误。喉软骨的连结如下表。

喉软骨的连结

种类	名称	组成	作用
关节	环甲关节	甲状软骨下角与环状软骨板两侧的关节面	紧张或松弛声带
	环杓关节	杓状软骨底与环状软骨板上缘的关节面	扩大或缩小声门裂
膜性连结	弹性圆锥（环甲膜）	弹性纤维膜	参与构成声韧带、环甲正中韧带

3. 关于甲状软骨的说法，正确的是（　　　）

    A. 是喉软骨中最大的一对软骨

    B. 左右侧甲状软骨板前缘相交形成前角

    C. 甲状软骨在活体较易触及

    D. 下角与杓状软骨形成关节

    E. 甲状软骨上角与环状软骨构成环甲关节

【正确答案】　BC

【出题陷阱】　A、D、E

【分析与避错】　本题考查的是甲状软骨的形态结构特征。甲状软骨数量为一个，而非一对，故 A 错误。甲状软骨前角、喉结、和上切迹等结构均较易触及，故 C 正确。甲状软骨下角与环状软骨构成环甲关节，上角借韧带与舌骨连接，故 DE 错误。

4. 以下关于喉腔的描述，错误的是（　　　）

    A. 喉前庭发生炎症时易水肿而造成急性喉阻塞

    B. 急性喉阻塞，可在环甲韧带处及时切开以通气流

    C. 前庭裂为喉腔最狭窄处

    D. 喉室是指位于前庭裂和声门裂之间的喉腔

    E. 喉腔自上而下分为喉前庭、喉室和声门下腔三部分

【正确答案】　ACDE

【出题陷阱】　A、B、C、D、E

【分析与避错】　本题考查的是喉腔的分部，喉腔自上而下分为喉前庭、喉中间腔和声门下腔三部分，故 E 错误。喉中间腔是指位于前庭裂和声门裂之间的喉腔，其向两侧突出的隐窝称喉室，故 D 错误。声门下腔黏膜下组织疏松，炎症时易发生水肿而造成急性喉阻塞，故 A 错误。若发生急性喉阻塞，可在环甲韧带处及时切开以通气流，B 正确。声门裂是喉腔最狭窄的部位，故 C 错误。喉腔的分部及特点可编写歌诀帮助记忆：

> 喉腔分为前中下，黏膜与咽相续连，
> 中腔最窄下腔松，水肿阻塞很危险，
> 环甲韧带掌握准，及时切开莫迟延。

5. 以下关于气管的描述，正确的是（　　　）

　　A. 于胸骨角平面分为左、右主支气管

　　B. 气管颈部的后面邻食管

　　C. 右主支气管细长

　　D. 气管上端于第六颈椎体下缘续于喉咽

　　E. 在第 3 ~ 5 气管软骨环的前方有甲状腺峡

【正确答案】　AB

【出题陷阱】　C、D、E

【分析与避错】　本题考查的是气管的位置。气管可分为颈、胸两部。气管颈部的后面邻食管，B 正确。在胸骨角平面分为左、右主支气管，A 正确。右主支气管特点为：粗、短、直，C 错误。气管上端于第六颈椎体下缘续于喉，食管上端续于喉咽，故 D 错误。第 2 ~ 4 气管软骨环前面有甲状腺峡，两侧有甲状腺左、右叶和颈部大血管，故 E 错误。

6. 左主支气管的特点是（　　　）

　　A. 较粗　　　　B. 较细　　　　C. 较长　　　　D. 较短　　　　E. 较水平

【正确答案】　BCE

【出题陷阱】　A、D

【分析与避错】　本题考查的是左主支气管的特点。左主支气管细长、走向较水平。故 BCE 正确。

（三）填空题

1. 鼻是呼吸道的起始部，包括＿＿＿＿＿、＿＿＿＿＿和＿＿＿＿＿三部分。

【正确答案】　外鼻、鼻腔、鼻旁窦

【记忆难点】　答案容易漏掉鼻旁窦。

【分析与避错】　本题考查的是鼻的组成。应特别注意除了能看到的外鼻和鼻腔外还应包括之前运动系统介绍过的鼻旁窦（额窦、蝶窦、筛窦和上颌窦）。

2. 鼻腔被_____分为左、右两腔，向前经鼻孔通外界，向后经鼻后孔通_____，各侧鼻腔均分为前后两部分，前部为_____，后部为_____。

【正确答案】 鼻中隔、鼻咽、鼻前庭、固有鼻腔

【记忆难点】 常见错误：鼻中隔写成鼻中膈。

【分析与避错】 本题考查的是鼻腔的组成和分部。可借助总结图记忆：

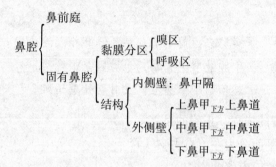

3. 弹性圆锥上缘游离，张于_____软骨前角后面和_____软骨声带突之间，称为_____，是发音的主要结构。

【正确答案】 甲状、杓状、声韧带

【记忆难点】 空间位置关系较复杂，不易理解。

【分析与避错】 本题考查的是弹性圆锥的形态结构。应结合图谱和标本模型在明确其空间位置关系的基础上记忆。

4. 喉腔自上而下分为_____、_____和_____三部分。

【正确答案】 喉前庭、喉中间腔、声门下腔

【记忆难点】 常见错误：记忆不全、顺序错误或将喉腔分为喉前庭、喉室、声门下腔三部分。

【分析与避错】 本题考查的是喉腔分部及特点。自上而下（特别注意顺序）分为喉前庭、喉中间腔、声门下腔三部分。喉前庭是位于前庭裂以上的喉腔，经喉口与咽相通，较宽敞。喉中间腔是位于前庭裂和声门裂之间喉腔，其向两侧突出的隐窝称喉室，即喉室只是喉中间腔的一部分，两个概念不可互相代替。声门下腔位于声门裂以下。

5. _____是喉腔最狭窄的部位，也是喉癌和喉结核的好发部位。

【正确答案】 声门裂

【记忆难点】 常见错误答案：前庭裂。

【分析与避错】 本题考查的是声门裂的特点。两侧声襞及杓状软骨基底部之间的裂隙称声门裂，是喉腔最狭窄的部位。其前 3/5 称膜间部，为喉癌的好发部位，后 2/5 称软骨间部，为喉结核的好发部位。声门裂的特点可借助图谱、标本模型或教学视频形象记忆。

（四）名词解释

1. 弹性圆锥

【正确答案】 又称环甲膜，为圆锥形弹性纤维膜，其下缘附于环状软骨上缘，上缘游离，即声韧带。

【记忆难点】 概念描述不全或错误。

【分析与避错】 弹性圆锥必须包括以下内容：形状（圆锥形）、构成（弹性纤维膜）、形态特点（上缘游离，即声韧带；下缘附于环状软骨上缘。）。

2. 声韧带

【正确答案】 弹性圆锥的上缘游离，张于甲状软骨前角的后面和杓状软骨声带突之间，称为声韧带，是发音的主要结构。

【记忆难点】 概念描述不全或错误。声韧带与声带一字之差，易混淆。

【分析与避错】 声韧带必须包括以下内容：构成（弹性圆锥的游离上缘）位置（甲状软骨前角的后面和杓状软骨声带突之间）、作用（发音的主要结构）。

3. 声门裂

【正确答案】 两侧声襞及杓状软骨基底部之间的裂隙称声门裂，是喉腔最狭窄的部位，也是喉癌和喉结核的好发部位。

【记忆难点】 概念描述不全或错误。

【分析与避错】 声门裂必须包括以下内容：位置（两侧声襞及杓状软骨基底部之间）、特点（喉腔最狭窄的部位），临床意义（喉癌和喉结核好发部位）。

4. 声带

【正确答案】 声襞及其内包含的声韧带和声带肌，合称为声带。

【记忆难点】 概念描述不全或错误。与声韧带一字之差，易混淆。

【分析与避错】 声带由三部分构成，包括声襞、声韧带和声带肌，四个名词较易混淆，应该结合图谱或标本模型在理解的基础上记牢。

5. 喉室

【正确答案】 喉中间腔向两侧突出的隐窝称喉室。

【记忆难点】 易将喉室与喉中间腔混淆。

【分析与避错】 喉室为喉中间腔的一部分，是其向两侧突出的隐窝。

6. 气管隆嵴

【正确答案】 气管杈内面有一向上凸出的半月形纵嵴，称气管隆嵴，是支气管镜检查的定位标志。

【记忆难点】 概念描述不全或错误。

【分析与避错】 气管隆嵴必须包括以下内容：位置（气管杈内面）、形态特征（向上凸出的半月形纵嵴）、临床意义（支气管镜检查的定位标志）。

（五）简答题

1. 简述喉软骨的组成及各软骨的形态结构。

【正确答案】 喉软骨主要有甲状软骨、环状软骨、杓状软骨和会厌软骨。其中甲状软骨最大，由两块近似四边形的软骨板组成，左、右软骨板融合处称前角，前角上端向前突出称喉结，喉结上方呈"V"形的切迹称上切迹，甲状软骨后缘均向上下发出突起，称上角和下角。环状软骨是其中唯一一块完整的环形软骨，由前部窄低的环状软骨弓和后部高而宽阔的环状软骨板构成。杓状软骨成对，近似三棱锥形，底部有两个突起，声带突有声韧带附着，肌突有喉肌附着。会厌软骨形似树叶，上宽下窄，下端狭细处连于甲状软骨前角内面。

【记忆难点】 记忆不全或混淆。

【分析与避错】 喉的结构较复杂，需结合图谱、标本模型或教学视频等充分理解四种喉软骨的形态结构特征及它们的空间位置关系，牢固记忆。喉软骨的总结简表如下：

喉软骨名称及结构

名称	数量	形状	特点	结构
甲状软骨	1	甲壳状	最大的喉软骨	前角、喉结、上角、下角
环状软骨	1	戒指状	唯一完整的软骨环	环状软骨弓、环状软骨板
会厌软骨	1	树叶状		
杓状软骨	2	杓状	成对	肌突、声带突

2. 简述喉腔的分部。

【正确答案】 喉腔借前庭裂和声门裂分为三部分：①喉口至前庭裂平面之间的喉腔为喉前庭。②前庭裂平面和声门裂平面之间为喉中间腔，其向两侧延伸至前庭襞和声襞之间的隐窝称喉室。③声门裂平面向下至环状软骨下缘的部分为声门下腔。

【记忆难点】 结构较复杂，空间位置不易理解。记忆不全或错误。

【分析与避错】 可结合图谱、标本模型或教学视频等充分理解喉的形态结构特征及其组成各部分的空间位置关系，牢固记忆。

3. 气管异物易落入哪一侧的主支气管？请用解剖学知识解释原因。

【正确答案】 气管异物易落入右主支气管。因为左主支气管较细长、走向较水平。而右主支气管较粗短、走向较垂直，故气管异物易落入右主支气管。

【记忆难点】 易混淆左、右主支气管的特点。

【分析与避错】 左、右主支气管的区别，可借助总结表记忆：

左、右主支气管的区别

名称	特点		
	管径	长度	走行
左主支气管	较细	较长	走向较水平
右主支气管	较粗	较短	走向较垂直

也可采用手势记忆法：

右手呈八字姿势，手掌朝前，手指向下放于胸前。

拇指位于右侧，粗、短、垂直，如右主支气管。

示指位于左侧，细、长、水平，如左主支气管。

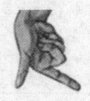

第三节　肺

一、重点

1. 肺的形态和结构。
2. 肺的位置。

二、难点

1. 肺的形态和结构（一尖、一底、两面、三缘）。
2. 左、右两肺形态和结构的区别。

三、常见试题

（一）单选题

1. 关于肺的形态，以下说法正确的是（　　　）

A. 肺左右各一，位于胸膜腔内

B. 右肺狭长，左肺粗短

C. 肺尖高出锁骨内侧段上方 2～3cm

D. 内侧面与膈相贴，又称纵隔面

E. 右肺前缘有一明显的缺口，称心切迹

【正确答案】　C

【出题陷阱】　A、B、D、E

【分析与避错】　本题考查的是肺的形态结构及左、右两肺的区别。肺位于胸腔（注意与胸膜腔区别）内，不位于胸膜腔内，故 A 错误。右肺形状宽而短，而左肺形状则窄而长，故 B 错误。内侧面与纵隔相贴，又称纵隔面，故 D 错误。心切迹为左肺特有结构，故 E 错误。

2. 以下关于肺的描述，正确的是（　　　）

A. 肺底贴近肋和肋间肌　　　　　　　　B. 肺表面有脏胸膜

C. 右肺分为上、下两叶　　　　　　　　D. 下缘深达腹腔

E. 左肺前缘中部有左肺小舌

【正确答案】 B

【出题陷阱】 A、C、D

【分析与避错】 本题考查的是肺的形态结构及左、右两肺的区别。脏胸膜又称肺胸膜，紧贴肺表面，故 B 正确。肺底与膈相贴，又称膈面，故 A 错误。右肺分为上、中、下三叶，C 错误。肺下缘较锐薄，伸向膈与胸壁之间，没有达到腹腔，故 D 错误。左肺前缘下部有左肺小舌，E 错误。

3. 肺根内不包括（　　　）

　　A. 气管　　　　B. 主支气管　　C. 肺动脉　　　D. 肺静脉　　　E. 淋巴管

【正确答案】 A

【出题陷阱】 B、C、D、E

【分析与避错】 本题考查的是肺根内的结构。出入肺门的主支气管、肺动脉、肺静脉、淋巴管和神经等结构被结缔组织和胸膜包绕成束，称为肺根。

（二）多选题

1. 以下关于肺的描述，正确的是（　　　）

　　A. 两肺均分三叶　　　　　　　　　　B. 肺尖在锁骨下方 2～3cm

　　C. 内侧面中间凹陷处为肺门　　　　　D. 位于胸膜腔内

　　E. 肺底又称膈面

【正确答案】 CE

【出题陷阱】 A、B、D

【分析与避错】 本题考查的是肺的形态结构和位置。可结合图谱、标本模型形象记忆，需注意比较左、右两肺的异同。肺位于胸腔内，纵隔的两侧，膈的上方，肺尖高出胸廓上口，高出锁骨内侧段上方 2～3cm，特别注意肺不位于胸膜腔内，故 B、D 错误。左肺被斜裂分为上、下两叶，右肺被斜裂和水平裂分为上、中、下三叶，可简记为左二右三，A 错误。肺尖高出锁骨内侧段上方 2～3cm，B 错误。肺底与膈相贴又称膈面，E 正确。

2. 关于左、右两肺的说法，错误的是（　　　）

　　A. 均有斜裂和水平裂　　　　B. 左肺分上、中、下三叶

　　C. 右肺比左肺稍短　　　　　D. 右肺前缘下半有心切迹

　　E. 左肺前缘下部有左肺小舌

【正确答案】 ABD

【出题陷阱】 C、E

【分析与避错】 本题考查的是左、右两肺的区别。左肺被斜裂分为上、下两叶，右肺被斜裂和水平裂分为上、中、下三叶，故 AB 错误。右肺宽而短，左肺则窄而长，故 C 正确。右肺前缘近于垂直，左肺前缘下部有一明显缺口称心切迹，切迹下方有一

向前内方的舌状突起，称左肺小舌，故 D 错误，E 正确。

3. 出入肺门的结构包括（　　）

　　A. 气管　　　B. 主支气管　C. 肺动脉　　D. 肺静脉　　E. 淋巴管

【正确答案】　BCDE

【出题陷阱】　A

【分析与避错】　本题考查的是出入肺门的结构，包括主支气管、肺动脉、肺静脉、淋巴管和神经等结构。A 错误，本题选 BCDE。

（三）填空题

1. 肺位于_____内，_____的两侧，_____的上方。

【正确答案】　胸腔、纵隔、膈

【记忆难点】　记忆不全或错误。

【分析与避错】　本题考查的是肺的位置与毗邻。应结合图谱和标本模型牢固掌握。

2. 肺内侧面的中部凹陷处称_____，有_____、_____、_____、淋巴管和神经出入，这些结构被结缔组织包绕成束，构成_____。

【正确答案】　肺门、主支气管、肺动脉、肺静脉、肺根

【记忆难点】　记忆不全或错误。

【分析与避错】　本题考查的是肺的形态结构。应牢固掌握肺门和肺根的定义。

3. 左肺前缘下部有一明显缺口，称为_____，其下方有一向前内方的舌状突起，称为_____。

【正确答案】　心切迹、左肺小舌

【记忆难点】　记忆不全或错误。

【分析与避错】　本题考查的是左肺的形态结构。心切迹和左肺小舌是左肺区别于右肺的特有结构。

（四）名词解释

1. 肺门

【正确答案】　肺的内侧面的中央凹陷处称肺门，有主支气管、肺动脉、肺静脉、淋巴管和神经等结构出入。

【记忆难点】　记忆不全或错误。

【分析与避错】　肺门必须包括以下内容：位置（肺的内侧面即纵隔面中央凹陷处）、出入结构（主支气管、肺动脉、肺静脉、淋巴管和神经等）。

2. 肺根

【正确答案】　出入肺门的主支气管、肺动脉、肺静脉、淋巴管和神经等结构被结缔组织和胸膜包绕成束称肺根。

【记忆难点】　记忆不全或错误。

【分析与避错】 肺根必须包括以下内容：构成（出入肺门的结构被胸膜和结缔组织包绕成束）、内部结构（主支气管、肺动脉、肺静脉、淋巴管和神经等）。

（五）简答题

1. 简述肺的位置和形态。

【正确答案】 肺的位置：胸腔内、膈的上方、纵隔的两侧，左右各一个。肺呈圆锥形，肺的形态可总结为一尖、一底、两面、三缘，即：肺尖高出锁骨内侧段上方2～3cm；肺底，又称膈面；两面即肋面和纵隔面（内侧面），内侧面中央有肺门；三缘即前缘（左肺有心切迹、左肺小舌）、下缘和后缘。

【记忆难点】 记忆不全或错误。

【分析与避错】 可根据总结图进行记忆：

肺的形态 ┤

- 一尖：肺尖，高出锁骨内侧段上方2～3cm
- 一底：肺底，与膈相贴，又称膈面
- 两面 ┤
  - 肋面：广阔，紧贴肋和肋间肌
  - 纵隔面（内侧面）：贴纵隔和脊柱，中央凹陷处称肺门，有主支气管、肺动脉、肺静脉、淋巴管和神经等出入，这些结构被结缔组织和胸膜包绕成束，称肺根
- 三缘 ┤
  - 前缘：锐薄，右肺近垂直，左肺有心切迹和左肺小舌
  - 下缘：锐薄，伸向膈与胸壁之间
  - 后缘：圆钝，贴于脊柱两旁

2. 简述左、右肺在形态结构上的区别。

【正确答案】 右肺宽而短，左肺则窄而长。右肺前缘近于垂直，左肺前缘下部有一明显缺口称心切迹，切迹下方有一向前内方的舌状突起，称左肺小舌。右肺被斜裂和水平裂分为上、中、下三叶。而左肺只被斜裂分为上、下两叶。

【记忆难点】 记忆不全或易左、右混淆。

【分析与避错】 左、右肺在形态结构上的区别主要在形状、前缘（左肺特有：心切迹和左肺小舌）和分叶（左二右三）三个方面，总结简表如下：

左、右两肺的比较

名称	形状	前缘	分叶
左肺	窄而长	前缘下部有心切迹，切迹下方有左肺小舌	被斜裂分上、下二叶
右肺	宽而短	近于垂直	被斜裂和水平裂分上、中、下三叶

第四节 胸膜和纵隔

一、重点

1. 胸膜壁层、脏层和胸膜腔。
2. 壁胸膜的分部。
3. 肋膈隐窝的位置。
4. 纵隔的概念。

二、难点

1. 壁胸膜的分部。
2. 胸膜腔与胸腔的区别。
3. 肺的下界和胸膜下界体表投影。

三、常见试题

（一）单选题

1. 关于胸膜腔的说法，错误的是（　　　）

    A. 左右各一，互不相通　　　B. 是密闭的腔隙

    C. 胸膜腔内容纳肺　　　　　D. 胸膜腔最低处位于肋膈隐窝

    E. 腔内有少量浆液

【正确答案】　C

【出题陷阱】　A、B、D、E

【分析与避错】　本题考查的是胸膜腔的形态结构特征。胸膜腔是指壁、脏胸膜在肺根处相互移行，在左、右两肺周围各形成的一个完全封闭的潜在性间隙。腔隙内含少量浆液，呈负压。左、右胸膜腔是不相通的，所以一个人有两个胸膜腔，故 ABE 正确。应注意胸膜腔与胸腔的区别，肺位于胸腔内，不位于胸膜腔内，故 C 错误。

2. 关于胸膜的描述，正确的是（　　　）

    A. 左右胸膜相互连续　　　　　B. 壁胸膜可伸入肺裂内

    C. 壁、脏胸膜相互移行围成胸膜腔　　　D. 将纵隔完全包裹

    E. 以上都对

【正确答案】　C

【出题陷阱】　A、B、D

【分析与避错】　本题考查的是胸膜的形态结构。壁胸膜衬于胸壁内面、纵隔侧面

和膈上面。脏胸膜紧贴于肺表面并伸入肺裂内，构成肺的外膜，又称肺胸膜。故 B 错误。壁、脏胸膜在肺根处相互移行围成胸膜腔，故 C 正确。应注意左、右胸膜不相连续，其分别构成的左、右胸膜腔也是不相通的，故 A 错误。纵隔位于左、右两侧纵隔胸膜之间，是分隔左、右胸膜腔的隔障，两侧纵隔胸膜不相连续，故胸膜未将纵隔完全包裹，D 错误。

3. 关于肋膈隐窝的说法，错误的是（　　）

　　A. 位于肋胸膜与膈胸膜转折处

　　B. 为胸膜腔的最低部位

　　C. 胸膜炎时，此处常有积液

　　D. 吸气时，肺下缘伸入其内，隐窝消失

　　E. 为半环形的间隙

【正确答案】　D

【出题陷阱】　A、B、C、E

【分析与避错】　本题考查的是肋膈隐窝的位置及结构特点。肋膈隐窝由肋胸膜和膈胸膜返折而成的潜在间隙，呈半环形，为胸膜腔最低的部位。即使在深吸气时，肺下缘也不会伸入肋膈隐窝内，但胸膜粘连时该隐窝可消失。故本题 ABCE 均正确，答案选 D。

4. 平静呼吸时，肺下缘在腋中线平（　　）

　　A. 第 6 肋　　B. 第 8 肋　　C. 第 10 肋　　D. 第 11 肋　　E. 第 12 肋

【正确答案】　B

【出题陷阱】　A、C、D、E

【分析与避错】　本题考查的是肺下缘的体表投影。可借助歌诀牢固记忆。肺下缘的歌诀：锁中六，腋中八，肩胛线，十肋叉。即肺下缘的体表投影在锁骨中线与第 6 肋相交叉，在腋中线与第 8 肋相交叉，在肩胛线与第 10 肋相交叉。

5. 胸膜下界在肩胛线处与（　　）

　　A. 第 6 肋相交　　　　　B. 第 8 肋相交　　　　　C. 第 10 肋相交

　　D. 第 11 肋相交　　　　　E. 第 12 肋相交

【正确答案】　D

【出题陷阱】　A、B、C、E

【分析与避错】　本题考查的是胸膜下界的体表投影。胸膜下界的体表投影大约比肺下缘的投影位置低 2 个肋，在锁骨中线、腋中线、肩胛线分别与第 8、10、11 肋相交叉。

6. 关于纵隔的描述，正确的是（　　）

　　A. 纵隔是指左右两侧肺胸膜之间所有结构的总称

　　B. 纵隔是指左右两侧肺之间所有结构的总称

C. 下纵隔以心为界分为前、中、后纵隔

D. 纵隔呈矢状位，上窄下宽，左右对称

E. 当胸部器官病变时可引起纵隔移位或变形

【正确答案】　E

【出题陷阱】　A、B、C、D

【分析与避错】　本题考查的是纵隔的定义、位置及分部。纵隔是指两侧纵隔胸膜之间所有器官和组织结构的总称，AB 均错误。纵隔呈矢状位，上窄下宽，并偏向左侧（因为心偏左），D 错误。可因胸部器官病变而移位或变形，故 E 正确。通常通过胸骨角和第 4 胸椎体下缘的平面将纵隔分为上纵隔和下纵隔，下纵隔以心包为界分为前纵隔、中纵隔和后纵隔，C 错误。

7. 位于后纵隔内的结构是（　　）

A. 心包　　　　B. 胸腺　　　　C. 上腔静脉　　　D. 头臂静脉　　　E. 食管

【正确答案】　E

【出题陷阱】　A、B、C、D

【分析与避错】　本题考查的是纵隔的分部和其内的结构。后纵隔内有食管、主支气管、迷走神经、胸主动脉、奇静脉及其属支、胸导管、交感神经和淋巴结等。A 心包属中纵隔。B 胸腺、C 上腔静脉、D 头臂静脉均属上纵隔。

（二）多选题

1. 以下属于壁胸膜的是（　　）

A. 肋胸膜　　　B. 膈胸膜　　　C. 纵隔胸膜　　　D. 肺胸膜　　　E. 胸膜顶

【正确答案】　ABCE

【出题陷阱】　D

【分析与避错】　本题考查的是胸膜的分部。胸膜分为壁胸膜和脏胸膜两部分。脏胸膜紧贴肺表面并深入肺裂内，又称肺胸膜，故 D 错误。壁胸膜依其所在部位可分为四部分：膈胸膜、肋胸膜、纵隔胸膜和胸膜顶，故本题选 ABCE。

2. 下列关于胸膜体表投影的描述，正确的是（　　）

A. 胸膜前界的投影与肺前缘大略相同

B. 肺下缘高于胸膜下界

C. 胸膜下界较肺下缘约低出两个肋的距离

D. 胸膜下界在腋中线处与第 11 肋相交

E. 胸膜下界左右一致

【正确答案】　ABCE

【出题陷阱】　D

【分析与避错】　本题考查的是胸膜和肺的体表投影。胸膜前界和肺前缘的体表投影基本一致，A 正确。两侧胸膜下界的体表投影左右一致，约比两肺下缘的投影低 2 个肋，在腋中线处与第 10 肋相交，在肩胛线处与第 11 肋相交，故 BCE 正确，D 错误。

3. 关于纵隔的描述，错误的是（　　　）

    A. 其下界为膈

    B. 前纵隔被胸骨角平面分成上、下纵隔

    C. 两侧界为肺

    D. 后纵隔被胸骨角平面分成上、下纵隔

    E. 可被气管及其分叉前面分成前、后纵隔

【正确答案】　BCDE

【出题陷阱】　A

【分析与避错】　本题考查的是纵隔的位置和分部。纵隔前界为胸骨，后界为脊柱胸段，两侧界为纵隔胸膜，C 错误，上界达胸廓上口，下界为膈，A 正确。通常通过胸骨角和第 4 胸椎体下缘的平面将纵隔分为上纵隔和下纵隔，下纵隔又以心包为界分为前纵隔、中纵隔和后纵隔，故 BDE 错误。纵隔的分部总结图如下：

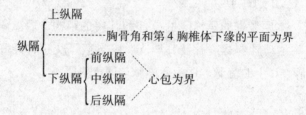

（三）填空题

1. 壁胸膜按其所附着的部位可分为_____、_____、_____和_____四部分。

【正确答案】　膈胸膜、肋胸膜、纵隔胸膜、胸膜顶

【记忆难点】　记忆不全或错误。

【分析与避错】　本题考查的是壁胸膜的分部。应结合图谱理解毗邻关系后形象记忆。

2. 胸膜腔的最低点位于_____，是由_____和_____折返而成。

【正确答案】　肋膈隐窝、肋胸膜、膈胸膜

【记忆难点】　记忆不全或错误。常见错误：将膈写成隔。

【分析与避错】　本题考查的是肋膈隐窝的构成。应结合图谱理解毗邻关系后形象记忆。

（四）名词解释

1. 肋膈隐窝

【正确答案】　由肋胸膜和膈胸膜返折而成的潜在间隙，称肋膈隐窝，呈半环形，为胸膜腔最低的部位。

【记忆难点】　记忆不全或错误。

【分析与避错】 肋膈隐窝必须包括以下内容：构成（肋胸膜和膈胸膜返折而成的潜在间隙）、形状（半环形）、意义（胸膜腔最低处）。

2. 胸膜顶

【正确答案】 指壁胸膜中包围肺尖的部分，向下与肋胸膜和纵隔胸膜相延续，向上突出于胸廓上口达颈根部，高出锁骨内侧段上方 2～3cm。

【记忆难点】 记忆不全或错误。

【分析与避错】 胸膜顶为壁胸膜的一部分，必须包括以下内容：构成（壁胸膜中包围肺尖的部分）、位置（突出胸廓上口达颈根部，高出锁骨内侧段上方 2～3cm）。

3. 纵隔

【正确答案】 是指两侧纵隔胸膜之间所有器官和组织结构的总称，是分隔左、右胸膜腔的屏障。

【记忆难点】 记忆不全或书写错误。

【分析与避错】 纵隔必须包括以下内容：位置（两侧纵隔胸膜之间）、性质（所有器官和组织结构的总称）、意义（分隔左右胸膜腔的屏障）。

（五）简答题

1. 简述胸膜的分部。

【正确答案】 胸膜分为壁胸膜和脏胸膜两部分。脏胸膜紧贴肺表面并深入肺裂内，又称肺胸膜。壁胸膜依其所在部位可分为四部分：膈胸膜、肋胸膜、纵隔胸膜和胸膜顶。

【记忆难点】 记忆不全或错误。

【分析与避错】 本题考查的是胸膜的分部，总结结构图如下：

胸膜 {
脏胸膜：紧贴肺表面，又称肺胸膜
壁胸膜：覆盖在胸廓内面、膈上面及纵隔表面 {
膈胸膜：膈上面
肋胸膜：肋骨与肋间肌内面
纵隔胸膜：纵隔两侧
胸膜顶：肺尖上方
}
}

2. 简述肺下缘和胸膜下界的体表投影。

【正确答案】 肺下缘较胸膜下界高约两个肋的距离，即在锁骨中线处与第 6 肋相交，在腋中线上与第 8 肋相交，在肩胛线上与 10 肋相交，在接近脊柱处平第 10 胸椎棘突。胸膜下界右侧起自第 6 胸肋关节后方，左侧起自第 6 肋软骨后方，两侧均行向外下方，在锁骨中线上与第 8 肋相交，在腋中线上与第 10 肋相交，在肩胛线上与第 11 肋相交，接近脊柱处平第 12 胸椎棘突。

【记忆难点】 记忆不全或错误。

【分析与避错】 本题考查的是肺下缘和胸膜下界的体表投影。总结简表如下：

肺下缘和胸膜下界的体表投影

	锁骨中线	腋中线	肩胛线	接近脊柱处
肺下缘	第 6 肋	第 8 肋	第 10 肋	平第 10 胸椎棘突
胸膜下界	第 8 肋	第 10 肋	第 11 肋	平第 12 胸椎棘突

3. 简述胸腔和胸膜腔的区别。

【正确答案】 ①胸膜腔是指壁、脏胸膜在肺根处相互移行，在左、右两肺周围各形成的一个完全封闭的潜在性间隙。腔隙内含少量浆液，呈负压。左、右胸膜腔是不相通的，所以一个人有两个胸膜腔。②胸腔是由胸壁和膈围成的空腔，向上经胸廓上口通颈部，向下借膈与腹腔分隔。一个人只有一个胸腔，其内容纳心、肺等胸腔脏器，而这些脏器全部位于胸膜腔外。

【记忆难点】 记忆不全或混淆。

【分析与避错】 胸腔与胸膜腔是两个容易混淆的概念。应结合图谱、标本模型或教学视频理解它们在空间位置上的关系，帮助记忆。特别注意，胸膜腔及心、肺等胸腔脏器都在胸腔内，不在胸膜腔内，胸膜腔是一个潜在性间隙，其内仅含少量浆液。

第四章　泌尿系统

第一节　概　述

一、重点

1. 泌尿系统的组成。
2. 泌尿系统的主要功能。

二、难点

泌尿系统的组成。

三、常见试题

多选题

关于泌尿系统，以下说法正确的是（　　　）

A. 泌尿系统由肾、输尿管、膀胱和尿道组成

B. 肾既属于泌尿系统，也属于生殖系统

C. 膀胱是暂时储存尿液的器官

D. 泌尿系统主要功能是排出机体代谢产生的所有废物和多余水分

E. 泌尿系统参与保持机体内环境的平衡和稳定

【正确答案】　A、C、E

【出题陷阱】　B、D

【分析与避错】　本题考查的是泌尿系统的组成及功能。A、C、E 选项均正确。肾属于泌尿系统，不属于生殖系统，选项 B 错误。泌尿系统的主要功能是排出机体代谢产生的可溶于水的废物和多余水分，不是所有的代谢废物都由肾排出，如 CO_2 主要由呼吸运动排出体外，因此选项 D 错误。

第二节 肾

一、重点

1. 肾的形态。
2. 肾门的概念。
3. 肾的位置。

二、难点

1. 肾的形态。
2. 肾蒂内各结构的排列关系。
3. 肾的位置。

三、常见试题

(一) 单选题

1. 下列关于肾形态的描述，正确的是（　　）

A. 成对的实质性器官

B. 外侧缘隆凸称肾门

C. 上端宽而厚

D. 下端窄而薄

E. 肾前面较平，后面较凸

【正确答案】　A

【出题陷阱】　B、C、D、E

【分析与避错】　本题考查的是肾的形态。选项 A 正确。肾的形态分为上、下两端，前、后两面和内、外侧两缘。上端宽而薄，下端窄而厚。其中外侧缘隆凸，内侧缘中部凹陷称肾门。选项 B、C、D 错误。肾前面较凸，后面较平，因此选项 E 错误，答案选 A。

2. 出入肾门的结构不包括（　　）

A. 肾动脉　　B. 神经　　C. 输尿管　　D. 淋巴管　　E. 肾静脉

【正确答案】　C

【出题陷阱】　C

【分析与避错】　本题考查的是出入肾门的结构。出入肾门的结构包括肾动脉、肾静脉、肾盂、淋巴管和神经。因此选项 A、B、D、E 均正确。肾盂出肾门后移行为输尿管，因此输尿管并不出入肾门。选项 C 错误。

3. 肾蒂内的结构，由前向后排列，依次为（　　）

A. 肾动脉、肾静脉、肾盂

B. 肾动脉、肾盂、肾静脉

C. 肾静脉、肾动脉、肾盂　　　　　　　　D. 肾静脉、肾盂、肾动脉

E. 肾盂、肾动脉、肾静脉

【正确答案】 C

【出题陷阱】 A、B、D、E

【分析与避错】 本题考查的是肾蒂内结构的排列关系。肾蒂内的结构由前向后依次为肾静脉、肾动脉和肾盂，选项 A、B、D、E 错误。答案选 C。

4. 肾窦内的结构不包括（　　）

A. 肾盂　　　　B. 肾柱　　　　C. 肾动脉　　　　D. 肾静脉　　　　E. 脂肪

【正确答案】 B

【出题陷阱】 A、C、D、E

【分析与避错】 本题考查的是肾窦内的结构。由肾门伸入肾实质的腔隙称肾窦。肾柱是肾皮质伸入肾髓质的部分，属于肾实质，不属于肾窦内的结构，因此选项 B 错误。其他选项均正确，答案选 B。肾窦内的结构可结合下图记忆。

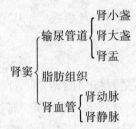

5. 下列关于肾位置的描述，正确的是（　　）

A. 位于腹腔的后下部　　　　　　　　　　B. 脊柱的两侧

C. 大部分被腹膜覆盖　　　　　　　　　　D. 右肾高于左肾

E. 肾门约平第 12 胸椎

【正确答案】 B

【出题陷阱】 A、C、D、E

【分析与避错】 本题考查的是肾的位置。肾位于腹腔的后上部，脊柱的两侧，仅前面有腹膜覆盖。因此选项 A、C 错误，选项 B 正确。因右肾上方有肝，故右肾比左肾略低，选项 D 错误。肾门约平第 1 腰椎体平面，因此选项 E 错误，答案选 B。

6. 下列关于肾内部结构的描述，正确的是（　　）

A. 肾实质分为深部的皮质和表层的髓质两部分

B. 肾实质分为肾皮质、肾髓质和肾窦三部分

C. 肾锥体底朝向皮质，尖伸向肾窦

D. 肾乳头开口于肾盂

E. 肾髓质由 15 ~ 20 个肾乳头构成

【正确答案】 C

【出题陷阱】 A、B、D、E

【分析与避错】 本题考查的是肾的内部结构。肾的内部结构包括肾实质和肾窦。

肾实质可分为表层的肾皮质和深部的肾髓质。因此选项 A、B 错误。肾髓质由 15～20 个肾锥体构成，因此选项 E 错误。肾锥体的尖端钝圆，伸向肾窦，称肾乳头，选项 C 正确。肾乳头顶端有乳头孔，开口于肾小盏，因此选项 D 错误。肾内部结构复杂，可结合下列结构图识记：

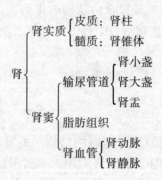

7. 属于肾皮质的结构是（　　）

　　A. 肾锥体　　B. 肾盂　　　C. 肾小盏　　D. 肾柱　　　E. 肾乳头

【正确答案】　D

【出题陷阱】　A、B、C、E

【分析与避错】　本题考查的是肾皮质的结构。肾锥体属于肾髓质，选项 A 错误。肾盂和肾小盏属于肾窦内的结构，选项 B、C 错误。肾柱属于肾皮质，选项 D 正确。肾乳头属于肾髓质，选项 E 错误，因此答案选 D。本题考查了肾的内部结构，可结合结构图记忆（详见单选题第 6 题的答案分析）。

（二）多选题

1. 下列关于肾形态的描述，正确的是（　　）

　　A. 内侧缘有肾窦，为空腔性器官

　　B. 形似"豇豆"，呈红褐色

　　C. 分上、下两端，前、后两面和内、外侧两缘

　　D. 上端宽而薄，下端窄而厚

　　E. 前面较凸，后面较平

【正确答案】　B、C、D、E

【出题陷阱】　A

【分析与避错】　本题考查的是肾的形态。肾为成对的实质性器官，选项 A 错误，其他选项均正确。

2. 肾蒂内的结构包括（　　）

　　A. 肾血管　　B. 神经　　　C. 输尿管　　D. 淋巴管　　E. 肾盂

【正确答案】　A、B、D、E

【出题陷阱】　C

【分析与避错】　本题考查的是肾蒂内的结构。出入肾门的结构有肾动脉、肾静脉、

肾盂、淋巴管和神经等，被结缔组织包裹成束称肾蒂。肾盂出肾门后移行为输尿管，因此输尿管没有被包裹在肾蒂内，因此选项 C 错误。答案选 A、B、D、E。

3. 以下关于肾蒂的描述，正确的是（　　　）

A. 右侧肾蒂较左侧肾蒂短

B. 肾蒂内包含肾动脉、肾静脉和肾盂

C. 右侧肾蒂比左侧肾蒂位置略低

D. 肾蒂是由肾门伸入肾实质的腔隙

E. 肾蒂内包裹的结构与出入肾门的结构一致

【正确答案】　A、B、C、E

【出题陷阱】　C、D、E

【分析与避错】　本题考查的是肾蒂的结构和位置。下腔静脉靠近右肾，故右肾静脉走行较短，所以右侧肾蒂较左侧肾蒂短，选项 A 正确。出入肾门的结构有肾动脉、肾静脉、肾盂、淋巴管和神经等，被结缔组织包裹成束称肾蒂，选项 B 正确。因右肾上方有肝，故右肾比左肾略低，因此右侧肾蒂相应的比左侧肾蒂位置低，选项 C 正确。由肾门伸入肾实质的腔隙称肾窦，选项 D 错误。肾蒂是由出入肾门的结构被结缔组织包裹成束形成的，因此选项 E 正确。答案选 A、B、C、E。

4. 第 12 肋斜过（　　　）

A. 左肾后面上部　　　　B. 左肾后面中部

C. 左肾后面下部　　　　D. 右肾后面上部

E. 右肾后面中部

【正确答案】　B、D

【出题陷阱】　A、C、E

【分析与避错】　本题考查的是肾的位置。由于右肾上方有肝，所以右肾比左肾约低半个椎体的高度，故左侧第 12 肋斜过左肾后面的中部，而右侧第 12 肋斜过右肾后面的上部，因此选项 B、D 正确。

5. 关于肾的描述，正确的是（　　　）

A. 大部分被腹膜覆盖　　B. 左肾比右肾高

C. 上端有肾上腺附着　　D. 位于腹膜腔内

E. 为腹膜内位器官

【正确答案】　B、C

【出题陷阱】　A、D、E

【分析与避错】　肾仅前面有腹膜覆盖，为腹膜外位器官，位于腹腔内，不位于腹膜腔内。选项 A、D、E 错误。因右肾上方有肝，故右肾比左肾略低约半个椎体的高度，选项 B、C 正确。

6. 肾窦内的结构包括（　　　）

A. 肾小盏　　B. 肾大盏　　C. 肾盂　　D. 肾柱　　E. 肾动脉

【正确答案】　A、B、C、E

【出题陷阱】 D

【分析与避错】 本题考查的是肾窦内的结构。肾窦内包含肾盂、肾盏、肾血管、神经和脂肪组织等，选项 A、B、C、E 正确。肾柱是肾皮质伸入肾髓质的部分，所以属于肾实质，选项 D 错误，答案选 A、B、C、E。

7. 关于肾位置的描述，正确的是（   ）

A. 左肾上端平第 11 胸椎体下缘　　　　B. 右肾上端平第 11 胸椎体下缘

C. 左肾下端平第 2 腰椎体下缘　　　　D. 右肾下端平第 2 腰椎体下缘

E. 左肾比右肾略低半个椎体的高度

【正确答案】 A、C

【出题陷阱】 B、D、E

【分析与避错】 本题考查的是两肾位置的比较。左肾上端平第 11 胸椎体下缘，下端平第 2 腰椎体下缘，因此选项 A、C 正确。因右肾上方有肝，故右肾比左肾略低约半个椎体的高度，选项 B、D、E 错误。答案选 A、C。

8. 下列结构属于肾髓质的是（   ）

A. 肾乳头　　B. 肾小体　　C. 肾小盏　　D. 肾柱　　E. 肾锥体

【正确答案】 A、E

【出题陷阱】 B、C、D

【分析与避错】 本题考查的是肾髓质的组成。肾髓质由肾锥体构成，肾锥体的尖端称肾乳头。因此选项 A、E 正确。肾小体是肾皮质的组成部分，选项 B 错误。肾小盏是肾窦的组成部分，选项 C 错误。肾柱是伸入肾锥体之间的肾皮质，因此属于肾皮质。选项 D 错误。答案选 A、E。

9. 属于肾实质的结构有（   ）

A. 肾柱　　　B. 肾盂　　　C. 肾小盏　　D. 肾大盏　　E. 肾锥体

【正确答案】 A、E

【出题陷阱】 B、C、D

【分析与避错】 本题考查的是肾实质的结构。肾实质包括肾皮质和肾髓质。肾柱属于肾皮质，选项 A 正确。肾盂、肾小盏和肾大盏属于肾窦内的结构，选项 B、C、D 错误。肾锥体属于肾髓质，选项 E 正确。答案选 A、E。

10. 通过肾门的肾冠状切面可见（   ）

A. 肾柱　　　B. 肾盂　　　C. 肾小盏　　D. 肾大盏　　E. 肾锥体

【正确答案】 A、B、C、D、E

【出题陷阱】 B、C、D

【分析与避错】 本题考查的是肾的内部结构。在通过肾门的肾冠状切面上可见肾的内部结构，包括肾实质和肾窦。肾柱属于肾实质，选项 A 正确。肾盂、肾小盏和肾大盏属于肾窦，选项 B、C、D 正确。肾锥体属于肾实质，选项 E 正确。因此答案选 A、

B、C、D、E。本题常见错误是漏选。

11. 参与维持肾正常位置的有（　　　）

　　　A. 肾被膜　　B. 肾血管　　C. 腹压　　　D. 腹膜　　　E. 邻近器官

【正确答案】　A、B、C、D、E

【出题陷阱】　C、D、E

【分析与避错】　本题考查的是肾的固定装置。肾正常位置的固定主要是靠肾的被膜，其次取决于腹压、肾血管、腹膜及邻近器官的承托。因此选项全部正确。本题常见错误是漏选。

12. 肾被膜包括（　　　）

　　　A. 肾筋膜　　B. 肾鞘膜　　C. 脂肪囊　　D. 白膜　　　E. 纤维囊

【正确答案】　A、C、E

【出题陷阱】　C、D

【分析与避错】　本题考查的是肾的被膜。肾的表面包有三层被膜，由内向外依次为纤维囊、脂肪囊和肾筋膜，因此选项 A、C、E 正确。白膜是男性睾丸表面一层致密的结缔组织，不属于肾的被膜。

（三）填空题

1. 肾蒂内的主要结构，从上向下排列依次为_____、_____和_____。

【正确答案】　肾动脉、肾静脉、肾盂

【记忆难点】　记忆不全或错误。

【分析与避错】　本题考查的是肾蒂内结构的排列顺序。由前向后依次为肾静脉、肾动脉、肾盂，由上向下排列依次为肾动脉、肾静脉、肾盂。在两种排列顺序中肾动脉和肾静脉位置正好相反，记忆时注意区别。

2. 成人肾门约平第_____椎体平面。

【正确答案】　1 腰椎

【记忆难点】　识记错误。

【分析与避错】　本题考查的是肾门的位置，可结合图谱记忆。

3. 肾的被膜由内向外依次为_____、_____和_____三层。

【正确答案】　纤维囊、脂肪囊、肾筋膜

【记忆难点】　记忆不全或错误。

【分析与避错】　本题考查的肾被膜的组成，可结合图谱记忆。

（四）名词解释

1. 肾门

【正确答案】　肾的内侧缘凹陷，称肾门，是肾动脉、肾静脉、肾盂、淋巴管和神经等出入的部位。

【记忆难点】 概念描述不全或错误。

【分析与避错】 本题考查的是肾门的概念，必须包含以下内容：位置（肾的内侧缘）、出入结构（肾动脉、肾静脉、肾盂、淋巴管和神经等）。

2. 肾蒂

【正确答案】 出入肾门的结构有肾动脉、肾静脉、肾盂、淋巴管和神经等，它们被结缔组织包裹成束，称肾蒂。

【记忆难点】 记忆不全或错误。

【分析与避错】 本题考查的是肾蒂的概念。必须包括以下内容：位置（肾门）、构成（结缔组织包裹成束）、包含结构（肾动脉、肾静脉、肾盂、淋巴管和神经等）。

3. 肾区

【正确答案】 竖脊肌外侧缘与第 12 肋之间的部位称肾区，当叩击或触压肾病患者该区时，常引起疼痛。

【记忆难点】 记忆不准确或错误。

【分析与避错】 肾区的概念必须包括以下重点：位置（竖脊肌外侧缘与第 12 肋之间的部位），意义（当叩击或触压肾病患者该区时，常引起疼痛）。答题时应避免将"竖脊肌"写错，或漏写"外侧缘"。

（五）简答题

1. 尿液从产生到进入输尿管途经肾的哪些内部结构？

【正确答案】 肾皮质→肾髓质（肾锥体→肾乳头→乳头孔）→肾小盏→肾大盏→肾盂→输尿管。

【记忆难点】 记忆不全或错误。

【分析与避错】 本题考查的肾内部结构之间的相互关系，可结合尿液的产生和排出顺序记忆。

2. 简述肾的形态。

【正确答案】 肾为成对的实质性器官，呈红褐色，形似蚕豆，分上、下两端，前、后两面，内、外侧两缘。上端宽而薄，下端窄而厚，前面较凸，后面较平，外侧缘隆凸，内侧缘凹陷称肾门。

【记忆难点】 记忆不全或错误。

【分析与避错】 本题考查肾的形态，可结合下列结构图记忆。

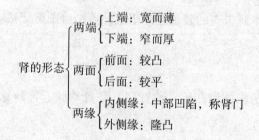

肾的形态
- 两端
  - 上端：宽而薄
  - 下端：窄而厚
- 两面
  - 前面：较凸
  - 后面：较平
- 两缘
  - 内侧缘：中部凹陷，称肾门
  - 外侧缘：隆凸

3. 简述肾的位置并比较左、右两肾位置的不同。

【正确答案】 ①肾的位置：肾位于腹腔的后上部，脊柱的两侧，前面有腹膜覆盖。②左、右两肾位置的不同：左肾上端平第 11 胸椎体下缘，下端平第 2 腰椎体下缘；因右肾上方因有肝，故比左肾略低约半个椎体的高度。左侧第 12 肋斜过左肾后面的中部，右侧第 12 肋斜过右肾后面的上部。

【记忆难点】 记忆不全或错误。

【分析与避错】 本题考查的是肾的位置及左、右肾位置的比较，其中左、右肾位置的比较可结合下表记忆。

两肾位置比较

	上端	下端	与第 12 肋关系
左肾	平第 11 胸椎体下缘	平第 2 腰椎体下缘	第 12 肋斜过左肾后面的中部
右肾	比左肾低半个椎体	比左肾低半个椎体	第 12 肋斜过右肾后面的上部

第三节　输尿管

一、重点

1. 输尿管的分段。
2. 输尿管的三个狭窄部位。

二、难点

1. 输尿管的分段。
2. 输尿管的三个狭窄部位。
3. 输尿管的位置及毗邻。

三、常见试题

（一）单选题

1. 下列关于输尿管的描述，正确的是（　　　）
   A. 位于腹膜腔内
   B. 女性输尿管从子宫动脉的上方经过
   C. 终于尿道内口
   D. 起自肾盂
   E. 左侧越过髂外动脉，右侧越过髂总动脉

【正确答案】 D

【出题陷阱】 A、B、C、E

【分析与避错】 输尿管为腹膜外位器官，位于腹腔内，不位于腹膜腔内，选项 A 错误。女性输尿管从子宫动脉的后下方到达膀胱，选项 B 错误。输尿管起自肾盂，终于膀胱，尿液经两侧输尿管口进入膀胱，经尿道内口排入尿道，因此选项 C 错误，选项 D 正确。在小骨盆入口处，右侧输尿管越过右髂外动脉起始部的前方，左侧输尿管越过左髂总动脉末端的前方，因此选项 E 错误，本题选 D。

2. 下列关于输尿管的说法，错误的是（ ）

    A. 沿腰大肌前面下降   B. 末端开口于膀胱底的两侧

    C. 为腹膜间位器官   D. 女性输尿管行于子宫颈的两侧

    E. 分为腹段、盆段和壁内段

【正确答案】 C

【出题陷阱】 A、B、D、E

【分析与避错】 本题考查的是输尿管的走行。选项 A 正确。输尿管末端开口于膀胱底两侧的输尿管口，因此选项 B 正确。输尿管为腹膜外位器官，选项 C 错误。女性输尿管走行于子宫颈的两侧，选项 D 正确。输尿管按其走行可分为腹段、盆段和壁内段，选项 E 正确。答案选 C。

（二）多选题

1. 女性输尿管前方毗邻的结构有（ ）

    A. 输卵管   B. 子宫动脉   C. 卵巢   D. 膀胱底   E. 直肠

【正确答案】 B、D

【出题陷阱】 A、C、E

【分析与避错】 本题考查的是女性输尿管的毗邻结构。女性输尿管不与卵巢、输卵管毗邻，选项 A、C 错误。输尿管后方毗邻直肠，选项 E 错误。女性输尿管前方毗邻子宫动脉及膀胱底，选项 B、D 正确。

2. 男性输尿管前方毗邻的结构有（ ）

    A. 精囊   B. 输精管   C. 前列腺   D. 直肠   E. 膀胱

【正确答案】 B、E

【出题陷阱】 A、C、D

【分析与避错】 本题考查的是男性输尿管的毗邻结构。男性输尿管经输精管后方，达膀胱底，选项 B、E 正确。精囊与输精管壶腹末端汇合，不与输尿管毗邻，选项 A 错误。前列腺位于膀胱与尿生殖膈之间，不与输尿管相邻，选项 C 错误。直肠位于输尿管的后方，选项 D 错误。

（四）简答题

简述输尿管的分段、狭窄部位及其临床意义。

【正确答案】　①输尿管按行程可分三段，分别为腹段、盆段和壁内段。②输尿管有三处狭窄：第一个狭窄位于输尿管起始处，即肾盂与输尿管移行的部位；第二个狭窄位于小骨盆入口处，即越过髂血管处；第三个狭窄在膀胱壁内。③这些狭窄是结石容易滞留的部位。

【记忆难点】　记忆不全或错误。

【分析与避错】　本题考查的是输尿管的狭窄部位，可结合图谱记忆。

第四节　膀　胱

一、重点

1. 膀胱的形态。
2. 膀胱三角的概念。

二、难点

1. 膀胱的形态。
2. 膀胱三角的特点。
3. 膀胱的位置和毗邻。

三、常见试题

（一）单选题

1. 下列关于膀胱的说法，正确的是（　　）

    A. 储尿的囊状器官，伸缩性大

    B. 分为底、体、颈、管四部分

    C. 膀胱各部之间界限明显

    D. 空虚时，膀胱尖可高出耻骨联合上缘

    E. 为腹膜外位器官

【正确答案】　A

【出题陷阱】　B、C、D、E

【分析与避错】　膀胱是储尿的囊状器官，伸缩性大，选项 A 正确。膀胱分为尖、底、体、颈四部分，各部之间无明显界限，因此选项 B、C 错误。膀胱充盈时，膀胱尖可高出耻骨联合上缘，选项 D 错误。膀胱为腹膜间位器官，选项 E 错误。本题选 A。

2. 下列关于膀胱分部的描述，错误的是（　　）

    A. 膀胱尖细小，朝向前上方

B. 膀胱底呈三角形，朝向后下方

C. 膀胱尖与膀胱颈之间的部分称膀胱体

D. 膀胱的最下部称膀胱颈

E. 膀胱底有输尿管末端穿入膀胱壁内

【正确答案】 C

【出题陷阱】 C、E

【分析与避错】 本题考查的是膀胱的分部。A、B、D选项均正确。膀胱尖与膀胱底之间的部分称膀胱体，选项C错误。膀胱底上外侧角有输尿管末端穿入膀胱壁内，注意输尿管末端穿过膀胱壁的位置是膀胱底，而不是膀胱体，选项E正确。

3. 不与男性膀胱毗邻的结构是（　　　）

A. 精囊　　　B. 前列腺　　C. 直肠　　　D. 耻骨联合　　　E. 尿生殖膈

【正确答案】 E

【出题陷阱】 A、B、C、D

【分析与避错】 精囊为男性膀胱后方的结构，前列腺位于男性膀胱的下方，直肠位于男性膀胱的后方，耻骨联合为膀胱前方的结构，因此选项A、B、C、D均正确，尿生殖膈为女性膀胱下方邻接的结构，因此答案选E。膀胱的毗邻结构可结合下图记忆。

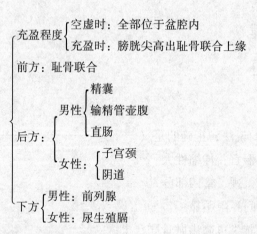

4. 女性膀胱下方毗邻的结构是（　　　）

A. 子宫　　　B. 直肠　　　C. 阴道　　　D. 耻骨联合　　　E. 尿生殖膈

【正确答案】 E

【出题陷阱】 A、B、C、D、

【分析与避错】 子宫是女性膀胱后方邻接的结构，选项A错误；直肠在女性不与膀胱相邻，选项B错误；阴道是女性膀胱后方邻接的结构，选项C错误；耻骨联合是女性膀胱前方邻接的结构，因此选项D错误，女性膀胱下方邻接尿生殖膈，选项E正确，答案选E。

（二）多选题

1. 下列关于膀胱位置的描述，正确的是（　　　）

    A. 位于骨盆腔的中央

    B. 位于耻骨联合的后方

    C. 膀胱空虚时全部位于盆腔内

    D. 充盈时膀胱尖高出耻骨联合上缘

    E. 膀胱为腹膜外位器官，手术时可不经腹膜腔而直达膀胱

【正确答案】　B、C、D

【出题陷阱】　A、E

【分析与避错】　本题考查的是膀胱的位置。成人膀胱位于骨盆腔的前部，耻骨联合的后方，因此选项 A 错误。选项 B、C、D 的说法均正确。膀胱手术时可不经腹膜腔而直达膀胱，但膀胱不是腹膜外位器官，而是腹膜间位器官，因此选项 E 错误。答案选 B、C、D。

2. 男性膀胱底后方毗邻的结构有（　　　）

    A. 精囊　　　B. 输精管　　　C. 前列腺　　　D. 射精管　　　E. 直肠

【正确答案】　A、B、E

【出题陷阱】　C、D

【分析与避错】　本题考查的是男性膀胱后方毗邻的结构。男性膀胱底的后方有精囊、输精管壶腹和直肠，因此选项 A、B、E 正确。前列腺位于膀胱颈的下方，选项 C 错误。射精管斜穿过前列腺实质，不与膀胱相邻，因此选项 D 错误。答案选 A、B、E。

3. 女性膀胱底的后方毗邻的结构有（　　　）

    A. 直肠　　　B. 子宫　　　C. 卵巢　　　D. 输卵管　　　E. 阴道

【正确答案】　B、E

【出题陷阱】　A、C、D

【分析与避错】　本题考查的是女性膀胱底后方的毗邻结构。女性膀胱底后方有子宫和阴道，因此选项 B、E 正确。直肠行于子宫和阴道的后方，不与膀胱相邻，选项 A 错误。卵巢贴附在盆腔侧壁，不与膀胱相邻，选项 C 错误。输卵管位于子宫的两侧，不与膀胱相邻，选项 D 错误。答案选 B、E。

4. 当膀胱充盈时，下列描述正确的是（　　　）

    A. 此时膀胱前下壁直接与腹前壁相接触

    B. 此时可沿耻骨联合上缘经腹前壁进行膀胱穿刺

    C. 此时穿刺针可不经过腹膜腔而直达膀胱

    D. 此时膀胱尖高出耻骨联合上缘

    E. 此时膀胱为腹膜外位器官

【正确答案】　A、B、C、D

【出题陷阱】 E

【分析与避错】 本题考查的是膀胱充盈时的位置。选项 A、B、C、D 均正确。虽然充盈时膀胱尖高出耻骨联合上缘，但膀胱的大部分依然被腹膜所覆盖，因此膀胱仍为腹膜间位器官，选项 E 错误。

5. 关于膀胱三角的说法，正确的是（　　　）

　　A. 此区缺乏黏膜下组织

　　B. 此区黏膜直接与肌层紧密结合

　　C. 此区黏膜不论膀胱充盈或空虚，均保持平滑状态

　　D. 此区是结核和肿瘤的好发部位

　　E. 位于膀胱底的内面

【正确答案】 A、B、C、D、E

【出题陷阱】 A、B、E

【分析与避错】 本题考查的是膀胱三角的特点。五个选项全部正确。常见错误是漏选。

（三）填空题

1. 膀胱可分为_____、_____、_____和_____四部分。

【正确答案】 膀胱尖、膀胱底、膀胱体、膀胱颈

【记忆难点】 记忆不全或错误。

【分析与避错】 本题考查的是膀胱的分部，可结合各部特点及图谱记忆。

（四）名词解释

膀胱三角

【正确答案】 在膀胱底的内面，两侧输尿管口与尿道内口之间形成的三角形区域，此区由于缺少黏膜下组织，其黏膜直接与肌层紧密结合，无论膀胱充盈或空虚，黏膜均保持平滑状态，称膀胱三角。是结核和肿瘤的好发部位。

【记忆难点】 记忆不全或错误。

【分析与避错】 本题考查的是膀胱三角的概念。此概念包含以下重点：位置（膀胱底的内面，两侧输尿管口和尿道内口之间），形状（三角形区域），特点（此区由于缺少黏膜下组织，其黏膜直接与肌层紧密结合，无论膀胱充盈或空虚，黏膜均保持平滑状态），意义（是结核和肿瘤的好发部位）。

第五节　尿　道

一、重点

女性尿道的位置。

二、难点

1. 女性尿道的位置。
2. 女性尿道的结构特点。

三、常见试题

（一）单选题

下列关于女性尿道的描述，错误的是（　　）

A. 仅具有排尿功能　　　　　　B. 尿道后壁与直肠相邻

C. 穿过尿生殖膈　　　　　　　D. 通过尿生殖膈时外口位于阴道口的前方

E. 起自膀胱的尿道内口

【正确答案】　B

【出题陷阱】　A、C、D、E

【分析与避错】　本题考查的是女性尿道的位置和功能。选项 A、C、D、E 均正确。女性尿道的后壁与阴道相邻，不与直肠相邻，选项 B 错误。

（二）多选题

下列关于女性尿道的描述，正确的是（　　）

A. 较男性尿道短而直　　　　　B. 易引起尿路感染

C. 易于扩张　　　　　　　　　D. 通过尿生殖膈时周围有尿道阴道括约肌环绕

E. 尿道内口具有控制排尿的作用

【正确答案】　A、B、C、D

【出题陷阱】　E

【分析与避错】　本题考查的是女性尿道的结构特点。选项 A、B、C、D 均正确。尿道通过尿生殖膈时周围有尿道阴道括约肌环绕，受意志支配，可控制排尿，尿道内口不具有控制排尿的作用，因此选项 E 错误。

第五章 生殖系统

第一节 概 述

一、重点

1. 生殖系统的组成。
2. 生殖系统的主要功能。

二、难点

生殖系统的组成。

三、常见试题

(一)单选题

1. 下列关于男性生殖器的说法,错误的是 (　　)

    A. 阴囊容纳睾丸和附睾

    B. 男性的生殖腺是睾丸

    C. 男性的外生殖器包括阴囊和阴茎

    D. 男性的生殖管道包括附睾、输精管、射精管和尿道

    E. 精子由睾丸产生后贮存于精囊中

【正确答案】　E

【出题陷阱】　A、B、C、D

【分析与避错】　本题考查的是男性生殖器的组成。选项 A、B、C、D 均正确。精子由睾丸产生后贮存于附睾中,不贮存于精囊中。精囊是男性的附属腺,其分泌液参与精液的组成,因此选项 E 错误。

2. 下列关于女性生殖器的说法,错误的是 (　　)

    A. 卵巢可产生卵子

    B. 女性生殖管道包括输卵管、子宫和阴道

    C. 输卵管与腹膜腔相通

    D. 前庭大腺可分泌女性激素

E. 女性外生殖器包括阴阜、大阴唇、小阴唇和阴蒂等

【正确答案】 D

【出题陷阱】 A、B、C、E

【分析与避错】 本题考查的是女性生殖器。女性生殖腺是卵巢，产生卵子和分泌女性激素，选项 A 正确。子宫、输卵管和阴道属于女性生殖管道，选项 B 正确。输卵管借输卵管腹腔口与腹膜腔相通，选项 C 正确。前庭大腺是女性的附属腺，不分泌女性激素，女性激素由卵巢分泌，因此选项 D 错误。选项 E 描述正确。本题选 D。

（二）多选题

1. 下列属于男性生殖管道的有（   ）

    A. 睾丸   B. 附睾   C. 输精管   D. 射精管   E. 尿道

【正确答案】 B、C、D、E

【出题陷阱】 A

【分析与避错】 本题考查的是男性生殖管道的组成，男性生殖管道包括附睾、输精管、射精管和尿道，故选项 B、C、D、E 均正确。睾丸是男性生殖腺，选项 A 错误。

2. 下列属于男性附属腺的有（   ）

    A. 精囊   B. 前庭大腺   C. 前列腺   D. 附睾   E. 尿道球腺

【正确答案】 A、C、E

【出题陷阱】 B、D

【分析与避错】 本题考查的是男性附属腺的组成。男性附属腺包括精囊、前列腺和尿道球腺，因此选项 A、C、E 正确。前庭大腺为女性附属腺，选项 B 错误。附睾属于男性生殖管道，选项 D 错误。

3. 下列属于女性生殖管道的有（   ）

    A. 阴道   B. 子宫   C. 输卵管   D. 卵巢   E. 尿道

【正确答案】 A、B、C

【出题陷阱】 D、E

【分析与避错】 本题考查的是女性生殖管道的组成。女性生殖管道包括输卵管、子宫和阴道，选项 A、B、C 正确。卵巢是女性生殖腺，选项 D 错误。尿道是女性泌尿系统的组成部分，选项 E 错误。

4. 下列器官，属于生殖系统的有（   ）

    A. 卵巢   B. 前庭大腺   C. 精液   D. 阴囊   E. 睾丸

【正确答案】 A、B、D、E

【出题陷阱】 C

【分析与避错】 本题考查的是生殖系统的组成。睾丸和卵巢为男、女性生殖腺，属于生殖系统，选项 A、E 正确。前庭大腺为女性附属腺，属于生殖系统，选项 B 正确。精液是精子与男性附属腺的分泌物组成的，不属于生殖系统的组成部分，选项 C 错误。阴囊是男性外生殖器的组成部分，属于生殖系统，选项 D 正确。

5. 生殖系统的主要功能包括（　　　）

    A. 产生生殖细胞　　　　　　　B. 繁殖后代　　　　　　　　　C. 分泌性激素

    D. 维持第二性征　　　　　　　E. 延续种族

【正确答案】　A、B、C、D、E

【出题陷阱】　E

【分析与避错】　本题考查的是生殖系统的作用。选项 A、B、C、D、E 均正确。

第二节　男性生殖器

一、重点

1. 睾丸的位置、形态和功能。

2. 精索的位置及其组成。

3. 前列腺的位置。

4. 男性尿道的分部、狭窄和弯曲。

二、难点

1. 精索的位置及其组成。

2. 男性尿道的分部、狭窄和弯曲。

三、常见试题

（一）单选题

1. 下列关于睾丸的描述，错误的是（　　　）

    A. 位于阴囊内，左、右各一

    B. 能够产生精子和男性激素

    C. 呈略扁的卵圆形

    D. 表面粗糙，被覆一层薄膜

    E. 分上、下两端，前、后两缘和内、外侧两面

【正确答案】　D

【出题陷阱】　A、B、C、E

【分析与避错】　本题考查的是睾丸的形态和位置。选项 A、B、C、E 均正确。睾丸表面光滑，有一层厚而致密的结缔组织膜，称白膜，不是一层薄膜，因此选项 D 错误，答案选 D。

2. 下列关于睾丸形态的描述，错误的是（　　　）

A. 外侧面较隆凸

B. 上端有附睾头贴附

C. 前缘有血管、神经和淋巴管出入

D. 后缘与附睾和输精管的睾丸部相接触

E. 下端游离

【正确答案】 C

【出题陷阱】 A、B、D、E

【分析与避错】 本题考查的是睾丸的形态。睾丸外侧面隆凸，内侧面平坦，选项A正确。上端和后缘有附睾头贴附，下端游离，选项B、E正确。睾丸前缘游离，后缘有血管、神经和淋巴管出入，并与附睾和输精管的睾丸部相接触，选项C错误，选项D正确。答案选C。

3. 男性生殖腺是（　　　）

　　A. 睾丸　　　B. 前列腺　　　C. 尿道球腺　　D. 精囊腺　　　E. 胸腺

【正确答案】 A

【出题陷阱】 B、C、D、E

【分析与避错】 本题考查的是男性的生殖腺。男性生殖腺是睾丸，产生精子和分泌男性激素，选项A正确。前列腺、精囊腺和尿道球腺属于男性附属腺，胸腺属于内分泌器官，选项B、C、D、E错误。答案选A。

4. 下列关于白膜的说法，错误的是（　　　）

　　A. 位于睾丸表面　　　　　　　　　B. 厚而致密的结缔组织

　　C. 坚韧而有弹性　　　　　　　　　D. 在睾丸后缘增厚

　　E. 形成睾丸纵隔

【正确答案】 C

【出题陷阱】 C

【分析与避错】 本题考查的是白膜的特点。选项A、B、D、E均正确。白膜坚韧而缺乏弹性，因此当睾丸发炎肿胀时，由于白膜的限制而产生剧痛。选项C错误。

5. 分泌男性激素的结构位于（　　　）

　　A. 附睾　　　B. 前列腺　　　C. 输精管　　　D. 睾丸网　　　E. 精曲小管

【正确答案】 E

【出题陷阱】 A、B、C、D

【分析与避错】 本题考查的是分泌男性激素的结构。精曲小管的间质细胞分泌男性激素，答案选E。

6. 精子产生的部位是（　　　）

　　A. 睾丸小隔　　　B. 睾丸纵隔　C. 精直小管　　D. 精曲小管　　E. 睾丸网

【正确答案】 D

【出题陷阱】 A、B、C、E

【分析与避错】 本题考查的是精子产生的部位。精曲小管的上皮细胞产生精子，答案选 D。

7. 下列关于附睾的描述，错误的是（　　）

A. 呈新月形，紧贴睾丸的前缘　　　　B. 分头、体、尾三部分

C. 末端移行为输精管　　　　D. 可暂时贮存精子

E. 附睾液促进精子进一步成熟

【正确答案】 A

【出题陷阱】 B、C、D、E

【分析与避错】 本题考查的是附睾。附睾呈新月形，紧贴睾丸的上端和后缘，因此选项 A 错误。选项 B、C、D、E 均正确。答案选 A。

8. 男性结扎的部位是（　　）

A. 输精管睾丸部　　　　B. 输精管壶腹部

C. 输精管精索部　　　　D. 输精管腹股沟管部

E. 输精管盆部

【正确答案】 C

【出题陷阱】 A、B、D、E

【分析与避错】 本题考查的是男性结扎的部位。输精管分为睾丸部、精索部、腹股沟管部和盆部，其中精索部位于皮下，又称皮下部，是结扎输精管的良好部位。答案选 C。

9. 射精管开口于尿道的（　　）

A. 海绵体部　　B. 尿道球部　　C. 膜部　　D. 前列腺部　　E. 尿道舟状窝

【正确答案】 D

【出题陷阱】 A、B、C、E

【分析与避错】 本题考查的是射精管的开口部位。男性尿道分为前列腺部、膜部和海绵体部，其中射精管开口在尿道的前列腺部，选项 D 正确。尿道球部是尿道海绵体后端稍膨大的部位，此处尿道管腔较宽，称尿道球部，属于海绵体部，没有射精管的开口。阴茎头内的尿道扩大成尿道舟状窝，也属于海绵体部，没有射精管的开口。本题选 D。

10. 下列关于精囊的说法，错误的是（　　）

A. 属于男性生殖腺

B. 又称精囊腺

C. 其排泄管与输精管壶腹的末端汇合成射精管

D. 位于膀胱底与直肠之间

E. 其分泌物参与构成精液

【正确答案】 A

【出题陷阱】 B、C、D、E

【分析与避错】 本题考查的是精囊。选项 B、C、D、E 说法均正确。精囊属于男性的附属腺，男性生殖腺是睾丸，因此选项 A 错误。答案选 A。

11. 关于前列腺的描述，错误的是（　　　）

    A. 为不成对的实质性器官　　　　　　B. 位于膀胱和尿生殖膈之间

    C. 有男性尿道穿过　　　　　　　　　D. 有射精管穿过

    E. 有精囊排泄管穿过

【正确答案】 E

【出题陷阱】 A、B、C、D

【分析与避错】 选项 A、B、C、D 描述均正确。输精管末端与精囊汇合形成射精管，射精管斜穿前列腺实质，而精囊排泄管并没有穿过前列腺实质，因此答案选 E。

12. 下列关于男性尿道说法，错误的是（　　　）

    A. 兼具排尿和排精的作用

    B. 依次穿过前列腺、尿生殖膈和尿道海绵体

    C. 有耻骨下弯和耻骨前弯两个弯曲

    D. 较女性尿道长而宽

    E. 尿道外口处管腔最窄

【正确答案】 D

【出题陷阱】 A、B、C、E

【分析与避错】 本题考查的是男性尿道。选项 A、B、C 描述正确。女性尿道较男性尿道宽、短而直，因此选项 D 错误。男性尿道上起自于膀胱的尿道内口，下终于阴茎头的尿道外口，其中尿道外口最为狭窄，选项 E 正确。答案选 D。

13. 男性尿道的第二处狭窄位于（　　　）

    A. 尿道内口　　B. 尿道外口　　C. 尿道膜部　　D. 尿道球部　　E. 尿道舟状窝

【正确答案】 C

【出题陷阱】 A、B、D、E

【分析与避错】 本题考查的是男性尿道狭窄部位。男性尿道管径粗细不一，有三处狭窄，分别位于尿道内口、尿道膜部和尿道外口，以外口最窄。因此男性尿道第二个狭窄的部位是尿道膜部，本题选 C。尿道球部是尿道球内管腔较宽的部位。尿道舟状窝是阴茎头内的尿道扩大形成的结构，尿道球部和尿道舟状窝均属于尿道的海绵体部。

14. 男性前尿道是指（　　　）

    A. 前列腺部　　　　　　B. 膜部　　　　　　C. 海绵体部

    D. 前列腺部和膜部　　　E. 膜部和海绵体部

【正确答案】 C

【出题陷阱】 A、B、D、E

【分析与避错】 本题考查的是男性尿道的分部。男性尿道可分三部分：前列腺部、膜部和海绵体部。临床上常把前列腺部和膜部称后尿道，海绵体部称前尿道，因此选项 C 正确。

（二）多选题

1. 下列结构属于睾丸的是（   ）

   A. 精曲小管　　　　　　　　B. 精直小管

   C. 睾丸输出小管　　　　　　D. 睾丸网

   E. 睾丸纵隔

【正确答案】 A、B、C、D、E

【出题陷阱】 漏选

【分析与避错】 本题考查的是睾丸的内部结构。选项 A、B、C、D、E 均正确，常见错误是漏选。

2. 下列关于输精管的描述，正确的是（   ）

   A. 是附睾管的直接延续

   B. 睾丸部自附睾尾至睾丸上端

   C. 精索部为结扎部位

   D. 腹股沟管部最长

   E. 盆部末端有输精管壶腹

【正确答案】 A、B、C、E

【出题陷阱】 D

【分析与避错】 输精管是附睾管的直接延续，选项 A 正确。输精管分睾丸部、精索部、腹股沟管部和盆部，其中睾丸部最短，自附睾尾至睾丸上端，选项 B 正确。精索部位于皮下，为结扎的良好部位，选项 C 正确。盆部最长，末端膨大为输精管壶腹，因此选项 D 错误，选项 E 正确。答案选 A、B、C、E。

3. 精索内含有的结构包括（   ）

   A. 睾丸动脉　　　　　　B. 蔓状静脉丛　　　　　　C. 射精管

   D. 神经　　　　　　　　E. 淋巴管

【正确答案】 A、B、D、E

【出题陷阱】 C

【分析与避错】 精索的主要结构有输精管、睾丸动脉、蔓状静脉丛、神经丛和淋巴管等。因此答案选 A、B、D、E。

4. 输精管道包括（   ）

   A. 睾丸　　　B. 附睾　　　C. 输精管　　　D. 射精管　　　E. 尿道

【正确答案】 B、C、D、E

【出题陷阱】 A

【分析与避错】 本题考查的是男性输精管道的组成。男性输精管道包括附睾、输精管、射精管和尿道。睾丸是男性生殖腺，因此选项 A 错误。答案选 B、C、D、E。

5. 下列结构中，左、右成对的有（   ）
  A. 睾丸   B. 附睾   C. 输精管   D. 前列腺   E. 尿道球腺

【正确答案】 A、B、C、E

【出题陷阱】 D

【分析与避错】 选项 A、B、C、E 均左右成对，前列腺为不成对的实质性器官，答案选 A、B、C、E。

6. 位于膀胱底后方的男性生殖器官有（   ）
  A. 精囊   B. 输尿管   C. 输精管   D. 射精管   E. 前列腺

【正确答案】 A、C

【出题陷阱】 B、D、E

【分析与避错】 本题考查的是男性生殖器官的毗邻。膀胱底后方的结构有输尿管、输精管和精囊，其中精囊和输精管属于男性生殖器官，因此选项 A、C 正确，选项 B 错误。前列腺位于膀胱颈的下方，射精管斜穿前列腺实质，选项 D、E 错误。

7. 下列关于前列腺的说法，正确的是（   ）
  A. 不成对的囊性器官   B. 位于膀胱与尿生殖膈之间
  C. 包绕尿道起始部   D. 呈前后略扁栗子形
  E. 分为底、体、颈、管四部分

【正确答案】 B、C、D

【出题陷阱】 A、E

【分析与避错】 本题考查的是前列腺。前列腺为不成对的实质性器官，位于膀胱与尿生殖膈之间，包绕尿道起始部。因此选项 A 错误，选项 B、C 正确。前列腺上宽下细，似前后略扁的栗子，分底、体、尖三部分。选项 D 正确，选项 E 错误。答案选 B、C、D。

8. 下列关于尿道球腺的描述，正确的是（   ）
  A. 成对的球形腺体   B. 属于男性生殖腺
  C. 位于尿道膜部后外侧   D. 排泄管开口在尿道球部
  E. 分泌物构成精液

【正确答案】 A、C、D、E

【出题陷阱】 B

【分析与避错】 本题考查的是尿道球腺。选项 A、C、D、E 描述均正确，尿道球腺属于男性附属腺，男性生殖腺是睾丸，选项 B 错误。答案选 A、C、D、E。

9. 下列属于男性成对附属腺的有（   ）
  A. 附睾   B. 输精管   C. 精囊   D. 前列腺   E. 尿道球腺

【正确答案】 C、E

【出题陷阱】 A、B、D

【分析与避错】 本题考查的是男性附属腺的组成及特点。男性附属腺包括精囊、前列腺和尿道球腺，其中前列腺是不成对的实质性器官，因此答案选 C、E。

10. 男性尿道的三个狭窄位于（　　　）

    A. 前列腺部　　B. 膜部　　C. 尿道球部　　D. 尿道内口　　E. 尿道外口

【正确答案】 B、D、E

【出题陷阱】 A、C

【分析与避错】 本题考查的是男性尿道三个狭窄的部位。男性尿道有三处狭窄，分别位于尿道内口、尿道膜部和尿道外口，以外口最窄。答案选 B、D、E。

11. 下列关于男性外生殖器的描述，正确的有（　　　）

    A. 阴囊由皮肤和肉膜组成

    B. 阴囊内容纳睾丸、附睾和精索的一部分

    C. 阴茎分为头、颈、体、根四部分

    D. 阴茎头尖端有尿道外口

    E. 阴茎主要由两条阴茎海绵体和一条尿道海绵体组成

【正确答案】 A、B、D、E

【出题陷阱】 C

【分析与避错】 本题考查的是男性外生殖器的组成及特点。选项 A、B、D、E 描述均正确。阴茎分为头、体和根三部分，选项 C 错误。

（三）填空题

1. 输精管可分_____、_____、_____和_____四部分，其中最短的是_____，最长的是_____，输精管结扎的良好部位是_____。

【正确答案】 睾丸部、精索部、腹股沟管部、盆部，睾丸部、盆部、精索部

【记忆难点】 记忆不全或错误。

【分析与避错】 本题考查的是输精管的分部，可结合各部的特点记忆，如下表：

输精管分部

分部	特点
睾丸部	最短
精索部（皮下部）	构成精索，输精管结扎部位
腹股沟管部	构成精索
盆部	最长，末端膨大称输精管壶腹

2. 男性尿道分为_____、_____和_____三部分。临床上把_____和_____称为后尿道，_____称为前尿道。三部中最短的是_____，其周

围有尿道括约肌环绕。

【正确答案】 前列腺部、膜部、海绵体部、前列腺部、膜部、海绵体部、膜部

【记忆难点】 记忆不全或错误。

【分析与避错】 本题考查的是男性尿道的分部，可结合各部特点记忆。

3. 男性尿道的两个生理弯曲分别为_____和_____，其中_____恒定不变。

【正确答案】 耻骨前弯、耻骨下弯，耻骨下弯

【记忆难点】 记忆不全或错误。

【分析与避错】 本题考查的是男性尿道的弯曲，可结合其位置记忆。

4. 男性尿道的三处狭窄分别位于_____、_____和_____，其中_____最为狭窄。

【正确答案】 尿道内口、尿道膜部、尿道外口，尿道外口。

【记忆难点】 记忆不全或错误。

【分析与避错】 本题考查的是男性尿道的三处狭窄，可结合其位置记忆。

（四）名词解释

精索

【正确答案】 由腹股沟管深环至睾丸上端的圆索状结构，由三层被膜包裹输精管、睾丸动脉、蔓状静脉丛、神经丛和淋巴管等构成。

【记忆难点】 记忆不全或错误。

【分析与避错】 精索的概念包括以下内容：位置（腹股沟管深环至睾丸上端）、组成（输精管、睾丸动脉、蔓状静脉丛、神经丛和淋巴管）。

（五）简答题

1. 简述精子的产生部位及精子的排出途径。

【正确答案】 精子产生于精曲小管，排出途径如下：精曲小管→精直小管→睾丸网→睾丸输出小管→附睾管→输精管→射精管→尿道→排出体外。

【记忆难点】 记忆不全或错误。

【分析与避错】 本题考查的是精子排出途径，可结合男性生殖器官的位置和功能记忆。

2. 简述输精管的分部及男性结扎的部位。

【正确答案】 输精管分睾丸部、精索部、腹股沟管部和盆部，其中精索部位于皮下，为结扎的良好部位。

【记忆难点】 记忆不全或错误。

【分析与避错】 本题考查的输精管的分部。输精管的分部及特点详见填空题第1题的答案分析。

3. 简述男性尿道的分部、狭窄和弯曲。

【正确答案】　①男性尿道分为三部分：前列腺部、膜部和海绵体部。②男性尿道有三处狭窄，分别位于尿道内口、尿道膜部和尿道外口。③男性尿道有两个弯曲，即耻骨下弯和耻骨前弯。

【记忆难点】　记忆不全或错误。

【分析与避错】　男性尿道的分部、狭窄部位和弯曲可结合图谱、通过图表归纳总结综合记忆。

4. 男性肾盂结石患者，经体外碎石后，大量饮水排石。请问碎石依次经过哪些生理狭窄排出体外？

【正确答案】　碎石分别经过输尿管的三处狭窄及男性尿道的三处狭窄。依次为：输尿管的起始处、输尿管越过髂血管处、输尿管膀胱壁内段、尿道内口、尿道膜部和尿道外口。

【记忆难点】　记忆不全或错误。

【分析与避错】　本题考查的输尿管及男性尿道的狭窄部位。由于结石位于肾盂，因此碎石排出体外的过程中依次要经过输尿管和男性尿道，故在此行程中依次要经过输尿管的三处狭窄及男性尿道的三处狭窄，这些狭窄部位是结石容易嵌顿的地方。

第三节　女性生殖器

一、重点

1. 卵巢的位置、形态和功能。
2. 输卵管的位置和分部。
3. 子宫的位置和形态。

二、难点

1. 输卵管的位置和分部。
2. 子宫的位置和形态。

三、常见试题

(一) 单选题

1. 下列关于卵巢的说法，错误的是（　　　）

　　A. 是女性生殖腺　　　　　　　B. 位于盆腔中央　　　　　　C. 呈扁卵圆形

　　D. 上端借卵巢悬韧带连于盆腔侧壁

E. 下端借卵巢固有韧带连于子宫角

【正确答案】 B

【出题陷阱】 A、C、D、E

【分析与避错】 卵巢是女性生殖腺，产生卵子和分泌女性激素，选项 A 正确。卵巢紧贴小骨盆侧壁，呈扁卵圆形，选项 B 错误，选项 C 正确。选项 D、E 描述均正确。答案选 B。

2. 下列关于输卵管的描述，错误的是（　　）

A. 一对细长弯曲的肌性管道

B. 位于子宫底两侧与盆腔侧壁之间

C. 包裹在子宫阔韧带上缘内

D. 外侧端游离

E. 内侧端开口于腹膜腔

【正确答案】 E

【出题陷阱】 C、D

【分析与避错】 选项 A、B、C 均正确。输卵管外侧端游离，因此选项 D 正确。输卵管外侧端开口于腹膜腔称输卵管腹腔口，内侧端开口于子宫腔，选项 E 错误。

3. 输卵管的分部不包括（　　）

A. 输卵管子宫部　　　　B. 输卵管峡　　　　C. 输卵管壶腹

D. 输卵管漏斗　　　　E. 输卵管伞

【正确答案】 E

【出题陷阱】 A、B、C、D

【分析与避错】 本题考查的是输卵管的分部。输卵管由内侧向外侧分为四部分：输卵管子宫部、输卵管峡、输卵管壶腹和输卵管漏斗。其中输卵管漏斗的周缘形成许多细长的突起称输卵管伞，故输卵管伞不属于输卵管的分部，答案选 E。

4. 女性结扎的部位在（　　）

A. 输卵管子宫部　　　　B. 输卵管峡　　　　C. 输卵管壶腹

D. 输卵管漏斗　　　　E. 输卵管伞

【正确答案】 B

【出题陷阱】 A、C、D、E

【分析与避错】 本题考查的是输卵管四部的特点。输卵管峡短而狭窄，壁厚，血管少，输卵管结扎术常在此进行。本题选 B。输卵管分部的特点可结合下列结构图记忆。

输卵管 { 子宫部：有输卵管子宫口通子宫腔
输卵管峡：输卵管结扎部位
输卵管壶腹：受精部位
输卵管漏斗：有输卵管腹腔口通腹膜腔

5. 卵子受精的部位通常位于（　　）

    A. 输卵管子宫部　　　　　B. 输卵管峡　　　　　　　C. 输卵管壶腹

    D. 输卵管漏斗　　　　　　E. 输卵管伞

【正确答案】　C

【出题陷阱】　A、B、D、E

【分析与避错】　本题考查的是输卵管四部的特点。输卵管壶腹行程弯曲，约占输卵管全长的2/3，卵子通常在此受精。本题选C。

6. 下列关于子宫的说法，错误的是（　　）

    A. 为壁厚腔小的肌性器官

    B. 成年未孕子宫呈前后略扁，倒置梨形

    C. 分为底、体、颈、管四部分

    D. 产科常在子宫峡处进行剖宫术

    E. 子宫颈管通阴道的开口称子宫口

【正确答案】　C

【出题陷阱】　A、B、D、E

【分析与避错】　子宫为壁厚腔小的肌性器官，成年未孕子宫呈前后略扁，倒置梨形，分底、体、颈三部分，选项A、B正确，选项C错误。子宫峡在妊娠期逐渐伸展变长，变薄，产科常在此进行剖宫术，选项D正确。子宫颈管下口称子宫口，通阴道，选项E正确。答案选C。

7. 下列关于子宫的说法，错误的是（　　）

    A. 子宫颈伸入阴道内的部分称子宫颈阴道部

    B. 子宫颈与子宫体连接的部位称子宫峡

    C. 子宫内腔的上部位于子宫体内，称子宫腔

    D. 子宫内腔的下部位于子宫颈内，称子宫颈管

    E. 子宫体与子宫颈形成向前开放的钝角称子宫角

【正确答案】　E

【出题陷阱】　A、B、C、D

【分析与避错】　本题考查的是子宫颈、子宫的内腔和子宫角的概念。选项A、B、C、D均正确。子宫与输卵管相交的部位称子宫角，选项E错误。

8. 下列关于子宫固定装置的描述，错误的是（　　）

    A. 子宫的正常位置主要依靠4对韧带维持

    B. 子宫阔韧带限制子宫向侧方移位

    C. 子宫圆韧带是维持子宫前倾的主要结构

    D. 子宫骶韧带维持固定子宫颈，防止子宫脱垂

    E. 盆底肌也参与维持子宫正常的位置

【正确答案】 D

【出题陷阱】 A、B、C、E

【分析与避错】 子宫骶韧带维持子宫前屈位，子宫主韧带固定子宫颈，防止子宫脱垂，因此选项 D 错误。子宫的 4 对韧带及功能可根据下表记忆。

子宫韧带总结表

韧带	位置	功能
子宫阔韧带	子宫的两侧	限制子宫向两侧移动
子宫圆韧带	子宫	维持子宫前倾位
子宫主韧带	子宫颈两侧	防止子宫脱垂
子宫骶韧带	子宫颈后面	维持子宫前屈位

（二）多选题

1. 下列关于卵巢的描述，正确的是（   ）

   A. 位于盆腔内，紧贴小骨盆侧壁的卵巢窝

   B. 成对的实质性器官，呈扁卵圆形

   C. 外侧面贴于盆腔侧壁，内侧面朝向子宫

   D. 上端与输卵管接触，称输卵管端

   E. 下端连于子宫角，称子宫端

【正确答案】 A、B、C、D、E

【出题陷阱】 漏选

【分析与避错】 本题考查的是卵巢。选项 A、B、C、D、E 均正确。常见错误是漏选。

2. 关于输卵管的描述，正确的是（   ）

   A. 位于子宫主韧带上缘内

   B. 位于子宫底两侧和盆腔侧壁间

   C. 借输卵管子宫口开口于子宫腔

   D. 借输卵管腹腔口开口于腹膜腔

   E. 输卵管壶腹部最长，约占输卵管全长的 2/3

【正确答案】 B、C、D、E

【出题陷阱】 A

【分析与避错】 选项 B、C、D、E 均正确。输卵管位于子宫阔韧带的上缘内，选项 A 错误。答案选 A。

3. 关于子宫的描述，正确的是（   ）

   A. 位于盆腔中央   B. 位于膀胱与直肠之间

   C. 两侧有输卵管和卵巢   D. 下接阴道

   E. 成年女性子宫正常为前倾前屈位

【正确答案】 A、B、C、D、E

【出题陷阱】 漏选

【分析与避错】 本题考查的是子宫。选项 A、B、C、D、E 描述均正确。常见错误是漏选。

4. 固定子宫的装置包括（　　　）

　　A. 子宫阔韧带　　　　　　　B. 子宫主韧带　　　　　　　C. 子宫圆韧带
　　D. 子宫骶韧带　　　　　　　E. 盆底肌

【正确答案】 A、B、C、D、E

【出题陷阱】 E

【分析与避错】 本题考查的是子宫的固定装置。除子宫四对韧带外，盆底肌和周围的结缔组织对子宫正常位置的维持也起很大作用，选项 A、B、C、D、E 全部正确，常见错误是漏选。

5. 关于阴道的描述，正确的是（　　　）

　　A. 前后略扁的肌性管道

　　B. 是导入精液、排出月经和娩出胎儿的通路

　　C. 前邻膀胱和尿道，后邻直肠

　　D. 上端围绕子宫颈阴道部形成阴道穹

　　E. 下端以阴道口开口于阴道前庭

【正确答案】 A、B、C、D、E

【出题陷阱】 D

【分析与避错】 本题考查的是阴道。选项 A、B、C、D、E 均正确。

（三）填空题

1. 女性生殖腺是_____。

【正确答案】 卵巢

【记忆难点】 记忆错误。

【分析与避错】 可结合男性生殖腺记忆，如下所示。

$$
生殖腺\begin{cases} 男性：睾丸 \\ 女性：卵巢 \end{cases}
$$

2. _____是手术识别输卵管的标志。

【正确答案】 输卵管伞

【记忆难点】 记忆错误。

【分析与避错】 输卵管漏斗的周缘形成许多细长的突起，称输卵管伞，是临床手术时识别输卵管的标志。

3. 子宫位于_____的中央，_____和_____之间。

【正确答案】 骨盆腔、膀胱、直肠

【记忆难点】 记忆不全或错误。

【分析与避错】 本题考查的是子宫的位置及毗邻。

4. 成年女性未孕子宫的姿势为_____位和_____位。

【正确答案】 前倾、前屈

【记忆难点】 记忆不全或错误。

【分析与避错】 本题考查的是子宫的正常姿势。

5. 维持子宫前倾前屈位的韧带有_____和_____。

【正确答案】 子宫圆韧带、子宫骶韧带

【记忆难点】 记忆不全或错误。

【分析与避错】 本题考查的是子宫韧带的作用，详见单选第8题答案分析。

6. 子宫的内腔分上、下两部，上部称_____，下部称_____。

【正确答案】 子宫腔、子宫颈管

【记忆难点】 记忆错误。

【分析与避错】 本题考查的是子宫内腔的分部，可结合下列结构图记忆。

$$子宫内腔\begin{cases}子宫腔（子宫体内）\\子宫颈管（子宫颈内）\end{cases}$$

（四） 名词解释

1. 子宫峡

【正确答案】 子宫颈与子宫体连接的部位，稍狭细，称子宫峡，妊娠期可显著延长且无腹膜覆盖，是临床进行剖宫术的常用部位。

【记忆难点】 记忆不全或错误。

【分析与避错】 本题考查子宫峡的概念。答题时应包括以下内容：位置（子宫颈与子宫体连接的部位）、特点（稍狭细，妊娠期延长显著且无腹膜覆盖）、临床意义（进行剖宫术的常用部位）。

2. 输卵管伞

【正确答案】 输卵管漏斗的周缘形成许多细长的指状突起，称输卵管伞，是手术时识别输卵管的标志。

【记忆难点】 记忆不全或错误。

【分析与避错】 本题考查的是输卵管伞的概念，答题时应包括以下内容：位置（输卵管漏斗的周缘）、形态（细长的指状突起）、临床意义（手术时识别输卵管的标志）。

3. 阴道穹

【正确答案】 阴道的上端宽阔，围绕子宫颈阴道部，两者间形成环状的腔隙，称阴道穹，可经其后部穿刺或引流直肠子宫陷凹内的积液。

【记忆难点】 记忆不全或错误。

【分析与避错】 本题考查的是阴道穹的概念。答题时应包括以下内容：位置与构成（阴道的上端，围绕子宫颈的阴道部）、形态（环状的腔隙）、临床意义（后部是穿刺或引流直肠子宫陷凹内积液的常用部位）。

（五）简答题

1. 简述输卵管的位置和分部。

【正确答案】 位置：输卵管位于子宫底两侧和盆腔侧壁之间，包裹在子宫阔韧带上缘内。分部：输卵管全长由内侧向外侧分为四部分：输卵管子宫部、输卵管峡、输卵管壶腹和输卵管漏斗。

【记忆难点】 记忆不全或错误。

【分析与避错】 本题考查的是输卵管位置和分部，可结合输卵管行程记忆。

2. 简述子宫的形态和分部。

【正确答案】 成年女性的未孕子宫，呈前后略扁、倒置的梨形。子宫分为底、体、颈三部分。子宫底是两侧输卵管子宫口以上圆而凸的部分；子宫颈是下端呈圆柱状的部分；子宫底与子宫颈之间的部分称子宫体。

【记忆难点】 记忆不全或错误。

【分析与避错】 本题考查的是子宫的形态和分部，子宫的分部可结合下列结构图记忆。

$$
子宫
\begin{cases}
子宫底 \\
子宫体 \\
子宫颈
\begin{cases}
子宫颈阴道部 \\
子宫颈阴道上部
\end{cases}
\end{cases}
$$

3. 简述子宫的位置和姿势。

【正确答案】 ①位置：子宫位于骨盆腔的中央，膀胱和直肠之间。②姿势：成年女性，子宫的正常姿势为前倾前屈位。

【记忆难点】 记忆不全或错误。

【分析与避错】 本题考查的是子宫的位置和姿势。

4. 比较男性尿道和女性尿道结构的不同点。

【正确答案】 男性尿道走行较长，管径较细，行程中有三处狭窄和两个弯曲，具有排尿和排精的作用。女性尿道管径较宽、短而直，富于伸展性，仅具有排尿的作用。

【记忆难点】 记忆错误。

【分析与避错】 本题考查的是男、女尿道的特点，可结合下表记忆。

男、女尿道特征

尿道	管径	长度	走行	功能
男性	细，有三处狭窄	长	有两个弯曲	排尿、排精
女性	宽	短	直	排尿

第六章　循环系统

第一节　概　述

一、重点

1. 循环系统的组成。
2. 体循环和肺循环的路径。

二、难点

1. 体循环的路径。
2. 肺循环的路径。

三、常见试题

（一）单选题

1. 关于肺循环的说法，错误的是（　　　）

　　A. 肺循环的终点位于左心房

　　B. 肺循环始于体循环之先

　　C. 肺循环的主要功能进行气体交换

　　D. 肺循环又称小循环

　　E. 肺循环始于右心室

【正确答案】　B

【出题陷阱】　A、C、D、E

【分析与避错】　本题考查的是肺循环的路径和特点。人体的血液循环分为体循环和肺循环两部分，肺循环又叫小循环，起点位于右心室，终点在左心房，只经过肺，并在肺内完成气体交换，故 A、C、D 和 E 项均正确。但肺循环和体循环是同时进行的，两者没有先后顺序，故 B 项错误，所以答案选 B。

2. 关于动脉的说法，错误的是（　　　）

　　A. 动脉是输送血液离开心脏的管道

　　B. 动脉间可以吻合成动脉网或者动脉弓

C. 动脉最后移行于毛细血管

D. 动脉中流动的血液均为动脉血

E. 动脉管壁较静脉管壁厚

【正确答案】 D

【出题陷阱】 A、B、C、E

【分析与避错】 本题考查的是动脉的特点。上述 A、B 和 C 项对动脉的描述均正确。由于动脉压力较大，动脉管壁较静脉管壁厚，故 E 项正确。但动脉中的血液不一定是动脉血，比如肺动脉中的血液为静脉血，所以答案为 D。

（二）填空题

1. 循环系统包括_____和_____两部分。

【正确答案】 心血管系统、淋巴系统

【出题陷阱】 记忆错误。

【分析与避错】 循环系统的组成见下图。

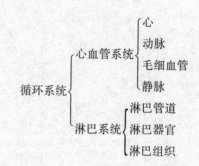

2. 心血管系统由_____、_____、_____和_____四部分组成。

【正确答案】 心、动脉、静脉、毛细血管

【出题陷阱】 记忆错误。

【分析与避错】 本题考察的是循环系统的组成，具体分析见填空题第 1 题。

（三）名词解释

1. 循环系统

【正确答案】 是人体内一套密闭而相互连续的管道系统，包括心血管系统和淋巴系统两部分。

【记忆难点】 概念描述不全或错误。

【分析与避错】 循环系统必须包括以下内容：形态（管道系统）、特点（密闭、相互连续）和组成（心血管系统和淋巴系统）。

2. 心血管系统

【正确答案】 由心、动脉、毛细血管和静脉组成的一套密闭的连续的管道系统，内有血液周而复始地循环流动，主要功能是运输物质。

【记忆难点】 概念描述不全或错误。

【分析与避错】 心血管系统必须包括以下内容：组成（心、动脉、毛细血管和静脉）、形态特点（密闭的连续的管道系统）、内容物（血液）和功能（运输物质）。

（四）简答题

简述体循环和肺循环的途径和特点。

【正确答案】 （1）体循环（大循环）

①路径：左心室→主动脉→主动脉的各级分支→毛细血管网（气体和物质交换）→上、下腔静脉及冠状窦的各级属支→上、下腔静脉及冠状窦→右心房

②特点：行程长，范围广，营养全身，带走代谢产物，使动脉血变成静脉血。

（2）肺循环（小循环）

①路径：右心室→肺动脉→肺动脉的各级分支→肺泡毛细血管网（气体交换）→肺静脉各级属支→肺静脉→左心房

②特点：行程短，在肺内完成气体交换，使静脉血变成动脉血。

【记忆难点】 混淆体循环和肺循环的具体路径。

【分析与避错】 要区分两种循环的路径和特点，可通过对比特点来记忆。体循环起点为左心室，终点为右心房；肺循环起点为右心室，终点为左心房。体循环经过全身大部分器官，使动脉血变为静脉血；肺循环只经过肺，使静脉血变为动脉血。

第二节　心血管系统

一、重点

1. 心的外形、位置和各腔的结构。

2. 主动脉的分段及主要分支。

3. 颈总动脉、颈内动脉、颈外动脉、锁骨下动脉的起始、主要分支及分布范围。

4. 腋动脉、肱动脉、尺动脉、桡动脉的起始和分布范围。

5. 腹腔干的 3 大分支的名称和分布范围。

6. 髂总动脉、髂内动脉及髂外动脉的主要分支。

7. 股动脉、腘动脉、胫前动脉、胫后动脉的起始和分布范围。

8. 上腔静脉、下腔静脉、头臂静脉、颈内静脉及锁骨下静脉的组成、收纳范围和汇入。

9. 静脉角的概念。

10. 人体主要浅静脉（颈外静脉、头静脉、贵要静脉、肘正中静脉、大隐静脉、小隐静脉）的起始、走行和汇入。

11. 门静脉的位置、属支、收纳范围及侧支循环的路径。

二、难点

1. 心的外形、位置和各腔的结构。

2. 心的毗邻结构。

3. 心传导系统的组成。

4. 冠状动脉的起始、分支及分布。

5. 心的静脉回流及冠状窦的位置。

6. 心包的组成。

7. 主动脉的分段及主要分支。

8. 颈动脉窦及颈动脉小球的位置和一般功能。

9. 颈总动脉、颈内动脉、颈外动脉、锁骨下动脉的起始、主要分支及分布范围。

10. 面动脉、甲状腺上动脉、上颌动脉、颞浅动脉、甲状腺下动脉、椎动脉和胸廓内动脉的起始及分布范围。

11. 掌浅弓和掌深弓的组成及其分布。

12. 胸主动脉的分支及分布范围。

13. 腹腔干的 3 大分支的名称和分布范围。

14. 肠系膜上、下动脉的分支和分布范围。

15. 髂总动脉、髂内动脉及髂外动脉的主要分支。

16. 股动脉、腘动脉、胫前动脉、胫后动脉的起始、走行位置和分布范围。

17. 上腔静脉、下腔静脉、头臂静脉、颈内静脉及锁骨下静脉的组成、收纳范围和汇入。

18. 静脉角的概念。

19. 人体主要浅静脉（颈外静脉、头静脉、贵要静脉、肘正中静脉、大隐静脉、小隐静脉）的起始、走行和汇入。

20. 门静脉的位置、属支、收纳范围及侧支循环的路径。

三、常见试题

（一）单选题

1. 关于冠状沟的说法，正确的是（　　）

    A. 是左、右心室在心表面的分界线

    B. 是左、右心房在心表面的分界线

    C. 是心房和心室在心表面的分界线

    D. 是一条完整的环形沟

E. 前方被主动脉阻隔

【正确答案】 C

【出题陷阱】 D

【分析与避错】 冠状沟是心表面靠近心底处略呈环形的沟，前方被肺动脉阻隔，不是一条完整的环形沟，是心房和心室在心表面的分界线，故只有 C 项正确。

2. 关于前室间沟的说法，正确的是（ ）

    A. 是左、右心室在心表面的分界线

    B. 是左、右心房在心表面的分界线

    C. 是心房和心室在心表面的分界线

    D. 是心膈面自冠状沟延续至心尖左侧的浅沟

    E. 是心胸肋面自冠状沟延续至心尖左侧的浅沟

【正确答案】 A

【出题陷阱】 B、C、E

【分析与避错】 前室间沟是心胸肋面自冠状沟延伸至心尖右侧的浅沟，是左、右心室在心表面的分界线。故只有 A 项正确。

3. 关于心外形的描述，错误的是（ ）

    A. 心尖由左心室构成

    B. 心底大部分由左心房，小部分由右心房构成

    C. 心近似倒置、前后略扁的圆锥体，大小似本人拳头

    D. 心的前面又称膈面

    E. 心尖朝向左前下方

【正确答案】 D

【出题陷阱】 A、B、C、E

【分析与避错】 心的外形是重点内容。心近似倒置、前后略扁的圆锥体，大小似本人拳头，故 C 项正确；心尖朝向左前下方，由左心室构成，在左侧第 5 肋间隙、左锁骨中线内侧 1~2cm 处可触及心尖的搏动，故 A 和 E 项正确；心底大部分由左心房，小部分由右心房构成，故 B 项正确；心的前面朝向前上方，与胸骨和肋软骨相对，称胸肋面；心的下面朝向后下方，与膈相邻，称膈面，故 D 项错误。

4. 关于卵圆窝的说法，正确的是（ ）

    A. 是冠状窦的开口

    B. 位于房间隔靠近左心房的一侧

    C. 位于室间隔靠近左心室的一侧

    D. 位于房间隔靠近右心房的一侧

    E. 位于室间隔靠近右心室的一侧

【正确答案】 D

【出题陷阱】　A、B

【分析与避错】　冠状窦的开口是冠状窦口，而不是卵圆窝，故 A 项错误。卵圆窝是右心房的主要结构，位于房间隔靠近右心房一侧的下部。故 D 项正确，B、C、E 项错误。所以答案为 D。

5. 下列结构中，位于右心房的是（　　）

　　A. 肺动脉口　　B. 肺静脉口　　C. 上腔静脉口　　D. 二尖瓣　　E. 肺动脉瓣

【正确答案】　C

【出题陷阱】　A、B

【分析与避错】　肺动脉口和肺动脉瓣均是右心室的结构，故 A 和 E 项错误。肺静脉口是左心房的结构，故 B 项错误。二尖瓣位于左房室口，所以 D 项错误。上腔静脉口是右心房的结构，所以答案为 C。

6. 注入左心房的静脉是（　　）

　　A. 上腔静脉　　B. 肺静脉　　C. 奇静脉　　D. 冠状窦　　E. 下腔静脉

【正确答案】　B

【出题陷阱】　A、D、E

【分析与避错】　左心房的入口是四个肺静脉口，四条肺静脉由此注入左心房。上腔静脉、下腔静脉和冠状窦均注入右心房，奇静脉注入上腔静脉，故答案为 B。

7. 右心室的出口是（　　）

　　A. 主动脉口　　B. 肺动脉口　　C. 左房室口　　D. 右房室口　　E. 冠状窦口

【正确答案】　B

【出题陷阱】　A、D

【分析与避错】　主动脉口是左心室的出口，故 A 项错误。左、右房室口分别是左、右心房的出口，故 C 和 D 项错误。冠状窦口右心房的入口，故 E 项错误。故上述选项中，仅 B 项正确。

8. 左房室口的瓣膜是（　　）

　　A. 二尖瓣　　B. 三尖瓣　　C. 肺动脉瓣　　D. 主动脉瓣　　E. 半月瓣

【正确答案】　A

【出题陷阱】　B

【分析与避错】　左、右房室口均有瓣膜，左房室口为二尖瓣，右房室口为三尖瓣，肺动脉瓣位于肺动脉口，主动脉瓣位于主动脉口，故答案选 A。

9. 心室收缩时，防止血液逆流的瓣膜有（　　）

　　A. 二尖瓣，三尖瓣　　　　　B. 肺动脉瓣，三尖瓣

　　C. 主动脉瓣，二尖瓣　　　　D. 肺动脉瓣，主动脉瓣

　　E. 肺动脉瓣，二尖瓣

【正确答案】　A

【出题陷阱】 D

【分析与避错】 本题考查的是瓣膜的作用。心室收缩时，房室瓣受血流推挤，封闭房室口，由于腱索的牵引，瓣膜不致翻向心房，可防止血液向心房倒流。在肺动脉口和主动脉口的周缘附有三片半月形瓣膜，分别称肺动脉瓣和主动脉瓣。当心室收缩时，血流冲开肺动脉瓣和主动脉瓣，进入肺动脉和主动脉；当心室舒张时，肺动脉瓣和主动脉瓣的袋口被血液充盈而关闭，防止血液从肺动脉逆流回右心室，从主动脉逆流回左心室。所以正确答案为 A。

10. 心室舒张时，防止血液逆流的装置是（   ）

　　A. 二尖瓣，三尖瓣　　　　　　　　B. 肺动脉瓣，三尖瓣

　　C. 主动脉瓣，二尖瓣　　　　　　　D. 肺动脉瓣，主动脉瓣

　　E. 肺动脉瓣，二尖瓣

【正确答案】 D

【出题陷阱】 A

【分析与避错】 具体分析见单选题第 9 题。

11. 心脏的正常起搏点位于（   ）

　　A. 窦房结　　B. 房室结　　　C. 房室束　　　D. 左右束支　　E. 节间束

【正确答案】 A

【出题陷阱】 B

【分析与避错】 此题考查的是心传导系统的组成，具体组成见下图。5 个选项都属于心的传导系统，但心脏正常的起搏点只在窦房结，所以答案选 A。

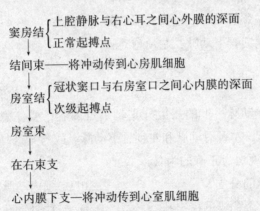

12. 心脏自动节律性兴奋的正常传导路径为（   ）

　　A. 窦房结→结间束→房室结→房室束→左右束支→浦肯野纤维网

　　B. 房室结→结间束→窦房结→房室束→左右束支→浦肯野纤维网

　　C. 窦房结→房室束→房室结→结间束→左右束支→浦肯野纤维网

　　D. 房室结→房室束→窦房结→结间束→左右束支→浦肯野纤维网

　　E. 以上都不对

【正确答案】 A

【出题陷阱】 C

【分析与避错】 此题考查的是心脏自动节律性兴奋的传导，具体分析见单选题第11题。

13. 左右冠状动脉起自（　　）

    A. 胸主动脉　　B. 主动脉弓　C. 升主动脉　D. 肺动脉　　E. 头臂干

【正确答案】 C

【出题陷阱】 B

【分析与避错】 左右冠状动脉是营养心的动脉，分别起自升主动脉起始部的左右侧，故答案选择 C。

14. 主动脉起自于（　　）

    A. 左心室　B. 右心室　　C. 左心房　　D. 右心房　　E. 以上都不对

【正确答案】 A

【出题陷阱】 C

【分析与避错】 主动脉是体循环的动脉主干，起自左心室的主动脉口，故答案选择 A。

15. 主动脉弓上的三大分支，由右向左依次为（　　）

    A. 右锁骨下动脉、右颈总动脉、头臂干

    B. 头臂干、右锁骨下动脉、右颈总动脉

    C. 头臂干、右颈总动脉、右锁骨下动脉

    D. 头臂干、左颈总动脉、左锁骨下动脉

    E. 头臂干、左锁骨下动脉、左颈总动脉

【正确答案】 D

【出题陷阱】 E

【分析与避错】 主动脉弓上的三大分支是重点内容，要注意题干问的排列顺序，由右向左依次为头臂干、左颈总动脉和左锁骨下动脉。故答案选择 D。

16. 关于椎动脉的说法，正确的为（　　）

    A. 是颈外动脉的分支　　　　　　　　B. 是颈内动脉的分支

    C. 依次穿过 7 个颈椎的横突孔　　　　D. 经枕骨大孔入颅

    E. 分支营养视器

【正确答案】 D

【出题陷阱】 C

【分析与避错】 椎动脉是锁骨下动脉的分支，所以 A、B 项均错误。椎动脉向上穿第 6 到第 1 颈椎的横突孔，经枕骨大孔入颅，分支营养脑和脊髓。所以 C、E 项错误，仅 D 项正确。

17. 颈外动脉的分支不包括（　　　）

　　A. 舌动脉　　B. 椎动脉　　C. 面动脉　　D. 上颌动脉　E. 颞浅动脉

【正确答案】　B

【出题陷阱】　A、C、D、E

【分析与避错】　颈外动脉的主要分支有舌动脉、面动脉、上颌动脉、颞浅动脉和甲状腺上动脉，故 A、C、D 和 E 项均不选。而椎动脉是锁骨下动脉的分支，故答案选择 B。

18. 参与构成掌浅弓的动脉有（　　　）

　　A. 尺动脉终支和桡动脉终支　　　　　　B. 桡动脉终支和掌浅支

　　C. 尺动脉终支和掌浅支　　　　　　　　D. 桡动脉终支和掌深支

　　E. 尺动脉终支和掌深支

【正确答案】　C

【出题陷阱】　D

【分析与避错】　掌浅弓是由尺动脉终支和桡动脉的掌浅支在手掌浅层吻合而成的。故只有 C 项正确。

19. 卵巢动脉起自于（　　　）

　　A. 腹主动脉　　　　　　B. 髂总动脉　　　　　　　C. 髂外动脉

　　D. 髂内动脉　　　　　　E. 肠系膜下动脉

【正确答案】　A

【出题陷阱】　D

【分析与避错】　此题考查的是腹主动脉的主要分支，卵巢动脉是腹主动脉发出的成对脏支，故答案选择 A。腹主动脉的主要分支可归纳如下：

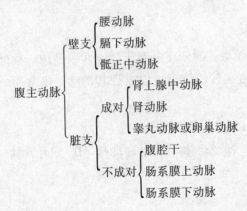

20. 胃网膜右动脉起自（　　　）

　　A. 腹腔干　　B. 肝总动脉　　　　　　C. 胃十二指肠动脉

　　D. 脾动脉　　E. 胰十二指肠上动脉

【正确答案】　C

【出题陷阱】 B、E

【分析与避错】 此题考查的是腹腔干的各级分支，具体见下图，本题答案为 C。
腹腔干的各级分支可归纳为下图：

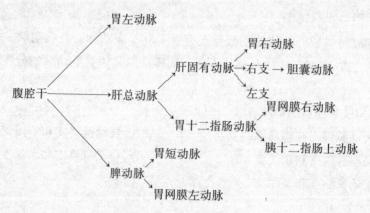

21. 下列动脉中，属于肠系膜上动脉分支的是 （　　）

　　A. 脾动脉　　　　　　　B. 中结肠动脉　　　　　　C. 左结肠动脉

　　D. 乙状结肠动脉　　　　E. 直肠上动脉

【正确答案】 B

【出题陷阱】 C、D

【分析与避错】 肠系膜上动脉的分支有胰十二指肠下动脉、空肠动脉、回肠动脉、回结肠动脉、右结肠动脉和中结肠动脉。上题中 A 项是腹腔干的分支，C、D、E 项均是肠系膜下动脉的分支。故答案选 B。

22. 头顶部出血时，止血可压迫 （　　）

　　A. 面动脉　　B. 颈外动脉　　C. 上颌动脉　　D. 颞浅动脉　　E. 椎动脉

【正确答案】 D

【出题陷阱】 A

【分析与避错】 颞浅动脉的分支分布于腮腺和颞、顶、额部软组织。而且颞浅动脉行经外耳门前方处位置表浅，体表可以摸到其搏动，是常用的压迫止血部位。所以答案选 D。

23. 眼裂以下面部出血时，止血可压迫 （　　）

　　A. 面动脉　　B. 颞浅动脉　　C. 上颌动脉　　D. 颈外动脉　　E. 椎动脉

【正确答案】 A

【出题陷阱】 B

【分析与避错】 面动脉的营养范围包括面部的肌肉和皮肤，面动脉在咬肌前缘下颌骨下缘处位置表浅，体表可摸到其搏动，是常用的压迫止血部位。故此题选择 A。

24. 临床上测量血压时，听诊的血管是 （　　）

　　A. 腋动脉　　B. 肱动脉　　C. 尺动脉　　D. 桡动脉　　E. 锁骨下动脉

【正确答案】 B

【出题陷阱】 A

【分析与避错】 在肱二头肌内侧沟内可以摸到肱动脉的搏动，以肘关节稍上方最为明显，是测量血压时的常用听诊部位。故答案选择 B。

25. 颈外静脉注入（　　）

    A. 颈内静脉 　　　　　　B. 头臂静脉 　　　　　　C. 锁骨下静脉

    D. 颈总静脉 　　　　　　E. 下腔静脉

【正确答案】 C

【出题陷阱】 D、A

【分析与避错】 颈外静脉是颈部一条重要的浅静脉，沿胸锁乳突肌表面下行注入锁骨下静脉，故答案选 C。值得注意的是，颈内静脉和颈外静脉没有汇合，也没有颈总静脉，颈外静脉注入锁骨下静脉，颈内静脉与锁骨下静脉汇合，形成头臂静脉。

26. 关于锁骨下静脉的描述，错误的是（　　）

    A. 与颈内静脉汇合成头臂静脉 　　　B. 有锁骨下动脉与其伴行

    C. 与颈外静脉汇合处形成静脉角 　　D. 是腋静脉的延续

    E. 主要收纳上肢和颈部浅层的静脉血

【正确答案】 C

【出题陷阱】 A、B、D、E

【分析与避错】 锁骨下静脉由腋静脉越过第 1 肋外缘延续而成，与同名动脉伴行，收集颈浅部和上肢的静脉血，至胸锁关节后方，与颈内静脉汇合为头臂静脉，汇合处的夹角称为静脉角，故选项 A、B、D 和 E 项正确，而 C 项错误。所以答案选 C。

27. 关于头静脉的描述，正确的是（　　）

    A. 起自手背静脉网桡侧 　　　　　　B. 在臂中部注入肱静脉

    C. 沿肱二头肌内侧缘上行 　　　　　D. 与贵要静脉不相交通

    E. 起自手背静脉网尺侧

【正确答案】 A

【出题陷阱】 E

【分析与避错】 头静脉起自手背静脉网的桡侧，经前臂前面，沿臂前区桡侧及肱二头肌外侧沟上升，经三角肌和胸大肌之间注入腋静脉或锁骨下静脉，贵要静脉在肘部通过肘正中静脉与头静脉相交通。所以只有 A 正确。

28. 关于贵要静脉的描述，正确的是（　　）

    A. 起自手背静脉网的桡侧 　　　　　B. 到臂上部注入腋静脉

    C. 与头静脉间无交通支 　　　　　　D. 注入锁骨下静脉

    E. 起自手背静脉网尺侧

【正确答案】 E

【分析与避错】　贵要静脉起自手背静脉网的尺侧,逐渐转向前臂前面,沿前臂尺侧及肱二头肌内侧沟上升,到臂的中部注入肱静脉或腋静脉,故 A、B 和 D 项均错误。贵要静脉在肘部通过肘正中静脉与头静脉相交通,故 C 项亦错误,只有 E 项正确。

29. 关于下腔静脉的描述,正确的是 (　　)

　　A. 收纳胸部、腹部和下肢的静脉血　　　　B. 由左、右髂外静脉汇合而成

　　C. 沿腹主动脉左侧上行　　　　　　　　　D. 注入右心房

　　E. 注入左心房

【正确答案】　D

【出题陷阱】　A

【分析与避错】　下腔静脉收纳下肢、盆部及腹部的静脉血,是由左、右髂总静脉汇合而成的,沿腹主动脉右侧上行,由下腔静脉口注入右心房。故只有 D 项正确。

30. 关于大隐静脉的描述,正确的是 (　　)

　　A. 起于足背静脉弓外侧　　B. 经外踝后方上行　　　C. 无静脉瓣

　　D. 注入股静脉　　　　　　E. 注入腘静脉

【正确答案】　D

【出题陷阱】　A、B、E

【分析与避错】　大隐静脉起自足背静脉弓的内侧,经内踝的前方沿小腿和大腿的内侧上行,穿深筋膜注入股静脉。故 A、B 和 E 项错误,D 项正确。大隐静脉含有丰富的静脉瓣,可以克服血液在向心流动中的巨大阻力,故 C 项亦错误。所以答案选择 D。

31. 关于小隐静脉的描述,正确的是 (　　)

　　A. 起于足背静脉弓内侧　　　　　　　　　B. 经外踝后方上行

　　C. 经内踝后方上行　　　　　　　　　　　D. 注入股静脉

　　E. 以上都不对

【正确答案】　B

【出题陷阱】　A、C、D

【分析与避错】　小隐静脉起自足背静脉弓的外侧,经外踝后方沿小腿后面中线向上到达腘窝,穿深筋膜注入腘静脉。上述各项中只有 B 项正确。

32. 肝门静脉收集范围不包括 (　　)

　　A. 胃的静脉血　　　　　　B. 阑尾的静脉血　　　　　C. 肝的静脉血

　　D. 胆囊的静脉血　　　　　E. 脾的静脉血

【正确答案】　C

【出题陷阱】　A、B、D、E

【分析与避错】　门静脉收集胃、小肠、大肠 (到直肠中部)、胆、胰和脾等的静脉血。故答案为 C。

（二）多选题

1. 关于心尖的描述，正确的是（　　　）

    A. 朝向左前下方

    B. 由左右心室构成

    C. 体表投影在左侧第5肋间隙，左锁骨中线内侧1~2cm处

    D. 其体表投影是心脏听诊的常用部位

    E. 在活体心尖体表投影处可扪及心尖的搏动

【正确答案】 ACDE

【出题陷阱】 B

【分析与避错】 此题考查的是心的外形。心尖朝向左前下方，由左心室构成，在左侧第5肋间隙、左锁骨中线内侧1~2cm处可触及心尖的搏动，上述选项仅B错误，故答案为A、C、D和E。

2. 关于心的描述，错误的是（　　　）

    A. 位于胸膜腔内　　　　　B. 前方平对胸骨体和第4~7肋软骨

    C. 后方平对第4~8胸椎　　D. 前方大部分被肺和胸膜所遮盖

    E. 心内注射时，在左侧第4肋间隙，紧贴胸骨左缘进针

【正确答案】 ABC

【出题陷阱】 D、E

【分析与避错】 心的位置位于中纵隔内，故A项错误。心的前方平对胸骨体和2~6肋软骨，前面大部分被肺和胸膜所遮盖，只有一小部分借心包与胸骨下份和左侧4~6肋软骨相邻，此区称心包裸区。临床心内注射时应选择在胸骨左缘第4肋间隙处进针，可不伤及肺和胸膜，故B项错误。心的后方平对第5~8胸椎，故C项错误。所以答案是ABC。为了便于记忆，心的位置和毗邻可归纳为表格和歌诀：

心脏位于中纵隔，前面大部被肺遮，

胸骨左缘四肋间，急救药物可注射。

心的毗邻

方向	毗邻结构
上方	出入心的大血管
下方	膈
后方	食管、迷走神经和胸主动脉等，平对5~8胸椎
前方	平对胸骨体和第2~6肋软骨，大部分被肺和胸膜遮盖
两侧	借纵隔胸膜、胸膜腔与肺相邻

3. 右心房的结构包括（　　　）

    A. 右心耳　　B. 二尖瓣　　C. 卵圆窝　　D. 动脉圆锥　　E. 乳头肌

【正确答案】 AC

【出题陷阱】 B、D、E

【分析与避错】 二尖瓣位于左房室口，故 B 项错误；动脉圆锥是右心室的结构，故 D 项错误；乳头肌是心室的结构，故 E 项错误。右心耳和卵圆窝都是右心房的结构，右心耳为右心房向左前方突出的部分，卵圆窝在房间隔靠近右心房一侧的下部，故答案选择 A 和 C。

4. 右心房的入口有（　　　）

    A. 下腔静脉口　　　　　　B. 肺动脉口　　　　　　C. 上腔静脉口

    D. 右房室口　　　　　　　E. 冠状窦口

【正确答案】 ACE

【出题陷阱】 B、D

【分析与避错】 右心房有三个入口：上腔静脉口、下腔静脉口和冠状窦口，肺动脉口是右心室的出口，右房室口是右心房的出口，故答案为 A、C 和 E。

5. 心室收缩时（　　　）

    A. 心房舒张　　　　　　　B. 房室口打开　　　　　　C. 房室口关闭

    D. 血液由心室射入动脉　E. 主动脉口和肺动脉口都打开

【正确答案】 ACDE

【出题陷阱】 B

【分析与避错】 心室收缩时心房舒张，二尖瓣和三尖瓣关闭，从而左右房室口关闭；肺动脉瓣和主动脉瓣打开，从而主动脉口和肺动脉口都打开，血液由心室射入动脉中，所以只有 B 项错误。

6. 心室舒张时，防止血液逆流的结构有（　　　）

    A. 主动脉瓣　B. 三尖瓣　　C. 二尖瓣　　D. 肺动脉瓣　　E. 右房室瓣

【正确答案】 AD

【出题陷阱】 B、C、E

【分析与避错】 心室舒张时，主动脉瓣和肺动脉瓣关闭，防止血液由动脉逆流回心室，所以答案选 AD。

7. 关于心传导系统的描述，正确的是（　　　）

    A. 窦房结是正常起搏点

    B. 房室结是正常起搏点

    C. 许多复杂的心律失常发生在窦房结

    D. 窦房结位于上腔静脉与右心耳之间心外膜的深面

    E. 心内膜下支与心室肌细胞相连

【正确答案】 ADE

【出题陷阱】 B、C

【分析与避错】 心的正常起搏点是窦房结。房室结是次级起搏点，许多复杂的心律失常在该处发生，故 A 和 C 项正确，B 项错误。D 项关于窦房结位置的描述正确。心内膜下支是左、右束支在心室的心内膜深面分散成的许多细小的分支，交织成网，与心室的普通心肌细胞相连，故 E 项正确。

8. 关于左冠状动脉的描述，正确的是（　　　）

A. 起自升主动脉起始部的左侧

B. 分出前室间支和旋支

C. 前室间支走行在前室间沟内

D. 前室间支分布到左心室前壁、室间隔前 2/3 和右心室前壁一部分

E. 旋支分布到左心房和左心室

【正确答案】 ABCDE

【出题陷阱】 易漏选答案。

【分析与避错】 此题考查的是心的动脉供应，A、B、C、D 和 E 项对左冠状动脉的描述均正确。

9. 关于心脏静脉的描述，错误的是（　　　）

A. 冠状窦注入下腔静脉

B. 冠状窦注入上腔静脉

C. 冠状窦有心大静脉、心小静脉和心中静脉三条主要属支

D. 心中静脉沿前室间沟上行

E. 心小静脉沿后室间沟上行

【正确答案】 ABDE

【出题陷阱】 C

【分析与避错】 心的静脉主要包括心大静脉、心中静脉、心小静脉，这三条静脉汇入冠状窦，冠状窦由冠状窦口注入右心房，故 C 项正确，A 和 B 项均错误。心大静脉走行在前室间沟里，心小静脉走行在右冠状沟里，心中静脉走行在后室间沟里，故 D 和 E 项错误。所以答案选择 ABDE。

10. 关于主动脉的描述，正确的是（　　　）

A. 是体循环的动脉主干

B. 按行程分为升主动脉、主动脉弓和降主动脉三部分

C. 升主动脉发出左右冠状动脉

D. 主动脉弓由左向右发出头臂干、左颈总动脉和左锁骨下动脉

E. 降主动脉以主动脉裂孔为界分为胸主动脉和腹主动脉

【正确答案】 ABCE

【出题陷阱】 D

【分析与避错】 此题考查的是主动脉的分段和分支，主动脉弓由右向左发出头臂

干、左颈总动脉和左锁骨下动脉，所以 D 项错误。为加深记忆，主动脉的分段和各段的主要分支可归纳为下表：

主动脉的分段

分段	起点	分支	
升主动脉	主动脉口	左冠状动脉	
		右冠状动脉	
主动脉弓	在胸骨角水平接升主动脉	头臂干	右锁骨下动脉
			右颈总动脉
		左锁骨下动脉	
		左颈总动脉	
降主动脉	在第四胸椎下缘水平接主动脉弓	胸主动脉（膈以上）	
		腹主动脉（膈以下）	左髂总动脉
			右髂总动脉

11. 关于颈总动脉的描述，正确的是（　　　）

　　A. 直接发自主动脉弓

　　B. 是头颈部的动脉主干

　　C. 分为颈内动脉和颈外动脉

　　D. 分叉处有颈动脉窦，可感受血压变化

　　E. 分叉处有颈动脉小球，可感受血压的变化

【正确答案】　BCD

【出题陷阱】　A、E

【分析与避错】　左颈总动脉起自主动脉弓，右颈总动脉起自头臂干，故 A 项错误。颈总动脉是头颈部的动脉主干，分为颈内动脉和颈外动脉。故 B 和 C 项正确。颈动脉窦是压力感受器，可以感受血压变化。颈动脉小球是化学感受器，可以感受血液中 CO_2 浓度的变化，故 D 项正确，E 项错误。所以答案是 BCD。

12. 锁骨下动脉的主要分支有（　　　）

　　A. 椎动脉　　　　　　　B. 胸廓内动脉　　　　　　C. 舌动脉

　　D. 甲状颈干　　　　　　E. 甲状腺上动脉

【正确答案】　ABD

【出题陷阱】　C、E

【分析与避错】　锁骨下动脉的主要分支有椎动脉、胸廓内动脉和甲状颈干。甲状腺上动脉和舌动脉都是颈外动脉的分支。故答案是 ABD。

13. 关于上肢动脉的描述，正确的是（　　　）

　　A. 腋动脉由锁骨下动脉移行而来

　　B. 肱动脉沿肱二头肌外侧沟下行

C. 测量血压时的听诊动脉是肱动脉

D. 肱动脉平桡骨颈水平分为尺动脉和桡动脉

E. 拇主要动脉是桡动脉在第一掌骨间隙发出的分支

【正确答案】 ACDE

【出题陷阱】 B

【分析与避错】 肱动脉沿肱二头肌内侧沟下行，故 B 项错误。其余选项均正确，故答案为 ACDE。

14. 关于胸主动脉的描述，正确的是（   ）

A. 是胸部的动脉主干　　　　　　　B. 分为壁支和脏支

C. 肋间后动脉属于脏支　　　　　　D. 肋下动脉属于壁支

E. 支气管支属于脏支

【正确答案】 ABDE

【出题陷阱】 C

【分析与避错】 此题考查的是胸主动脉的属支。胸主动脉的属支可总结为下图。肋间后动脉属于壁支，故 C 项错误。其余选项均正确，故答案为 ABDE。

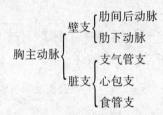

15. 腹腔干的分支有（   ）

A. 胃左动脉　　　　　　B. 脾动脉　　　　　　C. 肝总动脉

D. 肠系膜上动脉　　　　E. 肠系膜下动脉

【正确答案】 ABC

【出题陷阱】 D、E

【分析与避错】 肠系膜上动脉和肠系膜下动脉都不是腹腔干的分支，直接起自腹主动脉。腹腔干的分支见单选题第 20 题。

16. 肠系膜下动脉分支包括（   ）

A. 左结肠动脉　　　　　B. 右结肠动脉　　　　C. 直肠上动脉

D. 乙状结肠动脉　　　　E. 以上都不对

【正确答案】 ACD

【出题陷阱】 B、E

【分析与避错】 A、C、D 项均是肠系膜下动脉的分支，右结肠动脉是肠系膜上动脉的分支，故答案为 ACD。

17. 供应胃的动脉有（   ）

A. 胃左动脉 B. 胃右动脉
C. 胃网膜左动脉 D. 胃网膜右动脉
E. 胃短动脉

【正确答案】 ABCDE

【出题陷阱】 易漏选答案。

【分析与避错】 胃的动脉供应以及来源如下：①胃左动脉，来源于腹腔干；②胃右动脉，来源于肝固有动脉；③胃网膜左动脉，来源于脾动脉；④胃网膜右动脉，来源于胃十二指肠动脉；⑤胃短动脉，来源于脾动脉。故本题 A、B、C、D 和 E 项均正确。

18. 关于下肢动脉的描述，正确的是（ ）

A. 股动脉由髂内动脉移行而来

B. 股动脉降入腘窝改名为腘动脉

C. 腘动脉至腘窝下角处分为胫前动脉和胫后动脉

D. 胫前动脉移行为足背动脉

E. 胫后动脉进入足底分为足底内侧动脉和足底外侧动脉

【正确答案】 BCDE

【出题陷阱】 A

【分析与避错】 股动脉是由髂外动脉移行来的，故 A 项错误，其余选项均正确。故答案为 BCDE。下肢的动脉可总结为下图：

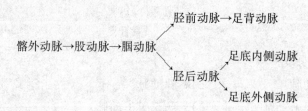

19. 肝门静脉的属支包括（ ）

A. 肠系膜上静脉 B. 脾静脉 C. 胃左静脉

D. 胃右静脉 E. 附脐静脉

【正确答案】 ABCDE

【出题陷阱】 易漏选答案。

【分析与避错】 本题考查的是门静脉的属支，其属支图见简答题第 8 题，此题 A、B、C、D、E 五项均正确。

20. 关于上腔静脉的描述，正确的是（ ）

A. 收纳头颈部、上肢、胸部（心脏除外）的静脉血

B. 由左、右头臂静脉汇合成

C. 注入右心房

D. 注入右心房之前，接受奇静脉的汇入

E. 注入右心房之前，接受半奇静脉的直接汇入

【正确答案】 ABCD

【出题陷阱】 E

【分析与避错】 上腔静脉主要属支图如下。故上述 A、B、C、D 项均正确，仅 E 项错误。

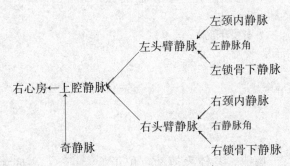

21. 属于浅静脉的是（   ）

A. 颈外静脉   B. 贵要静脉   C. 头静脉   D. 大隐静脉   E. 小隐静脉

【正确答案】 ABCDE

【出题陷阱】 易漏选答案。

【分析与避错】 本题考查的是全身重要的浅静脉，可总结为下表：

全身重要的浅静脉

部位	浅静脉名称	注入的静脉
上肢	头静脉	腋静脉或锁骨下静脉
	贵要静脉	肱静脉或腋静脉
	肘正中静脉	头静脉或贵要静脉
下肢	大隐静脉	股静脉
	小隐静脉	腘静脉
颈部	颈外静脉	锁骨下静脉
胸腹壁	胸腹壁静脉	腋静脉
	腹壁浅静脉	大隐静脉

22. 关于胸部静脉的描述，正确的是（   ）

A. 胸廓内静脉注入锁骨下静脉   B. 奇静脉注入上腔静脉

C. 半奇静脉注入奇静脉   D. 半奇静脉注入胸廓内静脉

E. 副半奇静脉注入奇静脉或半奇静脉

【正确答案】 BCE

【出题陷阱】 A、D

【分析与避错】 胸廓内静脉注入头臂静脉，半奇静脉注入奇静脉，故 A、D 项错误，其余选项均正确，故答案为 BCE。为了方便记忆，总结胸部静脉回流图如下：

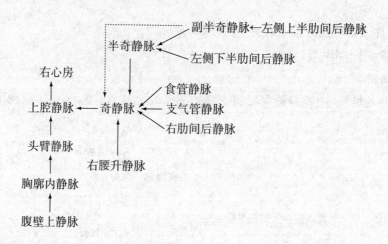

（三）填空

1. 心尖由_____构成，其体表搏动点位于_____；心底大部分由_____、小部分由_____构成。

【正确答案】 左心室，左侧第 5 肋间隙、左锁骨中线内侧 1～2cm 处，左心房，右心房

【记忆难点】 记忆混淆或错误。

【分析与避错】 此题考查的是心的外形，可结合图谱、模型和视频形象化记忆。

2. 心脏被_____和_____分为_____、_____、_____和_____四个腔。

【正确答案】 房间隔、室间隔、左心房、右心房、右心室、左心室

【记忆难点】 记忆混淆或书写错误。

【分析与避错】 心脏被房间隔分为左、右心房，被室间隔分为左、右心室。

3. 心包可以分为_____和_____两层。

【正确答案】 纤维心包、浆膜心包

【记忆难点】 记忆混淆或书写错误。

【分析与避错】 本题考查的是心包的组成，可通过总结图和歌诀帮助记忆，具体如下：

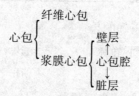

纤维心包最外层，厚而坚韧无弹性，

浆膜心包围成腔，脏壁两层相移行。

4. 主动脉根据其行程分为_____、_____和_____三段。

【正确答案】 升主动脉、主动脉弓、降主动脉

【记忆难点】 记忆混淆或书写错误。

【分析与避错】 本题考查的是主动脉的分段,可结合图谱和标本形象记忆。

5. 颈动脉窦属于_____感受器,感受_____的变化;颈动脉小球属于_____感受器,感受_____的变化。

【正确答案】 压力、血压、化学、CO_2 浓度

【记忆难点】 记忆混淆或书写错误。

【分析与避错】 颈动脉窦和颈动脉小球都属于内感受器,两者的位置、功能等易混淆,可结合表格对比记忆:

颈动脉窦和颈动脉小球

名称	位置	感受的刺激	感受器种类
颈动脉窦	颈总动脉末端和颈内动脉起始处	血压	压力感受器
颈动脉小球	颈内、外动脉分叉处的稍后方	CO_2 浓度	化学感受器

6. 体循环的静脉主要包括_____系、_____系和_____系。

【正确答案】 上腔静脉、下腔静脉、心静脉

【记忆难点】 记忆混淆或书写错误。

【分析与避错】 本题考查的是体循环的静脉组成,可通过表格记忆:

体循环的静脉

分部	组成	注入口	收纳范围
上腔静脉系	上腔静脉及其属支	上腔静脉口	头颈部、上肢及胸部(心脏除外)
下腔静脉系	下腔静脉及其属支	下腔静脉口	下肢、盆部及腹部
心静脉系	冠状窦及其属支	冠状窦口	心

7. 颈内静脉上端在颈静脉孔处续自_____,下端与_____汇合成头臂静脉,汇合处的夹角称为_____。

【正确答案】 乙状窦、锁骨下静脉、静脉角

【记忆难点】 记忆混淆或书写错误。

【分析与避错】 此题考查的是颈内静脉的起止,可结合相关图谱和标本形象记忆。

(四) 名词解释

1. 卵圆窝

【正确答案】 在右心房的房间隔下部有一卵圆形的浅窝,称卵圆窝,是胎儿时期卵圆孔封闭后遗留的凹陷。

【记忆难点】 记忆不全或错误。

【分析与避错】 卵圆窝必须包括以下内容:位置(右心房房间隔的下部)、形态特点(卵圆形的浅窝)和来源(胎儿时期卵圆孔封闭后遗留的凹陷)。

2. 心包腔

【正确答案】 浆膜心包的脏层和壁层在出入心的大血管根部相互移行，两层之间的潜在性腔隙称心包腔，内含有少量浆液，可减少心搏动时的摩擦。

【记忆难点】 记忆不全或错误。

【分析与避错】 心包腔必须包括以下内容：性质（潜在性腔隙）、位置（浆膜心包的脏层和壁层之间）和内容物及其作用（少量浆液，可减少心搏动时的摩擦）。

3. 颈动脉窦

【正确答案】 为颈总动脉末端和颈内动脉起始部的膨大部分，壁内有压力感受器，可感知血压的变化。

【记忆难点】 记忆不全或错误。

【分析与避错】 颈动脉窦必须包括以下内容：位置（颈总动脉末端和颈内动脉起始部）、形态（膨大部分）和性质（压力感受器，可感知血压的变化）。

4. 颈动脉小球

【正确答案】 为一扁椭圆形小体，位于颈内动脉与颈外动脉分叉处的后方，借结缔组织连于动脉壁上，内含化学感受器，可感受血液中 CO_2 浓度的变化。

【记忆难点】 记忆不全或错误。

【分析与避错】 颈动脉小球必须包括以下内容：位置（颈内动脉与颈外动脉分叉处的后方）、形态（扁椭圆形小体）和性质（化学感受器，可感受血液中 CO_2 浓度的变化）。

5. 静脉角

【正确答案】 颈内静脉和锁骨下静脉在胸锁关节后方汇合成头臂静脉，汇合处的夹角称静脉角，是淋巴导管的注入处。

【记忆难点】 记忆不全或错误。

【分析与避错】 静脉角必须包括以下内容：位置（胸锁关节后方、颈内静脉和锁骨下静脉汇合处）和意义（淋巴导管的注入处）。

（五）简答题

1. 简述心各瓣膜的位置和作用。

【正确答案】 心各瓣膜的位置和作用见下表。

心各瓣膜的位置和作用

瓣膜	位置	作用
二尖瓣	左房室口	左心室收缩时，防止血液返流回左心房
三尖瓣	右房室口	右心室收缩时，防止血液返流回右心房
主动脉瓣	主动脉口	左心室舒张时，防止血液返流回左心室
肺动脉瓣	肺动脉口	右心室舒张时，防止血液返流回右心室

【记忆难点】 记忆不全或错误。

【分析与避错】 心各瓣膜的位置和作用容易混淆，可通过以上表格对比记忆。

2. 简述心各腔的出入口及其结构。

【正确答案】 心各腔的出入口及其结构见下表。

心腔的出入口及主要结构

心腔	入口	出口	结构
右心房	3个：上腔静脉口、下腔静脉口、冠状窦口	1个：右房室口	右心耳、卵圆窝
右心室	1个：右房室口	1个：肺动脉口	三尖瓣复合体、动脉圆锥和肺动脉瓣
左心房	4个：肺静脉口	1个：左房室口	左心耳
左心室	1个：左房室口	1个：主动脉口	二尖瓣复合体和主动脉瓣

【记忆难点】 记忆不全或错误。

【分析与避错】 心各腔的出入口名称相似，结构复杂，容易混淆，可结合血液循环途径，通过以上表格对比记忆。

3. 简述左、右冠状动脉的分支及其分布范围。

【正确答案】 ①左冠状动脉。分支：前室间支、旋支。分布：左心房、左心室、室间隔前 2/3 和右心室前壁一部分。②右冠状动脉。分支：后室间支、右旋支。分布：右心房、右心室、室间隔后 1/3 和左心室后壁一部分。

【记忆难点】 记忆混淆或错误。

【分析与避错】 左、右冠状动脉的分支分布可归纳为下表对比记忆：

名称	来源	分支	走行	分布
左冠状动脉	升主动脉起始处左侧	前室间支	前室间沟	左心室前壁、右心室前壁一小部分、室间隔前 2/3
		旋支	沿冠状沟左行，绕到左心室膈面	左心房、左心室左侧壁和膈面
右冠状动脉	升主动脉起始处右侧	后室间支	后室间沟	右心房、右心室、室间隔后 1/3、窦房结、房室结
		右旋支	沿冠状沟左行到左心室膈面右侧	左心室膈面的右侧部分

4. 简述腹腔干的分支及其分布的范围。

【正确答案】 腹腔干有 3 个分支，分别是胃左动脉、肝总动脉和脾动脉，其分支主要分布于胃、肝、胆囊、胰、脾、十二指肠、大小网膜和食管腹段等。

【记忆难点】 记忆不全或错误。

【分析与避错】 腹腔干各级分支较多，分布范围复杂，其分支图见单选第20题，同时结合相关图谱形象记忆。

5. 列举腹主动脉发出的不成对脏支及其分布范围。

【正确答案】 腹主动脉发出的不成对脏支有腹腔干、肠系膜上动脉和肠系膜下动脉。腹腔干的分支主要分布于胃、肝、胆囊、胰、脾、十二指肠、大小网膜和食管腹段。肠系膜上动脉的分支主要分布于十二指肠、空肠、回肠、盲肠、阑尾、升结肠和横结肠。肠系膜下动脉的分支主要分布于降结肠、乙状结肠和直肠上部。

【记忆难点】 记忆不全或错误。

【分析与避错】 腹主动脉发出的不成对脏支是腹腔干、肠系膜上动脉和肠系膜下动脉，其主要分支和分布范围容易混淆，可通过以下表格来总结对比记忆：

腹主动脉不成对脏支主要分支分布

	主干	分布
腹主动脉	腹腔干	胃、肝、胆囊、胰、脾、十二指肠、大小网膜和食管腹段
	肠系膜上动脉	十二指肠、空肠、回肠、盲肠、阑尾、升结肠和横结肠
	肠系膜下动脉	降结肠、乙状结肠和直肠上部

6. 列举营养胰和十二指肠的血管及其营养范围和来源。

【正确答案】 ①胰十二指肠上动脉，营养胰头和十二指肠，来源于胃十二指肠动脉；②胰十二指肠下动脉，营养胰头和十二指肠，来源于肠系膜上动脉；③脾动脉，营养胰体和胰尾，来源于腹腔干。

【记忆难点】 记忆不全或错误。

【分析与避错】 胰和十二指肠的营养血管主要来源于腹腔干和肠系膜上动脉的各级分支。可结合相关图谱形象记忆。

7. 列举营养直肠的血管及其营养范围和来源。

【正确答案】 ①直肠上动脉：营养直肠上2/3，来源于肠系膜下动脉。②直肠下动脉：营养直肠下1/3，来源于髂内动脉。

【记忆难点】 记忆不全或错误。

【分析与避错】 要注意直肠的动脉供应分为两部分，直肠上2/3和下1/3的动脉来源不同，注意不要混淆。

8. 列举门静脉的属支及其收纳范围。

【正确答案】 ①门静脉的属支：脾静脉、肠系膜上静脉、肠系膜下静脉、胃左静脉、胃右静脉、胆囊动脉和附脐静脉。②门静脉的收集范围：收集腹腔不成对脏器如胃、小肠、大肠（至直肠中部）、胆囊、胰和脾的静脉血。

【记忆难点】 记忆不全或错误。

【分析与避错】 门静脉属支共有7条，可结合门静脉属支图来记忆：

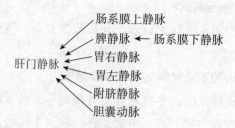

（六）论述题

1. 肝硬化晚期门静脉高压的患者，会出现呕血、便血和腹壁皮下静脉怒张三大临床表现，请结合门静脉的侧支循环途径分析这三大临床表现产生的原因。

【正确答案】 肝门静脉的侧支循环途径包括：①通过食管静脉丛：肝门静脉→胃左静脉→食管静脉丛→食管静脉→奇静脉→上腔静脉。肝硬化门静脉高压时，门静脉血流受阻，由于大量血液经此途径回流，故位于食管下段的黏膜下静脉丛发生曲张。曲张的静脉可因食物的摩擦作用或胃液倒流的腐蚀作用而破裂，引起呕血。②通过直肠静脉丛：肝门静脉→脾静脉→肠系膜下静脉→直肠上静脉→直肠静脉丛→直肠下静脉、肛静脉→髂内静脉→髂总静脉→下腔静脉。肝硬化门静脉高压时，门静脉血流受阻，大量血液经此途径回流，直肠下端静脉发生曲张，可引起痔核形成，如破裂可引起便血。③通过脐周静脉网：肝门静脉→附脐静脉→脐周静脉网→上、下两条途径回流：

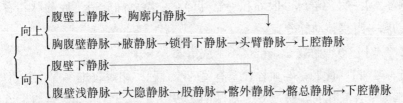

肝硬化门静脉高压时，门静脉血流受阻，大量血液经此途径回流，可引起脐周静脉网曲张，腹壁皮下静脉怒张，称"海蛇头"。

【记忆难点】 不理解题意、记忆不全或错误。

【分析与避错】 此题考查的是肝门静脉的侧支循环。当肝门静脉的血液回流受阻时，血液可经肝门静脉与上腔静脉和下腔静脉之间的吻合支，流回右心房，这种循环称肝门静脉的侧支循环。主要有答案所述的以上三条途径。正常情况下肝门静脉与上、下腔静脉之间的吻合支很小，血流量很少，但当肝门静脉回流受阻（肝硬化），压力增高时，这些吻合支高度扩张，血流量增加，起疏导作用。肝硬化的三大临床体征就是由于侧支循环血流量增加引起的。

2. 阑尾炎症时，自头静脉注射的药物经过什么循环途径到达阑尾？（以箭头表示依次经过的结构）

【正确答案】 头静脉→腋静脉→锁骨下静脉→头臂静脉→上腔静脉→右心房→右心室→肺动脉→肺泡壁的毛细血管网→肺静脉→左心房→左心室→升主动脉→主动脉弓→胸主动脉→腹主动脉→肠系膜上动脉→回结肠动脉→阑尾动脉→阑尾。

【记忆难点】 不理解题意、记忆不全或错误。

【分析与避错】 此题是与静脉注射药物有关的综合题，相对较难。首先必须理解题意，其次必须掌握全身静脉的各级属支、动脉的各级分支和器官的动脉供应。特别注意药物直接注入相应静脉，顺血流而行，运动方向和血流方向一致，通过静脉的各级属支回心，再通过肺循环和体循环（动脉的各级分支）到达相应病变部位的营养血管，这样药物便能发挥作用了。

3. 一胆囊炎患者，在其左手背尺侧浅静脉注入抗生素等药液，试述这些药液通过什么循环途径到达胆囊？（以箭头表示依次经过的结构）

【正确答案】 左贵要静脉→左肱静脉→左腋静脉→左锁骨下静脉→左头臂静脉→上腔静脉→右心房→右心室→肺动脉→肺泡壁的毛细血管网→肺静脉→左心房→左心室→升主动脉→主动脉弓→胸主动脉→腹主动脉→腹腔干→肝总动脉→肝固有动脉→胆囊动脉→胆囊。

【记忆难点】 不理解题意、记忆不全或错误。

【分析与避错】 见论述题第2题答题分析。

4. 下肢大隐静脉内血栓脱落，最后栓塞于肺，试述此栓子通过什么途径到达肺内？（以箭头表示依次经过的结构）

【正确答案】 大隐静脉→股静脉→髂外静脉→髂总静脉→下腔静脉→右心房→右心室→肺动脉→阻塞肺动脉分支。

【记忆难点】 不理解题意、记忆不全或错误。

【分析与避错】 此题是与血栓栓塞有关的综合题，相对较难。首先必须理解题意，其次必须掌握全身静脉的各级属支、动脉的各级分支和器官的动脉供应。血栓脱落后进入血液，顺血流而行，运动方向和血流方向一致，即在体循环和肺循环间交替运行，栓塞于血管较细的部位（肺和脑等）。所以此类题和静脉输液题类似，栓子像药物一样到达栓塞部位的营养动脉，按照静脉输液题的答题思路，举一反三，就知道如何答题了。

5. 从内踝前方的浅静脉滴注青霉素，要经过什么途径才能到达肾？（以箭头表示依次经过的结构）

【正确答案】 大隐静脉→股静脉→髂外静脉→髂总静脉→下腔静脉→右心房→右心室→肺动脉→肺泡壁的毛细血管网→肺静脉→左心房→左心室→升主动脉→主动脉弓→胸主动脉→腹主动脉→肾动脉→肾。

【记忆难点】 不理解题意、记忆不全或错误。

【分析与避错】 见论述题第2题答题分析。

6. 由大隐静脉注入药物治疗阑尾炎，试述该药物通过哪些具体血管到达病变部位？（以箭头表示依次经过的结构）

【正确答案】 大隐静脉→股静脉→髂外静脉→髂总静脉→下腔静脉→右心房→右心室→肺动脉→肺泡壁的毛细血管网→肺静脉→左心房→左心室→升主动脉→主动脉弓→胸主动脉→腹主动脉→肠系膜上动脉→回结肠动脉→阑尾动脉。

【记忆难点】 不理解题意、记忆不全或错误。

【分析与避错】 见论述题第2题答题分析。

7. 阑尾炎症时，口服抗菌药物经过什么途径到阑尾？（以箭头表示依次经过的结构）

【正确答案】 口→咽→食管→胃→十二指肠→空、回肠→肠系膜上静脉→肝门静脉→肝血窦→肝静脉→下腔静脉→右心房→右心室→肺动脉→肺泡壁的毛细血管网→肺静脉→左心房→左心室→升主动脉→主动脉弓→胸主动脉→腹主动脉→肠系膜上动脉→回结肠动脉→阑尾动脉→阑尾。

【记忆难点】 不理解题意、记忆不全或错误。

【分析与避错】 此题是与口服药物有关的综合题，相对较难。首先必须理解题意，其次必须掌握全身静脉的各级属支、动脉的各级分支和器官的动脉供应。口服药物必须先经消化管进入小肠，在此被吸收入肠系膜上静脉，顺血流而行，运动方向和血流方向一致，特别强调的是肠系膜上静脉属于肝门静脉系统，故药物必须随血液先进入肝门静脉，然后通过静脉各级属支回心，再通过肺循环和体循环（动脉的各级分支）到达相应病变部位的营养血管，这样药物便能发挥作用了。

8. 口服黄连素后尿液呈黄色，试述黄连素通过什么途径到达体外？（以箭头表示依次经过的结构）

【正确答案】 口→咽→食管→胃→十二指肠→空、回肠→肠系膜上静脉→肝门静脉→肝血窦→肝静脉→下腔静脉→右心房→右心室→肺动脉→肺泡壁的毛细血管网→肺静脉→左心房→左心室→升主动脉→主动脉弓→胸主动脉→腹主动脉→肾动脉→肾皮质（肾小体）→肾锥体→乳头孔→肾小盏→肾大盏→肾盂→输尿管→膀胱→尿道→排出体外。

【记忆难点】 不理解题意、记忆不全或错误。

【分析与避错】 见论述题第7题。

9. 冠心病介入治疗时，经股动脉根部放入导管，请问导管要依次经过哪些血管才能到达病变的冠状动脉放置支架？（以箭头表示依次经过的结构）

【正确答案】 股动脉→髂外动脉→髂总动脉→腹主动脉→胸主动脉→主动脉弓→升主动脉→左、右冠状动脉。

【记忆难点】 不理解题意、记忆不全或错误。

【分析与避错】 冠心病介入治疗因创伤小，在临床已经广泛应用，特别注意导管运动方向与血流方向相反。其原理就是在股动脉根部放入导管，导管逆血流而上，最后到达心脏病变部位的血管（左、右冠状动脉各级分支）。

第三节　淋巴系统

一、重点

1. 淋巴系统的组成。

2. 胸导管的组成、走行、收纳范围和汇入。

3. 右淋巴导管的组成、收纳范围和汇入。

4. 腋淋巴结和腹股沟浅、深淋巴结的位置、收纳范围及回流。

5. 脾的位置及形态。

二、难点

1. 淋巴系统的组成和主要功能。

2. 九条淋巴干的名称及收纳范围。

3. 胸导管的组成、走行、收纳范围和汇入。

4. 右淋巴导管的组成、收纳范围和汇入。

5. 人体主要淋巴结群的位置、收纳范围及回流。

6. 脾的位置及形态。

三、常见试题

(一) 单选题

1. 不成对的淋巴干是 (   )

　　A. 肠干　　　　B. 腰干　　　　C. 锁骨下干　　　D. 支气管纵隔干　　　E. 颈干

【正确答案】 A

【出题陷阱】 B、C、D、E

【分析与避错】 腰干、锁骨下干、支气管纵隔干和颈干都是成对的淋巴干，只有肠干是不成对。故答案选 A。

2. 胸导管收集范围是 (   )

　　A. 上半身的淋巴　　　　　　　　　　B. 右半身的淋巴

　　C. 下半身与左上半身的淋巴　　　　　D. 下半身与右上半身的淋巴

　　E. 全身的淋巴

【正确答案】 C

【出题陷阱】 A

【分析与避错】 胸导管是全身最大的淋巴管道，收纳左半头颈部、左侧上肢、左半胸部、腹部、盆部和两侧下肢的全身淋巴。所以只有 C 正确。

3. 下列淋巴干中的淋巴不经右淋巴导管回流的是 (   )

　　A. 右腰干　　　　　　　B. 右颈干　　　　　　　C. 右锁骨下干

　　D. 右支气管纵隔干　　　E. 以上都不对

【正确答案】 A

【出题陷阱】 B、C、D

【分析与避错】 右淋巴导管收纳右颈干、右锁骨下干和右支气管纵隔干的淋巴，而右腰干的淋巴经胸导管回流。故答案选择 A。

（二）多选题

1. 淋巴系统的组成包括（   ）

    A. 淋巴管道　B. 淋巴器官　C. 淋巴组织　D. 淋巴液　　E. 以上都对

【正确答案】 ABC

【出题陷阱】 D、E

【分析与避错】 淋巴系统包括淋巴管道、淋巴器官和淋巴组织三部分，淋巴液是淋巴管道中流动的液体，不属于淋巴系统。故答案选择 ABC。

2. 下列关于淋巴管道的描述，正确的是（   ）

    A. 包括毛细淋巴管、淋巴管、淋巴干以及淋巴导管

    B. 毛细淋巴管道是淋巴管道的起始

    C. 全身共有九条淋巴干

    D. 全身的淋巴导管包括胸导管和右淋巴导管

    E. 淋巴管可分为深、浅淋巴管

【正确答案】 ABCDE

【出题陷阱】 易漏选答案。

【分析与避错】 要注意淋巴管道和淋巴管的区别，淋巴管道包括毛细淋巴管、淋巴管、淋巴干以及淋巴导管，毛细淋巴管道是淋巴管道的起始，淋巴管可分为深、浅淋巴管，全身的淋巴管汇成九条淋巴干，九条淋巴干汇成两条淋巴导管，即胸导管和右淋巴导管。故 A、B、C、D 和 E 项全正确。

3. 有关胸导管的说法，正确的是（   ）

    A. 收集下半身和左上半身的淋巴　　　　B. 穿过膈的食管裂孔上行

    C. 下端起自乳糜池　　　　　　　　　　D. 是全身最粗大的淋巴导管

    E. 注入右静脉角

【正确答案】 ACD

【出题陷阱】 B、E

【分析与避错】 胸导管是全身最粗大的淋巴导管，下端起自乳糜池，收集下半身和左上半身的淋巴，故 A、C 和 D 项正确。胸导管穿膈的主动脉裂孔入胸腔，出胸廓上口达颈根部，注入左静脉角，B 和 E 项错误。故答案为 ACD。

4. 右淋巴导管收纳的淋巴干包括（   ）

    A. 右颈干　　　　　　　　B. 肠干　　　　　　　　　C. 右腰干

    D. 右支气管纵隔干　　　　E. 右锁骨下干

【正确答案】 ADE

【出题陷阱】 B、C

【分析与避错】 右淋巴导管收纳右颈干、右支气管纵隔干和右锁骨下干共三条淋巴干的淋巴。故答案为 ADE。

5. 关于脾的描述，正确的是（　　　）

　　A. 是淋巴器官　　　　　　　　　　　B. 其长轴与第 11 肋一致

　　C. 正常在左肋弓下不可触及　　　　　D. 质软而脆，易破裂

　　E. 脏面上有脾门

【正确答案】 ACDE

【出题陷阱】 B

【分析与避错】 脾是淋巴器官，平对第 9 ~ 11 肋，其长轴与第 10 肋一致。脾质软而脆，易破裂，可分为膈、脏两面，前后两端和上下两缘。脏面中央有脾门，上缘有脾切迹，故只有 B 项错误。答案为 ACDE。

（三）填空题

1. 淋巴系统由_____、_____和_____组成。

【正确答案】 淋巴管道、淋巴器官、淋巴组织

【记忆难点】 记忆错误。

【分析与避错】 淋巴系统的组成可以归纳如下图：

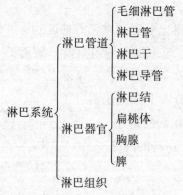

2. 淋巴管道由细到粗分别为_____、_____、_____和_____。

【正确答案】 毛细淋巴管、淋巴管、淋巴干、淋巴导管

【记忆难点】 顺序写错。

【分析与避错】 见填空题第 1 题分析。

3. 全身成对的淋巴干有_____、_____、_____和_____；不成对的淋巴干是_____。

【正确答案】 颈干、锁骨下干、支气管纵隔干、腰干、肠干

【记忆难点】 记忆不全或错误。

【分析与避错】 全身九条淋巴干易混淆，记忆时要注意。

4. 下颌下淋巴结的输出淋巴管注入_____淋巴结。

【正确答案】 颈外侧深

【记忆难点】 记忆混淆。

【分析与避错】 全身主要淋巴结总结如下图：

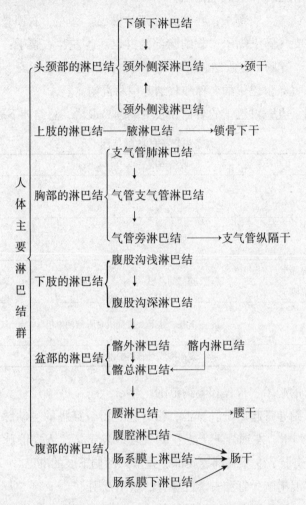

5. 腹股沟深淋巴结的输出淋巴管注入_____淋巴结。

【正确答案】 髂外

【记忆难点】 记忆混淆。

【分析与避错】 见填空题第 4 题分析。

（四）名词解释

1. 乳糜池

【正确答案】 由左、右腰干及肠干在第 12 胸椎和第 1 腰椎的前面汇合而成的梭形膨大，是胸导管的起点。

【记忆难点】 概念描述不全或错误。

【分析与避错】 乳糜池必须包括：组成（左右腰干及肠干）、位置（第 12 胸椎和第 1 腰椎的前面）、形态（梭形膨大）和作用（胸导管的起点）。

（五）简答题

1. 简述全身的淋巴干及其收纳范围。

【正确答案】 ①左、右颈干：收纳头颈部的淋巴。②左、右锁骨下干：收纳上肢的淋巴。③左、右支气管纵隔干：收纳胸部的淋巴。④左、右腰干：下肢、盆部及腹部成对脏器的淋巴。⑤肠干：收纳腹部不成对脏器的淋巴。

【记忆难点】 九条淋巴干的名称和收纳范围易混淆。

【分析与避错】 九条淋巴干的名称和收纳范围易混淆，总结如下表：

九条淋巴干的收纳范围

名称	收纳范围
左颈干	头颈部的淋巴
右颈干	
左锁骨下干	上肢的淋巴
右锁骨下干	
左支气管纵隔干	胸部的淋巴
右支气管纵隔干	
左腰干	下肢、盆部及腹部成对脏器的淋巴
右腰干	
肠干	腹部不成对脏器的淋巴

2. 简述胸导管的起始、行程和收纳范围。

【正确答案】 胸导管起始于乳糜池，沿脊柱走行，穿膈的主动脉裂孔入胸腔，在左颈根部又接纳左颈干、左锁骨下干、左支气管纵隔干，注入左静脉角。胸导管收纳左半头颈部、左侧上肢、左半胸部、腹部、盆部和两侧下肢的淋巴。

【记忆难点】 混淆胸导管和右淋巴导管的收纳范围。

【分析与避错】 胸导管和右淋巴导管的比较如下表：

淋巴导管的组成、走行、收纳范围和汇入

名称	组成	走行	收纳范围
胸导管	左腰干、右腰干、肠干、左颈干、左锁下干和左支气管纵隔干	起自乳糜池，穿主动脉裂孔入胸腔，出胸廓上口，注入左静脉角	左半头颈部、左侧上肢、左半胸部、腹部、盆部和两侧下肢的淋巴
右淋巴导管	右颈干、右锁骨下干和右支气管纵隔干	长约1.5cm，汇合而成后随即注入右静脉角	右半头颈部、右侧上肢、右半胸部的淋巴

3. 简述脾的位置、形态和功能。

【正确答案】 ①脾的位置：位于左季肋区，平对第 9~11 肋，其长轴与第 10 肋一致。②脾的形态：可分为膈脏两面，前后两端和上下两缘。脏面中央有脾门。上缘有脾切迹。③脾的功能：造血、储血、滤血、清除衰老的红细胞和参与机体免疫反应，是重要的淋巴器官。

【记忆难点】 脾的位置和形态。

【分析与避错】 脾的形态可总结如下图：

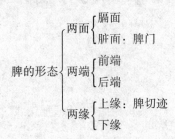

脾的形态
- 两面
  - 膈面
  - 脏面：脾门
- 两端
  - 前端
  - 后端
- 两缘
  - 上缘：脾切迹
  - 下缘

（六）论述题

1. 经小肠吸收的脂肪怎样送到肝脏进行加工处理（以箭头表示依次经过的结构）？

【正确答案】 （小肠的）毛细淋巴管→淋巴管→肠干→乳糜池→胸导管→左静脉角→左头臂静脉→上腔静脉→右心房→右心室→肺动脉→肺泡壁的毛细血管网→肺静脉→左心房→左心室→升主动脉→主动脉弓→胸主动脉→腹主动脉→腹腔干→肝总动脉→肝固有动脉→肝血窦→肝细胞加工处理脂肪。

【记忆难点】 答案不完整。

【分析与避错】 脂肪是大分子物质，不能透过毛细血管壁，但可透过毛细淋巴管壁，故脂肪的吸收通过小肠毛细淋巴管进入淋巴循环，随淋巴回流入静脉，然后和静脉血一起回流入心，经过肺循环和体循环最终到达肝脏。

2. 肺癌患者，检查时发现右侧肺门淋巴结内有转移的肿瘤细胞，同时肝脏内有转移灶形成，试述肿瘤细胞通过什么途径到达肝脏形成转移灶（以箭头表示依次经过的结构）？

【正确答案】 肿瘤细胞→右肺门淋巴结→右气管支气管淋巴结→右气管旁淋巴结→右支气管纵隔干→右淋巴导管→右头臂静脉→上腔静脉→右心房→右心室→肺动脉→肺泡壁的毛细血管网→肺静脉→左心房→左心室→升主动脉→主动脉弓→胸主动脉→腹主动脉→腹腔干→肝总动脉→肝固有动脉→肝→形成转移灶。

【记忆难点】 答案不完整。

【分析与避错】 右侧肺门淋巴结内的肿瘤细胞要与淋巴一起循环，后注入静脉，随静脉血回流入心，通过血液循环到达肝脏形成转移灶。

第七章　内分泌系统

一、重点

1. 内分泌器官和内分泌组织的基本概念。
2. 甲状腺、肾上腺和垂体的形态和位置。

二、难点

1. 甲状腺、肾上腺和垂体的形态和位置。
2. 甲状旁腺、胸腺和松果体的形态和位置。

三、常见试题

(一) 单选题

1. 下列腺体中不属于内分泌器官的是 （　　　）

　　A. 甲状腺　　B. 垂体　　　C. 胰　　　　D. 胸腺　　　E. 松果体

【正确答案】　C

【出题陷阱】　E

【分析与避错】　胰属于消化腺。其余都是内分泌器官，故选择 C。

2. 下列关于甲状腺的叙述，错误的是 （　　　）

　　A. 是单个器官

　　B. 由左、右叶和甲状腺峡构成

　　C. 有时由峡发出锥状叶

　　D. 峡部位于甲状软骨前面

　　E. 两叶后缘有上、下两对甲状旁腺

【正确答案】　D

【出题陷阱】　B

【分析与避错】　甲状腺峡位于第 2～4 气管软骨环前面。因此 D 项错误，答案选 D。

3. 下列关于胸腺的叙述，错误的是 （　　　）

　　A. 位于胸膜腔内　　　　　　　　　　B. 由大小不等的两叶构成

　　C. 大小可以随年龄变化　　　　　　　D. 青春期后逐渐退化

E. 同时也是淋巴器官

【正确答案】 A

【出题陷阱】 E

【分析与避错】 胸腺位于胸腔内，不是胸膜腔，所以 A 项错误。其余选项均正确。故答案为 A。

（二）多选题

1. 关于肾上腺的描述，正确的是（   ）

A. 为一对灰白色的扁平腺体   B. 右肾上腺呈半月形

C. 左肾上腺呈三角形   D. 位于肾的上端

E. 皮质和实质都能分泌激素

【正确答案】 DE

【出题陷阱】 A、B、C

【分析与避错】 肾上腺的形态左右不一样，左侧近似半月形，右侧呈三角形，所以 A、B 和 C 三项均错误。D、E 两项是关于肾上腺位置和功能的描述，均正确，故答案选择 DE。

2. 成年后退化的内分泌腺有（   ）

A. 甲状腺   B. 胸腺   C. 甲状旁腺   D. 松果体   E. 垂体

【正确答案】 BD

【出题陷阱】 A、C、E

【分析与避错】 上述选项只有 B、D 项成年后会逐渐萎缩退化。故答案为 BD。

3. 位于颅腔内的内分泌器官有（   ）

A. 甲状腺   B. 胸腺   C. 垂体   D. 松果体   E. 肾上腺

【正确答案】 CD

【出题陷阱】 A、B、E

【分析与避错】 此题是关于各内分泌器官位置的，甲状腺位于第 2~4 气管软骨环的前方，胸腺位于上纵隔内，肾上腺位于肾上端；只有垂体和松果体位于颅腔内，故答案选 CD。

（三）填空题

1. 内分泌系统由_____和_____构成。

【正确答案】 内分泌器官、内分泌组织

【记忆难点】 记忆错误。

【分析与避错】 此题考查的是内分泌系统的组成。应理解记忆。

2. 垂体位于_____内。

【正确答案】 垂体窝

【记忆难点】 记忆混淆或书写错误。

【分析与避错】 此题考查的是垂体的位置，可结合其他内分泌器官的位置对比记忆。

（四）名词解释

1. 内分泌器官

【正确答案】 具有独立存在的形态结构，肉眼可见的内分泌腺。

【记忆难点】 记忆不全或错误。

【分析与避错】 内分泌器官必须包括：形态特点（具有独立存在的形态结构）和性质（肉眼可见的内分泌腺）。

2. 内分泌组织

【正确答案】 分散在其他器官内的内分泌细胞团块。

【记忆难点】 记忆不全或错误。

【分析与避错】 内分泌组织必须包括：性质及形态特点（内分泌细胞团块）和位置（分散在其他器官内）。

（五）简答题

简述主要内分泌器官（甲状腺、甲状旁腺、肾上腺、垂体、胸腺和松果体）的位置、形态和功能。

【正确答案】 见下表。

内分泌器官的位置、形态和功能

名称	位置	形态	功能
甲状腺	第2~4气管软骨环的前方	呈"H"形，分左、右侧叶和峡部	分泌甲状腺素
甲状旁腺	甲状腺左右叶后面	呈扁椭圆形，似绿豆大小的腺体	分泌甲状旁腺素
肾上腺	肾上端	左侧近似半月形，右侧呈三角形	皮质分泌盐皮质激素、糖皮质激素和性激素；髓质分泌肾上腺素和去甲肾上腺素
垂体	垂体窝	不成对，呈椭圆形	腺垂体可分泌激素；神经垂体主要储存下丘脑产生的抗利尿激素和催产素
胸腺	上纵隔内	呈锥体形，分为大小不等的左右叶	参与细胞免疫
松果体	背侧丘脑的后上方	椭圆形的小体，色淡红	分泌的激素可抑制性成熟

【记忆难点】 记忆混淆或错误。

【分析与避错】 主要内分泌器官的位置、形态和功能易混淆，可总结为上表并结合相关图谱对比记忆。

第八章 感觉器

第一节 概 述

一、重点

感觉器的组成。

二、难点

1. 感觉器的组成。
2. 感受器和感觉器的概念。
3. 感受器的分类。

三、常见试题

（一）单选题

1. 皮肤内接受痛觉刺激的游离神经末梢属于（ ）

    A. 外感受器　B. 内感受器　C. 感觉器　　D. 本体感受器　　E. 副器

【正确答案】 A

【出题陷阱】 B、D

【分析与避错】 答案分析：痛觉刺激是来自外界环境的刺激，所以接受此刺激的感受器为外感受器。故答案选 A。

2. 视器属于（ ）

    A. 内感受器　　　　　　　B. 感觉器　　　　　　　　C. 化学感受器

    D. 本体感受器　　　　　E. 压力感受器

【正确答案】 B

【出题陷阱】 A

【分析与避错】 感觉器是感受器及其副器的总称。视器由眼球和眼副器组成，属于感觉器，故答案选 B。

（二）多选题

颈动脉窦属于（ ）

A. 本体感受器   B. 外感受器   C. 压力感受器

D. 内感受器   E. 化学感受器

【正确答案】 CD

【出题陷阱】 A、E

【分析与避错】 颈动脉窦感受的是机体内部血压的变化，属于内感受器和压力感受器。故答案选择 C、D。

（三）填空题

_____感受器分布于肌肉、肌腱、关节等处，接受运动和平衡时产生的刺激。

【正确答案】 本体

【记忆难点】 常见错误为外感受器和内感受器。

【分析与避错】 勿混淆外感受器、本体感受器和内感受器的概念，外感受器接受的是机体外界环境的各种刺激；内感受器接受的是来自内脏和血管的刺激。

（四）名词解释

1. 感觉器

【正确答案】 感觉器是感受器及其副器（辅助装置）的总称。

【记忆难点】 混淆感觉器和感受器的概念，误答成感受器。

【分析与避错】 感受器是感觉器的组成部分，感觉器包括感受器和副器。

2. 感受器

【正确答案】 感受器是机体接受内、外环境各种刺激的结构。

【记忆难点】 混淆感觉器和感受器的概念，误答成感觉器。

【分析与避错】 感受器的定义必须包括刺激的来源（内、外环境各种刺激）。

第二节　视　器

一、重点

1. 视器的组成。

2. 眼球的组成。

3. 眼球壁各层的位置、分部及其主要形态结构。

4. 眼球内容物的组成。

二、难点

1. 视器的组成。

2. 眼球壁各层的位置、分部及其主要形态结构。

3. 瞳孔的调节。

4. 眼球内容物的组成。

5. 屈光系统的组成及晶状体的调节过程。

6. 眼底的形态结构。

7. 房水的产生和循环途径。

8. 眼球外肌的名称及作用。

三、常见试题

(一) 单选题

1. 不属于眼球壁的结构是 (   )

   A. 视网膜   B. 角膜   C. 晶状体   D. 睫状体   E. 虹膜

【正确答案】 C

【出题陷阱】 D

【分析与避错】 眼球壁由外向内分为纤维膜、血管膜和视网膜。角膜属于眼球纤维膜，睫状体和虹膜属于眼球血管膜，故 A、B、D 和 E 项均属于眼球壁。晶状体属于眼球内容物，故答案选 C。

2. 关于纤维膜的说法，错误的是 (   )

   A. 血管丰富   B. 前 1/6 为角膜，后 5/6 为巩膜

   C. 为眼球壁的最外层   D. 保护眼球内部结构

   E. 维持眼球外形

【正确答案】 A

【出题陷阱】 B、C、D、E

【分析与避错】 要注意此题选择的是错误选项，上述 B、C、D 和 E 项均正确，故答案选择 A。

3. 关于角膜的说法，错误的是 (   )

   A. 无色透明   B. 具有屈光作用

   C. 无神经末梢   D. 无血管

   E. 无结膜覆盖

【正确答案】 C

【出题陷阱】 B、D

【分析与避错】 角膜属于眼球纤维膜，无色透明，有屈光作用。角膜无血管，但有大量的神经末梢，表面没有结膜覆盖。故只有 C 项错误。

4. 属于眼球血管膜的结构是 (   )

   A. 角膜   B. 睫状体   C. 巩膜   D. 黄斑   E. 视神经节

【正确答案】 B

【出题陷阱】 C

【分析与避错】 眼球血管膜分为虹膜、睫状体和脉络膜三部分。故 B 项正确。A 和 C 项属于纤维膜，D 和 E 项属于视网膜，故答案选择 B。

5. 视网膜感光最敏锐的部位是（　　　）

    A. 视神经盘　　　　　　　B. 黄斑　　　　　　　　　C. 中央凹

    D. 感光细胞层　　　　　　E. 以上都不对

【正确答案】 C

【出题陷阱】 B

【分析与避错】 中央凹是黄斑中央的凹陷，是感光最为敏锐的部位。所以答案为 C。

6. 眼的屈光系统不包括（　　　）

    A. 房水　　　B. 晶状体　　　C. 玻璃体　　　D. 虹膜　　　E. 角膜

【正确答案】 D

【出题陷阱】 E

【分析与避错】 眼的屈光系统包括角膜、房水、晶状体和玻璃体。所以答案选 D。

7. 下列属于眼球内容物的是（　　　）

    A. 瞳孔　　　B. 晶状体　　　C. 视网膜　　　D. 睫状体　　　E. 睫状小带

【正确答案】 B

【出题陷阱】 A

【分析与避错】 眼球内容物包括房水、晶状体和玻璃体，A、C、D 和 E 项均为眼球壁结构，故答案选择 B。

8. 产生房水的结构是（　　　）

    A. 睫状体　　　B. 晶状体　　　C. 玻璃体　　　D. 脉络丛　　　E. 眼球房

【正确答案】 A

【出题陷阱】 E

【分析与避错】 房水是由睫状体产生的，充满于眼球房内，故答案选择 A。

9. 房水回流途径不经过以下哪个结构（　　　）

    A. 角膜　　　　　　　　　B. 巩膜静脉窦　　　　　　C. 瞳孔

    D. 虹膜角膜角隙　　　　　E. 眼球前房

【正确答案】 A

【出题陷阱】 C

【分析与避错】 房水循环途经如下：睫状体→眼球后房→瞳孔→眼球前房→虹膜角膜角隙→巩膜静脉窦→眼静脉。不经过角膜，所以答案选 A。

10. 眼球视近处物体时，正确的调节过程是（　　　）

    A. 睫状肌收缩，睫状小带放松，晶状体变厚

B. 睫状肌收缩，睫状小带拉紧，晶状体变厚

C. 睫状肌收缩，睫状小带拉紧，晶状体变薄

D. 睫状肌舒张，睫状小带拉紧，晶状体变厚

E. 睫状肌舒张，睫状小带放松，晶状体变厚

【正确答案】 A

【出题陷阱】 E

【分析与避错】 视近物时，睫状肌收缩→睫状体前移→睫状小带松弛→晶状体曲度增大→屈光能力增强→使物像清晰聚焦于视网膜上。所以答案选择 A。

11. 眼副器不包括（   ）

 A. 眼睑   B. 角膜   C. 结膜   D. 眼球外肌   E. 泪腺

【正确答案】 B

【出题陷阱】 A、C、D、E

【分析与避错】 此题 A、C、D 和 E 项均属于眼副器，而角膜属于眼球壁，故答案选择 B。

12. 不能运动眼球的肌是（   ）

 A. 上直肌   B. 上斜肌   C. 下直肌   D. 上睑提肌   E. 下斜肌

【正确答案】 D

【出题陷阱】 E

【分析与避错】 此题 A、B、C 和 E 项均是运动眼球的肌肉，D 项是上提眼睑的肌肉，故答案选择 D。

（二）多选题

1. 关于眼球的描述，正确的是（   ）

 A. 位于眶内

 B. 眼球壁由纤维膜、血管膜和视网膜构成

 C. 角膜内没有血管和神经

 D. 全部视网膜都有感光作用

 E. 眼球后方借视神经与脑相连

【正确答案】 ABE

【出题陷阱】 C、D

【分析与避错】 此题 A、B 和 E 项对眼球的描述均是正确的。角膜没有血管，但有丰富的神经末梢，故 C 项错误。视网膜分为视部和盲部，盲部无感光作用，故 D 项错误。所以答案为 ABE。

2. 眼球壁包括（   ）

 A. 眼球纤维膜   B. 眼球血管膜   C. 视网膜

 D. 结膜   E. 角膜

【正确答案】 ABCE

【出题陷阱】 D

【分析与避错】 眼球壁由外向内分为眼球纤维膜、眼球血管膜和视网膜。角膜是纤维膜的一部分。结膜属于眼副器，不属于眼球壁，故 D 项错误。所以答案为 ABCE。

3. 瞳孔位于（　　）

　　A. 角膜之后　B. 虹膜中央　C. 虹膜之前　D. 虹膜之后　E. 晶状体之前

【正确答案】 ABE

【出题陷阱】 CD

【分析与避错】 瞳孔是位于虹膜中央的孔，故 B 项正确。而瞳孔前面为角膜，后面为晶状体，故 A 和 E 项亦正确。故答案为 ABE。

4. 眼球血管膜包括（　　）

　　A. 脉络膜　　B. 虹膜　　C. 巩膜　　D. 角膜　　E. 睫状体

【正确答案】 ABE

【出题陷阱】 C、D

【分析与避错】 眼球血管膜从前向后分为虹膜、睫状体和脉络膜。角膜和巩膜都属于眼球纤维膜。所以答案选 ABE。

5. 关于视网膜的描述，正确的是（　　）

　　A. 是眼球壁的内膜　　　　　　　　　B. 分为外层、中层和内层

　　C. 外层有感光作用　　　　　　　　　D. 黄斑在视神经盘的颞侧

　　E. 中央凹是感光最敏锐的部位

【正确答案】 ADE

【出题陷阱】 B、C

【分析与避错】 视网膜分为视部和盲部，视部有感光作用，视部的组织结构复杂，分内外两层，外层为色素上皮层，内层为神经细胞层，内层含有感光细胞，可接受光线刺激，产生视觉冲动，故 B 和 C 项错误，A、D、E 项正确。

6. 视网膜包括以下哪些结构（　　）

　　A. 睫状体　　B. 瞳孔　　C. 视神经盘　　D. 黄斑　　E. 中央凹

【正确答案】 CDE

【出题陷阱】 A、B

【分析与避错】 上述 C、D 和 E 选项均是视网膜上的结构，睫状体和瞳孔均是眼球血管膜的结构，故答案选择 CDE。

7. 关于晶状体的描述，正确的是（　　）

　　A. 看近物时变薄　　　　　　　　　　B. 呈双凸透镜状

　　C. 借睫状小带连于睫状体　　　　　　D. 表面有晶状体囊

　　E. 发生混浊时的临床现象称白内障

【正确答案】 BCDE

【出题陷阱】 A

【分析与避错】 晶状体属于眼球内容物，无色透明，呈双凸透镜状，周围借睫状小带连于睫状体，表面有晶状体囊。若晶状体发生混浊，临床称之为白内障。晶状体在看近物时变厚，在看远物时变薄，所以答案选择 BCDE。

8. 眼球的内容物包括（　　　）

A. 房水　　　B. 睫状体　　　C. 晶状体　　　D. 玻璃体　　　E. 视神经盘

【正确答案】 ACD

【出题陷阱】 B、E

【分析与避错】 眼球的内容物包括房水、晶状体和玻璃体。B、E 选项均属于眼球壁的结构，故答案选择 ACD。

9. 结膜可分为（　　　）

A. 睑结膜　　　B. 球结膜　　　C. 结膜穹窿　　　D. 结膜囊　　　E. 睑板

【正确答案】 ABC

【出题陷阱】 D、E

【分析与避错】 结膜按其所在部位分为睑结膜、球结膜和结膜穹窿三部分，结膜囊是眼睑闭合时结膜形成的囊状腔隙，睑板是眼睑的组成部分，故答案选择 ABC。

10. 老花眼的病因包括（　　　）

A. 睫状肌萎缩　　　　　　　B. 晶状体逐渐变硬而弹性减弱

C. 玻璃体发生浑浊　　　　　D. 晶状体发生浑浊

E. 视网膜剥离

【正确答案】 AB

【出题陷阱】 C、D、E

【分析与避错】 随着年龄增长，一般 40 岁以后，晶状体逐渐硬化而弹性减退，睫状肌也逐渐萎缩，调节功能减低，看近物时模糊不清，看远物时则较清晰，此称"老花眼"。晶状体发生浑浊，临床上称之为白内障。玻璃体有支撑视网膜的作用，若支撑作用减弱，则易导致视网膜剥离，若玻璃体发生浑浊，可造成不同程度的视力障碍。故答案为 AB。

11. 泪道包括（　　　）

A. 泪点　　　B. 泪小管　　　C. 泪大管　　　D. 泪囊　　　E. 鼻泪管

【正确答案】 ABDE

【出题陷阱】 C

【分析与避错】 泪道由泪点、泪小管、泪囊和鼻泪管组成，故答案选择 ABDE。

12. 视网膜中央动脉的分支不包括（　　　）

A. 眼动脉　　　　　　　　B. 额动脉

C. 视网膜鼻侧上小动脉　　　D. 视网膜颞侧上小动脉

E. 视网膜鼻侧下小动脉

【正确答案】　AB

【出题陷阱】　A、C、D、E

【分析与避错】　此题考的是眼的动脉。眼的动脉供应来源于眼动脉，眼动脉的主要分支是额动脉和视网膜中央动脉。C、D 和 E 项均是视网膜中央动脉的分支，故答案选择 AB。

（三）填空题

1. 眼球壁由外向内可分为_____、_____和_____三层。

【正确答案】　纤维膜、血管膜、视网膜

【记忆难点】　三层膜的顺序或名称混淆。

【分析与避错】　此题要按顺序作答，眼球壁外层为纤维膜，中层为血管膜，内层为视网膜。

2. 眼球纤维膜前六分之一为_____，后六分之五为_____。

【正确答案】　角膜、巩膜

【记忆难点】　顺序或名称混淆。

【分析与避错】　此题要按顺序作答，眼球纤维膜由前往后分为角膜和巩膜。

3. 巩膜与角膜交界处的深面，有一环形的腔隙，是房水回流的通道，称_____。

【正确答案】　巩膜静脉窦

【记忆难点】　误记成虹膜角膜角。

【分析与避错】　要区分虹膜角膜角和巩膜静脉窦，虹膜角膜角是虹膜与角膜交界处的环形间隙，位于眼球前房的周缘。

4. 虹膜内有两种平滑肌，环绕于瞳孔周围的称_____，以瞳孔为中心呈放射状排列的是_____。

【正确答案】　瞳孔括约肌、瞳孔开大肌

【记忆难点】　易混淆瞳孔括约肌和瞳孔开大肌。

【分析与避错】　虹膜内两种平滑肌的比较可总结为下表。

瞳孔括约肌和瞳孔开大肌区别

肌肉名称	肌肉位置	肌肉作用	支配神经
瞳孔括约肌	环绕于瞳孔周围	缩小瞳孔	副交感神经
瞳孔开大肌	以瞳孔为中心呈放射状排列	开大瞳孔	交感神经

5. 视网膜视部的神经细胞层由外向内包括_____、_____和_____。

【正确答案】　视锥细胞视杆细胞或感光细胞、双极细胞、神经节细胞

【记忆难点】　三层细胞顺序记错。

【分析与避错】 答题时注意排列顺序，可归纳为括号图记忆：

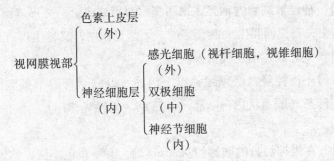

6. 视网膜上的感光细胞包括_____和_____。

【正确答案】 视锥细胞、视杆细胞

【记忆难点】 误记为双极细胞或神经节细胞。

【分析与避错】 要区分视网膜神经细胞层的分层：感光细胞、双极细胞和神经节细胞。而感光细胞层包括视杆细胞和视锥细胞。

7. 检查眼底时，可见视神经盘颞侧有一黄色小区，称_____，其中央凹陷称_____。

【正确答案】 黄斑、中央凹

【记忆难点】 常见错误为记忆混淆和书写错误。

【分析与避错】 黄斑在视神经盘颞侧，中央凹是黄斑中央的凹陷，中央凹是感光最敏锐的地方。

8. 晶状体位于_____和_____之间。

【正确答案】 虹膜、玻璃体

【记忆难点】 常见错误为记忆混淆。

【分析与避错】 晶状体属眼球内容物，在虹膜之后，玻璃体之前。

9. 眼球房是位于_____和_____之间的腔隙，被_____分为眼球前房和眼球后房。

【正确答案】 角膜、晶状体、虹膜

【记忆难点】 常见错误为记忆混淆和书写错误。

【分析与避错】 本题考查的是眼球房的定义，可以结合房水的循环途径来记忆。

（四）名词解释

1. 巩膜静脉窦

【正确答案】 巩膜与角膜相接处深面有一环形的腔隙称为巩膜静脉窦，是房水回流的重要通道。

【记忆难点】 概念描述不全或错误。

【分析与避错】 巩膜静脉窦必须包括以下内容：位置（巩膜与角膜相接处深面）、形态特点（环形的腔隙）和作用（房水回流的重要通道）。

2. 视神经盘

【正确答案】　神经节细胞的轴突在视网膜后部集结成束，并形成圆盘状白色隆起，称视神经盘，其中央有视网膜中央血管穿过，无感光作用，又称生理盲点。

【记忆难点】　概念描述不全或错误。

【分析与避错】　视神经盘必须包括以下内容：组成（神经节细胞的轴突）、位置（视网膜后部）、形态（圆盘状白色隆起）和特点（无感光作用）。

3. 黄斑

【正确答案】　在视神经盘的颞侧约 0.35cm 处，有一黄色小区，称为黄斑。

【记忆难点】　概念描述不全或错误。

【分析与避错】　黄斑必须包括以下内容：位置（视神经盘的颞侧约 0.35cm 处）和特点（黄色小区）。

4. 虹膜角膜角

【正确答案】　在眼球前房周缘，虹膜与角膜交界处的环形间隙称为虹膜角膜角，又称前房角。

【记忆难点】　概念描述不全或错误。

【分析与避错】　虹膜角膜角必须包括以下内容：位置（眼球前房周缘，虹膜与角膜交界处）和形态（环形间隙）。

（五）简答题

1. 视远物时，晶状体是怎样调节的？

【正确答案】　视远物时，睫状肌舒张，睫状体后移，睫状小带拉紧，晶状体曲度减小，屈光能力减弱，使物象清晰成像于视网膜上。

【记忆难点】　易与视近物时晶状体的调节混淆。

【分析与避错】　视远物和视近物时晶状体的调节过程容易混淆，可通过下表对比记忆：

晶状体的调节

物体距离	睫状肌	睫状体	睫状小带	晶状体曲度	屈光能力	成像位置
近处物体	收缩	前移	松弛	增大	增强	视网膜
远处物体	舒张	后移	紧张	减小	减弱	视网膜

2. 外界光线依次经过哪些结构，最终投射到视网膜上引起视觉冲动？

【正确答案】　外界光线依次经过角膜、房水、瞳孔、房水、晶状体、玻璃体、视网膜内层的神经节细胞和双极细胞后，刺激感光细胞，产生视觉冲动。

【记忆难点】　答案不全或顺序错误。

【分析与避错】　要记住光线是由前往后依次经过各个结构，尤其注意经过视网膜各细胞层的顺序，依次为：神经节细胞、双极细胞和感光细胞（视杆细胞和视锥细胞）。

3. 简述运动眼球的肌及其作用。

【正确答案】 运动眼球的肌包括：上直肌、下直肌、外直肌、内直肌、上斜肌和下斜肌；作用是分别使眼球向上内、下内、外侧、内侧、下外和上外运动。

【记忆难点】 混淆各肌肉的作用。

【分析与避错】 可以归纳为表格对比记忆或利用口诀记忆。

运动眼球的肌

肌肉名称	眼球运动方向
上直肌	上内
下直肌	下内
外直肌	外侧
内直肌	内侧
上斜肌	下外
下斜肌	上外

口诀：上直上内，上斜下外。

注释："上直上内"即上直肌使瞳孔转向上内，"上斜下外"即上斜肌使瞳孔转向下外。记住了这两块肌的作用，其余的就容易掌握了：下直肌与上直肌作用相反，使瞳孔转向下内；下斜肌与上斜肌作用相反，使瞳孔转向上外；内直肌和外直肌的作用与名称一致，即内直肌使瞳孔向内侧转，外直肌使瞳孔向外侧转。

4. 简述正常情况下泪液的产生及排出途径。

【正确答案】 泪液的产生及排出途径如下：泪腺分泌泪液→泪点→泪小管→泪囊→鼻泪管→下鼻道。

【记忆难点】 答案不全或顺序错误。

【分析与避错】 答题时要注意泪液排出的顺序。正常情况下泪腺分泌的泪液从眼球外上方流向睑缘内侧端的泪点，经上述途径排入鼻腔，泪液冲洗眼球表面，维持结膜囊和眼球表面的洁净，保持角膜的湿润，抑制细菌的生长。因正常情况下，泪液的量较少，故一般感觉不到泪液流入鼻腔。

第三节　前庭蜗器

一、重点

1. 前庭蜗器的组成和分部。

2. 鼓膜的位置、形态和分部。

3. 三块听小骨的位置和名称。

4. 骨迷路和膜迷路的组成及主要形态结构。

5. 前庭器和螺旋器的概念。

二、难点

1. 前庭蜗器的组成。

2. 外耳、中耳和内耳的分部。

3. 鼓膜的位置。

4. 鼓室各壁的位置及形态结构。

5. 咽鼓管的位置和交通。

6. 乳突窦及乳突小房的位置。

7. 骨迷路和膜迷路的组成及主要形态结构。

8. 声波传导途径。

三、常见试题

（一）单选题

1. 不属于中耳的是（　　　）

　　A. 鼓室　　　　B. 乳突窦　　C. 咽鼓管　　D. 乳突小房　　E. 鼓膜

【正确答案】　E

【出题陷阱】　A、B、C、D

【分析与避错】　中耳包括鼓室、咽鼓管、乳突窦和乳突小房。鼓膜属于外耳。故答案选择 E。

2. 关于鼓室的说法，错误的是（　　　）

　　A. 鼓室位于鼓膜与内耳外侧壁之间　　　B. 鼓室内含听小骨

　　C. 镫骨底封闭蜗窗　　　　　　　　　　D. 鼓室的外侧壁为鼓膜

　　E. 鼓室的内侧壁为迷路壁

【正确答案】　C

【出题陷阱】　A、B

【分析与避错】　鼓室位于鼓膜与内耳外侧壁之间，外侧壁为鼓膜，内侧壁为迷路壁，故 A、D 和 E 项正确。鼓室里面容纳三块听小骨：锤骨、砧骨和镫骨，故 B 项正确。镫骨底封闭前庭窗，第二鼓膜封闭蜗窗，故 C 项错误。

3. 骨迷路不包括（　　　）

　　A. 骨半规管　　B. 蜗管　　C. 耳蜗　　　D. 前庭　　　　E. 前庭窗

【正确答案】　B

【出题陷阱】　C

【分析与避错】 骨迷路包括骨半规管、前庭和耳蜗三部分。前庭窗是前庭外侧壁上方的一卵圆形孔，故 A、C、D、E 项都属于骨迷路。蜗管是膜迷路的部分，所以答案选择 B。

4. 膜迷路不包括（   ）

    A. 椭圆囊   B. 球囊   C. 膜半规管   D. 耳蜗   E. 蜗管

【正确答案】 D

【出题陷阱】 E

【分析与避错】 膜迷路包括椭圆囊和球囊、膜半规管、蜗管三部分。耳蜗是骨迷路的部分。所以答案选择 D。

5. 接受声波刺激的听觉感受器是（   ）

    A. 壶腹嵴   B. 螺旋器   C. 球囊斑   D. 椭圆囊斑   E. 颈动脉窦

【正确答案】 B

【出题陷阱】 A、C、D

【分析与避错】 螺旋器是听觉感受器，壶腹嵴、球囊斑和椭圆囊斑都是位觉感受器，颈动脉窦是压力感受器。所以答案选择 B。

6. 感受头部旋转变速运动刺激的位觉感受器是（   ）

    A. 壶腹嵴   B. 螺旋器   C. 球囊斑   D. 椭圆囊斑   E. 颈动脉小球

【正确答案】 A

【出题陷阱】 C、D

【分析与避错】 壶腹嵴、球囊斑和椭圆囊斑都是位觉感受器。椭圆囊斑和球囊斑能感受直线加速或减速运动的刺激。壶腹嵴感受旋转变速运动的刺激。所以答案选择 A。

（二）多选题

1. 鼓室内容物有（   ）

    A. 锤骨   B. 钩骨   C. 镫骨   D. 骰骨   E. 砧骨

【正确答案】 ACE

【出题陷阱】 B、D

【分析与避错】 鼓室内容物包括三块听小骨，即锤骨、砧骨和镫骨，所以答案选择 ACE。

2. 关于第二鼓膜的描述，正确的是（   ）

    A. 位于鼓室的迷路壁   B. 封闭前庭窗

    C. 封闭蜗窗   D. 封闭咽鼓管鼓室口

    E. 位于内耳的内侧壁

【正确答案】 AC

【出题陷阱】 B、D、E

【分析与避错】 鼓室的内侧壁也叫迷路壁，在此壁上有前庭窗和蜗窗，前庭窗被镫骨底封闭，蜗窗被第二鼓膜封闭，所以答案选择 AC。

3. 内耳包括（　　　）

A. 咽鼓管　　　B. 鼓膜　　　C. 膜迷路　　　D. 骨迷路　　　E. 耳蜗

【正确答案】　CDE

【出题陷阱】　A、B

【分析与避错】　内耳包括骨迷路和膜迷路，耳蜗是骨迷路的一部分，咽鼓管是中耳的一部分，鼓膜是外耳的一部分。所以答案选择 CDE。

4. 骨半规管包括（　　　）

A. 前骨半规管　　　　　　　B. 上骨半规管　　　　　　　C. 下骨半规管

D. 后骨半规管　　　　　　　E. 外骨半规管

【正确答案】　ADE

【出题陷阱】　B、C

【分析与避错】　骨半规管包括前骨半规管、后骨半规管及外骨半规管。所以答案选择 ADE。

5. 骨迷路包括（　　　）

A. 球囊　　　B. 骨半规管　　C. 椭圆囊　　　D. 耳蜗　　　E. 前庭

【正确答案】　BDE

【出题陷阱】　A、C

【分析与避错】　B、D 和 E 项均属于骨迷路，而 A 和 C 项属于膜迷路，故答案选择 BDE。

6. 前庭器包括（　　　）

A. 壶腹嵴　　B. 螺旋器　　C. 球囊斑　　　D. 椭圆囊斑　　　E. 颈动脉窦

【正确答案】　ACD

【出题陷阱】　B、E

【分析与避错】　椭圆囊斑、球囊斑和三个壶腹嵴合称为前庭器。它们都是位觉感受器，螺旋器是听觉感受器，颈动脉窦是压力感受器，故答案选择 ACD。

（三）填空题

1. 前庭蜗器包括_____、_____和_____三部分。

【正确答案】　外耳、中耳、内耳

【记忆难点】　记忆混淆，注意与前庭器区分。

【分析与避错】　前庭蜗器的组成是重点和难点，可归纳总结如下图：

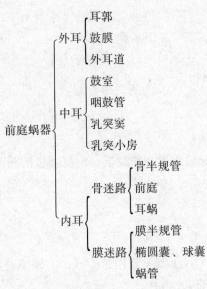

```
                              ┌ 耳郭
                    ┌ 外耳 ──┤ 鼓膜
                    │        └ 外耳道
                    │        ┌ 鼓室
                    │        │ 咽鼓管
          前庭蜗器 ──┤ 中耳 ──┤ 乳突窦
                    │        └ 乳突小房
                    │        │        ┌ 骨半规管
                    │        │ 骨迷路 ─┤ 前庭
                    │        │        └ 耳蜗
                    └ 内耳 ──┤        ┌ 膜半规管
                             │ 膜迷路 ─┤ 椭圆囊、球囊
                             └        └ 蜗管
```

2. 外耳包括_____、_____和_____。

【正确答案】 耳郭、外耳道、鼓膜

【记忆难点】 记忆混淆。

【分析与避错】 详见填空第1题分析。

3. 中耳包括_____、_____、_____和_____。

【正确答案】 鼓室、咽鼓管、乳突窦、乳突小房

4. 内耳分为_____和_____两部分。

【正确答案】 骨迷路、膜迷路

【记忆难点】 记忆混淆。

【分析与避错】 详见填空第1题分析。

5. 骨迷路包括_____、_____和_____。

【正确答案】 前庭、耳蜗、骨半规管

【记忆难点】 记忆混淆或书写错误。

【分析与避错】 详见填空第1题分析。

6. 膜迷路可分为_____、_____和_____。

【正确答案】 椭圆囊和球囊、膜半规管、蜗管

【记忆难点】 记忆混淆或书写错误。

【分析与避错】 详见填空第1题分析。

7. 鼓室内有三块听小骨，由外到内分别为_____、_____和_____。

【正确答案】 锤骨、砧骨、镫骨

【记忆难点】 书写错误或顺序混淆。

【分析与避错】 要按由外到内的顺序填写三块听小骨的名称，总结如下图：

$$三块听小骨 \begin{cases} 锤骨（外） \\ 砧骨（中） \\ 镫骨（内） \end{cases}$$

8. 蜗管基底膜上有_____，为听觉感受器。

【正确答案】 螺旋器

【记忆难点】 记忆混淆。

【分析与避错】 要区分前庭器和螺旋器，前庭器包括椭圆囊斑、球囊斑和壶腹嵴，是位觉感受器，而螺旋器是听觉感受器。

（三）名词解释

1. 听骨链

【正确答案】 由三块听小骨借关节相连而成，由外侧至内侧依次为锤骨、砧骨和镫骨，将声波的振动由鼓膜传入内耳。

【记忆难点】 概念描述不全或错误。

【分析与避错】 听骨链必须包括以下内容：组成（由外侧至内侧依次为锤骨、砧骨和镫骨借关节相连）和作用（传导声波）。

2. 前庭器

【正确答案】 椭圆囊斑、球囊斑和壶腹嵴合称为前庭器，为位觉感受器。其中椭圆囊斑和球囊斑能感受直线加速或者减速运动的刺激，壶腹嵴能感受旋转变速运动的刺激。

【记忆难点】 概念描述不全或错误。

【分析与避错】 前庭器必须包括以下内容：组成（椭圆囊斑、球囊斑和壶腹嵴）及功能（位觉感受器）和各结构的具体作用。

3. 螺旋器

【正确答案】 又称 Corti 器，位于蜗管基底膜上，为听觉感受器。

【记忆难点】 概念描述不全或错误。

【分析与避错】 螺旋器必须包括以下内容：位置（蜗管基底膜）和功能（听觉感受器）。

（四）简答题

1. 简述鼓室的六个壁及其交通。

【正确答案】 鼓室的六个壁分别如下。①上壁：鼓室盖壁。②下壁：颈静脉壁。③前壁：颈动脉壁。④后壁：乳突壁。⑤外侧壁：鼓膜壁。⑥内侧壁：迷路壁。鼓室的交通：①借鼓膜与外耳道分隔；②通过前庭窗、蜗窗与内耳相通；③经咽鼓管通鼻咽；④经乳突窦与乳突小房相通。

【记忆难点】 记忆混淆。

【分析与避错】 可总结为括号图记忆：

$$
\text{鼓室的壁}
\begin{cases}
\text{外侧壁：鼓膜壁} \\
\text{内侧壁：迷路壁} \\
\text{上壁：鼓室盖壁} \\
\text{下壁：颈静脉壁} \\
\text{前壁：颈动脉壁} \\
\text{后壁：乳突壁}
\end{cases}
$$

$$
\text{鼓室交通}
\begin{cases}
\text{向外：借鼓膜与外耳道分隔} \\
\text{向内：通过前庭窗、蜗窗与内耳相通} \\
\text{向前：经咽鼓管通鼻咽} \\
\text{向后：经乳突窦与乳突小房相通}
\end{cases}
$$

2. 简述正常情况下，声波在空气中的主要传导途径。

【正确答案】 声波在空气中正常的主要传导途径如下：声波→外耳道→鼓膜→锤骨→砧骨→镫骨→前庭窗→前庭阶的外淋巴→蜗管的内淋巴→螺旋器→蜗神经→大脑皮质听觉中枢。

【记忆难点】 记忆混淆或顺序记错。

【分析与避错】 结合前庭蜗器的组成和各部分的位置关系记忆。声波的传导依次经过外耳、中耳和内耳，刺激位于内耳的螺旋器，产生听觉冲动，由蜗神经传导到大脑中枢。

3. 鼓膜穿孔的患者还能否听到声音？若能听到，请列出声波传导的途径？

【正确答案】 鼓膜穿孔的患者还能听到声音，声波可经第二鼓膜传导，具体途径如下：声波→外耳道→鼓室→蜗窗（第二鼓膜）→鼓阶外淋巴→蜗管的内淋巴→螺旋器→蜗神经→大脑皮质听觉中枢。

【记忆难点】 记忆混淆或顺序记错。

【分析与避错】 第二鼓膜封闭蜗窗，鼓膜穿孔的患者，无法通过鼓膜的振动来传导声波，但声波可引起鼓室内空气的振动，进而振动第二鼓膜，通过蜗窗，引起鼓阶外淋巴的振动，接着蜗管的内淋巴开始振动，刺激听觉感受器螺旋器，螺旋器将刺激转化为神经冲动传到大脑皮质听觉中枢，产生听觉。

第九章 神经系统

第一节 概 述

一、重点

1. 神经系统的区分和组成。
2. 神经系统的常用术语。

二、难点

1. 神经系统的区分。
2. 神经元的分类。
3. 反射弧的组成。
4. 神经系统的常用术语。

三、常见试题

（一）单选题

1. 神经系统根据位置和功能可分为（　　）
    A. 中枢神经系统和周围神经系统
    B. 躯体神经系统和内脏神经系统
    C. 交感神经和副交感神经
    D. 脊神经和脑神经
    E. 脊髓和脑

【正确答案】　A

【出题陷阱】　B、E

【分析与避错】　本题考查的是神经系统的区分标准。第一种标准按照位置和功能，将神经系统分为中枢神经系统和周围神经系统。A 选项即按照此标准区分。第二种标准按照分布对象不同，将神经系统分为躯体神经系统和内脏神经系统。B 选项是按照第二种标准区分。E 选项中的脊髓和脑虽然位置和功能不同，但是二者同属于中枢神经系统。

2. 神经系统根据分布对象可分为（　　　）

A. 中枢神经系统和周围神经系统

B. 躯体神经系统和内脏神经系统

C. 交感神经和副交感神经

D. 脊神经和脑神经

E. 脊髓和脑

【正确答案】　B

【出题陷阱】　A、D、E

【分析与避错】　本题考查的是神经系统的区分标准。具体分析见单选第1题。

3. 最简单的反射弧（　　　）

A. 没有神经元　　　　　　　B. 有一个神经元

C. 有两个神经元　　　　　　D. 有三个神经元

E. 有五个神经元

【正确答案】　C

【出题陷阱】　A、B

【分析与避错】　反射弧由五部分组成，即感受器、传入神经、反射中枢、传出神经和效应器。其中反射中枢含有神经元，在一个反射中枢里至少要有两个神经元，即一个传导感觉的感觉神经元和一个传导运动的运动神经元，才能完成反射。所以C选项正确。没有神经元是无法完成反射活动的，A选项错误。而一个神经元无法同时既传导感觉又传导运动，B选项错误。一般的反射弧都在感觉神经元和运动神经元之间有不同数目的中间神经元，这样的反射弧有两个以上的神经元，但不是最简单的反射弧，所以D、E选项错误。

4. 在周围神经内，神经元胞体集中的地方，形状略膨大，称（　　　）

A. 灰质　　　B. 纤维束　　　C. 神经核　　　D. 神经　　　E. 神经节

【正确答案】　E

【出题陷阱】　A、C

【分析与避错】　本题考查的是神经节的概念。只有熟练掌握概念，才能作出正确的选择。

5. 在中枢神经白质内，起止、行程和功能相同的神经纤维聚集成束，称（　　　）

A. 神经　　　B. 白质　　　C. 神经节　　　D. 神经核　　　E. 纤维束

【正确答案】　E

【出题陷阱】　A、B

【分析与避错】　本题考查的是纤维束的概念。只有熟练掌握概念，才能作出正确的选择。

6. 下列术语不适用于中枢神经系统的有（　　）

　　A. 传导束　　　B. 神经节　　　C. 神经核　　　D. 纤维束　　　E. 白质

【正确答案】　B

【出题陷阱】　A、C、D、E

【分析与避错】　本题考查的是神经系统的常用术语的适用范围。只有熟练掌握这些术语的概念，才能作出正确的选择。本题中A、C、D、E四项都只适用于中枢神经系统，只有B神经节适用于周围神经系统。

7. 由神经元轴突形成的结构有（　　）

　　A. 灰质　　　　B. 纤维束　　　C. 神经核　　　D. 神经节　　　E. 大脑皮质

【正确答案】　B

【出题陷阱】　A、C、D、E

【分析与避错】　本题考查的是神经系统的常用术语。只有熟练掌握这些术语的概念，才能作出正确的选择。

（二）多选题

1. 关于神经系统的叙述，不正确的是（　　）

　　A. 按照分布对象，神经系统分为中枢神经系统和周围神经系统

　　B. 中枢神经系统包括脑和脑神经

　　C. 周围神经系统包括脊髓和脊神经

　　D. 按照位置和功能，神经系统分为躯体神经系统和内脏神经系统

　　E. 躯体神经系统包括交感神经和副交感神经

【正确答案】　ABCDE

【出题陷阱】　A、B、C、D、E

【分析与避错】　本题考查的是神经系统的区分。神经系统按照位置和功能，分为中枢神经系统和周围神经系统。中枢神经系统包括脑和脊髓。周围神经系统包括脑神经和脊神经。神经系统按照分布对象分为躯体神经系统和内脏神经系统。躯体神经系统分布于皮肤和运动系统，分为中枢部和周围部：中枢部位于脑和脊髓；周围部称躯体神经，包括躯体感觉神经和躯体运动神经。内脏神经系统分布于内脏、心血管和腺体，分为中枢部和周围部：中枢部位于脑和脊髓；周围部称内脏神经，包括内脏感觉神经和内脏运动神经，其中内脏运动神经又分为交感神经和副交感神经。只有对神经系统的区分标准熟练掌握，才能不被干扰项迷惑，选出正确答案。

2. 中枢神经系统包括（　　）

　　A. 脑　　　　B. 脑神经　　　C. 脊髓　　　D. 脊神经　　　E. 内脏神经

【正确答案】　AC

【出题陷阱】　B、D

【分析与避错】　本题考查的是神经系统的区分。神经系统按照位置和功能，分为

中枢神经系统和周围神经系统。中枢神经系统包括脑和脊髓。周围神经系统包括脑神经和脊神经。故选 AC。

3. 根据突起的数目，神经元可分为（　　　）

    A. 单极神经元　　　　　　B. 假单极神经元　　　　　　C. 双极神经元

    D. 复极神经元　　　　　　E. 多极神经元

【正确答案】　BCE

【出题陷阱】　A

【分析与避错】　神经元的胞体上最少发出一个突起，但这个突起很快分为两支，一支至周围的感受器称周围突，另一支入脑或脊髓称中枢突，完成冲动的传入和传出，故称假单极神经元，即不是真的单极神经元，所以 A 选项错误，B 选项正确。

4. 下列术语适用于周围神经系统的有（　　　）

    A. 灰质　　　B. 白质　　　C. 神经核　　　D. 神经节　　　E. 神经

【正确答案】　DE

【出题陷阱】　A、B、C

【分析与避错】　本题考查的是神经系统的常用术语的适用范围。只有熟练掌握这些术语的概念，才能作出正确的选择。

5. 由神经元轴突形成的结构有（　　　）

    A. 纤维束　　　B. 灰质　　　C. 神经核　　　D. 神经　　　E. 神经节

【正确答案】　AD

【出题陷阱】　B、C、E

【分析与避错】　本题考查的是神经系统的常用术语。只有熟练掌握这些术语的概念，才能作出正确的选择。

（三）填空题

1. 中枢神经系统包括＿＿＿＿和＿＿＿＿；周围神经系统包括＿＿＿＿和＿＿＿＿。

【正确答案】　脑、脊髓、脑神经、脊神经

【记忆难点】　常见错误答案是脑、脑神经、脊髓、脊神经。

【分析与避错】　混淆了神经系统的区分标准，将脑和脑神经归为中枢神经系统，将脊髓和脊神经归为周围神经系统。必须牢固掌握神经系统的区分标准，才能写出正确的答案。

2. 躯体神经主要分布于＿＿＿＿和＿＿＿＿；内脏神经主要分布于＿＿＿＿、＿＿＿＿和＿＿＿＿。

【正确答案】　皮肤、运动系统、内脏、心血管、腺体

【记忆难点】　记忆不全或错误。

【分析与避错】　本题考查的是神经系统的区分标准。神经系统按照分布对象分为

躯体神经系统和内脏神经系统。必须牢固掌握神经系统的区分标准，才能写出正确的答案。

3. 内脏运动神经包括_____和_____。

【正确答案】 交感神经、副交感神经

【记忆难点】 内脏运动神经的组成。

【分析与避错】 内脏运动神经有两种纤维成分，分别构成了交感神经和副交感神经，共同管理人体的大多数内脏器官的活动。

4. 每个神经元都是由_____和_____两部分构成。

【正确答案】 胞体、突起

【记忆难点】 记忆不全或错误。

【分析与避错】 本题考查的是神经元的形态。不论哪一种神经元都是由胞体和突起两部分构成的。

5. 一个神经元与另一个神经元相联系的接触点称_____。

【正确答案】 突触

【记忆难点】 记忆不全或错误。

【分析与避错】 本题考查的是突触的概念。通过突触，使神经元间建立广泛的联系，共同完成功能活动。

6. 神经系统的基本活动方式是_____。

【正确答案】 反射

【记忆难点】 常见的错误答案是反射弧。

【分析与避错】 神经系统的基本活动方式是反射。反射活动的形态基础是反射弧。所以这是两个不同的概念，不能混淆。

（四）名词解释

1. 灰质

【正确答案】 在中枢神经系统内，神经元的胞体和树突聚集的部位，色泽灰暗，称灰质。

【记忆难点】 概念描述不全或错误，注意与神经核的区别。

【分析与避错】 该名词必须包括以下内容：适用范围（中枢神经系统），组成的结构（神经元的胞体和树突），特点（色泽灰暗）。

2. 白质

【正确答案】 在中枢神经系统内，神经元的轴突聚集的部位，颜色苍白，称白质。

【记忆难点】 概念描述不全或错误。

【分析与避错】 该名词必须包括以下内容：适用范围（中枢神经系统），组成的结构（神经元的轴突），特点（颜色苍白）。

3. 神经核

【正确答案】 在中枢神经系统内，包埋在白质内的灰质团块，内有形态和功能相同的神经元胞体，称神经核。

【记忆难点】　概念描述不全或错误，注意与神经节的区别。

【分析与避错】　该名词必须包括以下内容：适用范围（中枢神经系统），组成的结构（神经元胞体），特点（神经元胞体的形态和功能相同），位置（包埋在白质内的灰质团块）。神经节也是由神经元胞体组成，但适用范围是周围神经系统。

4. 神经节

【正确答案】　在周围神经系统内，神经元胞体集中的地方，形状略膨大，称神经节。

【记忆难点】　概念描述不全或错误，注意与神经核的区别。

【分析与避错】　该名词必须包括以下内容：适用范围（周围神经系统），组成的结构（神经元胞体），特点（外形膨大）。神经核也是由神经元胞体组成，但适用范围是中枢神经。

5. 纤维束

【正确答案】　在中枢神经系统白质内，起止、行程和功能相同的神经纤维聚集成束，称纤维束或传导束。

【记忆难点】　概念描述不全或错误，注意与神经的区别。

【分析与避错】　该名词必须包括以下内容：适用范围（中枢神经系统白质内），组成的结构（神经纤维），特点（神经纤维的起止、行程和功能相同）。神经也是神经纤维集合成束，但适用范围是周围神经系统。

6. 神经

【正确答案】　在周围神经系统内，神经纤维集合成大小、粗细不等的集束，由不同数目的集束再集合成一条神经。

【记忆难点】　概念描述不全或错误，注意与纤维束的区别。

【分析与避错】　该名词必须包括以下内容：适用范围（周围神经系统），组成的结构（神经纤维），特点（神经纤维集合成束）。纤维束也是神经纤维集合成束，但适用范围是中枢神经。

（五）简答题

简述反射的概念和反射弧的组成。

【正确答案】　反射是神经系统对内、外环境的刺激所作出的反应。反射活动的形态基础是反射弧。反射弧由感受器、传入神经、反射中枢、传出神经和效应器组成。

【记忆难点】　常见错误是混淆反射和反射弧的概念。

【分析与避错】　神经系统的基本活动方式是反射。反射活动的形态基础是反射弧。注意不要混淆这两个不同的概念。可在理解概念的基础上结合具体的反射过程记忆反射弧的组成，如膝跳反射。

第二节　脊髓和脊神经

一、重点

1. 脊髓的位置和外形。

2. 脊髓节段的概念。

3. 脊神经的数目、组成及纤维成分。

4. 颈丛、臂丛、腰丛和骶丛的位置和组成。

5. 膈神经、尺神经、正中神经、桡神经、腋神经、肌皮神经、股神经、坐骨神经、腓总神经、腓浅神经、腓深神经和胫神经的走行及分布。

6. 正中神经、尺神经和坐骨神经的体表投影。

二、难点

1. 脊髓的位置和外形。

2. 脊髓节段的概念。

3. 脊髓的内部结构。

4. 脊神经的数目、组成及纤维成分。

5. 颈丛、臂丛、腰丛和骶丛的位置和组成。

6. 膈神经、尺神经、正中神经、桡神经、腋神经、肌皮神经、股神经、坐骨神经、腓总神经、腓浅神经、腓深神经和胫神经的走行及分布。

三、常见试题

（一）单选题

1. 关于脊髓的描述，错误的是（　　）

　　A. 上端与延髓相连　　　　　B. 分为 31 个节段

　　C. 下端变细称脊髓圆锥　　　D. 有颈膨大和腰膨大两个膨大部

　　E. 终丝固定脊髓，内无神经组织

【正确答案】　D

【出题陷阱】　A、B、C、E

【分析与避错】　本题考查的是脊髓的外形。其中 ABCE 四个选项均正确，D 项膨大部应为颈膨大和腰骶膨大。

2. 成人脊髓下端平（　　）

　　A. 第 1 腰椎体下缘　　　　B. 第 3 腰椎体下缘　　　　C. 第 1 骶椎体下缘

D. 第 3 骶椎体下缘   E. 第 5 尾椎体下缘

【正确答案】　A

【出题陷阱】　B、E

【分析与避错】　本题考查的是脊髓的位置。脊髓短，椎管长，新生儿的脊髓下端平第 3 腰椎，成人的脊髓下端平第 1 腰椎体下缘，所以选 A。

3. 脊髓内的运动神经元位于（　　　）

　　A. 前角　　　B. 后角　　　C. 灰质连合　　D. 白质前连合　　E. 中央管

【正确答案】　A

【出题陷阱】　B、C、D、E

【分析与避错】　本题考查的是脊髓灰质的结构。前角含运动神经元，又称前角运动细胞，其轴突分布到躯干和四肢的骨骼肌上，管理其运动，故本题选 A。

4. 脊髓第 12 胸节段的横断面上，没有的结构是（　　　）

　　A. 前角　　　B. 后角　　　C. 侧角　　　D. 薄束　　　E. 楔束

【正确答案】　E

【出题陷阱】　C、D

【分析与避错】　本题考查的是脊髓的内部结构。前角、后角和薄束都贯穿脊髓全长，侧角见于脊髓第 1 胸节段到第 3 腰节段，故 ABCD 选项都出现在第 12 胸节段的横断面上。而楔束只见于第 4 胸节段以上，所以在第 12 胸节段的横断面上没有该结构，答案是 E 选项。

5. 脊髓的灰质不包括（　　　）

　　A. 前角　　　B. 后角　　　C. 中间带　　D. 灰质连合　　E. 白质前连合

【正确答案】　E

【出题陷阱】　C、E

【分析与避错】　本题考查的是脊髓灰质的结构。白质前连合是脊髓白质内的结构，不属于灰质，故选 E 项。

6. 下列不属于脊髓白质内的传导束的是（　　　）

　　A. 薄束　　　　　　　　B. 楔束　　　　　　　　C. 皮质脊髓束

　　D. 丘脑皮质束　　　　　E. 脊髓丘脑束

【正确答案】　D

【出题陷阱】　A、B、C、E

【分析与避错】　本题考查的是脊髓白质内的传导束。D 项丘脑皮质束不走行在脊髓内部，其余选项都是脊髓内部的传导束。

7. 脊神经中躯体运动纤维来源于（　　　）

　　A. 前角细胞　　　　　　B. 后角细胞　　　　　　C. 侧角细胞

　　D. 骶副交感神经元　　　E. 大脑皮质运动神经元

【正确答案】 A

【出题陷阱】 C、D、E

【分析与避错】 本题考查的是的脊神经纤维来源。前角细胞为运动神经元，其轴突构成的神经纤维即躯体运动纤维，经前根和脊神经直达躯干和四肢的骨骼肌，支配其运动，故选 A。C 侧角细胞发出的是内脏运动纤维，D 骶副交感神经元发出的是内脏运动纤维。E 大脑皮质运动神经元发出的是锥体束。

8. 只含有感觉纤维的结构是（   ）

    A. 脊神经前支   B. 脊神经后支   C. 脊神经

    D. 脊神经前根   E. 脊神经后根

【正确答案】 E

【出题陷阱】 A、B、D

【分析与避错】 本题考查的是脊神经纤维的组成及性质。脊神经的前根和后根在椎间孔处合并成脊神经，脊神经出椎间孔后分为前支和后支。其中脊神经前根只含有运动纤维，是运动性的；脊神经后根只含有感觉纤维，是感觉性的；脊神经、脊神经前支和脊神经后支都既含有运动纤维，又含有感觉纤维，是混合性的。总结图如下：

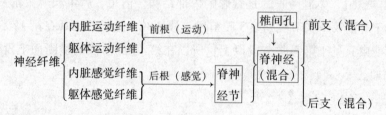

9. 关于脊神经的说法，正确的是（   ）

    A. 前支和后支在椎间孔处合并为脊神经

    B. 前支是运动性的

    C. 后支是感觉性的

    D. 脊神经出椎间孔后分为前根和后根

    E. 脊神经是混合性的

【正确答案】 E

【出题陷阱】 A、B、C、D

【分析与避错】 本题考查的是脊神经纤维的组成及其性质。具体分析见单选第 8 题。

10. 下列神经中，从颈丛发出的是（   ）

    A. 正中神经   B. 桡神经   C. 膈神经   D. 尺神经   E. 腋神经

【正确答案】 C

【出题陷阱】 A、B、D、E

【分析与避错】 本题考查的是颈丛的分支。ABDE 四个选项中的神经都发自臂丛。

11. 由臂丛内侧束和外侧束共同发出的神经是（　　）

　　A. 膈神经　　B. 肌皮神经　　C. 正中神经　　D. 尺神经　　E. 桡神经

【正确答案】　C

【出题陷阱】　A、B、D、E

【分析与避错】　本题考查的是臂丛的分束及主要分支。五个选项中，A膈神经是颈丛的分支，B肌皮神经起自臂丛外侧束，C正中神经起自臂丛内侧束和外侧束，D尺神经起自臂丛内侧束，E桡神经起自臂丛后束，故选C。臂丛的分束及主要分支总结见下图：

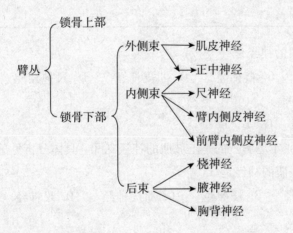

12. 臂丛内侧束单独发出的神经是（　　）

　　A. 正中神经　　B. 桡神经　　C. 肌皮神经　　D. 腋神经　　E. 尺神经

【正确答案】　E

【出题陷阱】　A、B、C、D

【分析与避错】　本题考查的是臂丛的分束及主要分支。具体分析见单选第11题。

13. 臂丛外侧束单独发出的神经是（　　）

　　A. 肌皮神经　　B. 桡神经　　C. 正中神经　　D. 尺神经　　E. 腋神经

【正确答案】　A

【出题陷阱】　B、C、D、E

【分析与避错】　本题考查的是臂丛的分束及主要分支。具体分析见单选第11题。

14. 支配臂部后群肌的神经是（　　）

　　A. 肌皮神经　　B. 正中神经　　C. 尺神经　　D. 桡神经　　E. 腋神经

【正确答案】　D

【出题陷阱】　A、E

【分析与避错】　本题考查的是上肢肌的神经支配。具体如下表：

神经	分布	
	运动纤维支配	感觉纤维分布
肌皮神经	肱二头肌、喙肱肌和肱肌	前臂外侧皮肤
正中神经	除肱桡肌、尺侧腕屈肌、指深屈肌尺侧半以外的所有前臂前群肌及手肌外侧大部分	手掌桡侧2/3区，桡侧3个半指掌面及此3个半指背面末2节的皮肤
尺神经	前臂尺侧腕屈肌和指深屈肌尺侧半以及手肌内侧大部分	手掌尺侧1/3区和尺侧1个半指的皮肤，以及手背尺侧1/2区和尺侧2个半指的皮肤
桡神经	肱三头肌、肱桡肌和前臂后群肌	手背桡侧半和桡侧2个半指近节背面的皮肤
腋神经	三角肌、小圆肌	肩部皮肤

15. 支配三角肌的神经是（   ）

　　A. 腋神经　　B. 桡神经　　C. 肌皮神经　　D. 尺神经　　E. 正中神经

【正确答案】　A

【出题陷阱】　B、C、D、E

【分析与避错】　本题考查的是上肢肌的神经支配。具体分析见单选第14题。

16. 支配肱二头肌的神经是（   ）

　　A. 正中神经　　B. 桡神经　　C. 肌皮神经　　D. 尺神经　　E. 腋神经

【正确答案】　C

【出题陷阱】　A、B、D、E

【分析与避错】　本题考查的是上肢肌的神经支配。具体分析见单选第14题。

17. 一患者右手拇指不能内收，示指和中指不能夹住一张卡片，则其受损伤的神经是_____。

　　A. 肌皮神经　　B. 正中神经　　C. 尺神经　　D. 桡神经深支　　E. 桡神经浅支

【正确答案】　C

【出题陷阱】　A、B、D、E

【分析与避错】　本题综合考查肌肉的作用和神经支配。示指和中指不能夹住一张卡片，说明两指不能并拢，骨间肌瘫痪；拇指不能内收，说明拇收肌瘫痪。支配这些肌肉的是尺神经，所以是尺神经受损，选C。

18. 一患者肱骨内上髁骨折后，表现为"爪形手"，则损伤的神经是（   ）

　　A. 肌皮神经　　B. 正中神经　　C. 尺神经　　D. 桡神经　　E. 腋神经

【正确答案】　C

【出题陷阱】　B、D

【分析与避错】　本题考查尺神经的走行和功能。尺神经，由臂丛发出，初伴肱动脉下降，继而绕过尺神经沟至前臂伴尺动脉入手掌。肌支主要支配前臂尺侧腕屈肌和指深屈肌尺侧半和手肌内侧大部分。肱骨内上髁骨折最易损伤尺神经，表现为"爪形手"。故本题选 C。

19. 肱骨中部骨折易损伤的神经是（　　）

A. 尺神经　　B. 桡神经　　C. 肌皮神经　　D. 腋神经　　E. 正中神经

【正确答案】 B

【出题陷阱】 A、C、E

【分析与避错】 本题考查桡神经的走行。因桡神经紧贴肱骨体上的桡神经沟走行，故肱骨中部骨折容易损伤到桡神经，本题选 B。

20. 损伤下列哪一神经后，会出现"方形肩"体征（　　）

A. 肌皮神经　　B. 正中神经　　C. 尺神经　　D. 桡神经　　E. 腋神经

【正确答案】 E

【出题陷阱】 A、B、C、D

【分析与避错】 本题综合考查肌肉的神经支配和作用。三角肌受腋神经支配，腋神经受损后，三角肌瘫痪萎缩，肩部失去圆隆外形而呈方形，称"方形肩"，故本题选 E。其他神经损伤后的特征性表现如下表：

神经损伤后的特征性表现

损伤神经	特征性表现	易损伤部位
正中神经	手枪手	前臂和腕部
尺神经	爪形手	肱骨内上髁后方
正中神经合并尺神经	猿手	肘部骨折
桡神经	垂腕	肱骨桡神经沟
腋神经	方形肩	肱骨外科颈
胫神经	钩状足	腘窝
腓总神经	马蹄内翻足	腓骨颈

21. 全身最粗大、最长的神经是（　　）

A. 正中神经　　B. 迷走神经　　C. 坐骨神经　　D. 股神经　　E. 桡神经

【正确答案】 C

【出题陷阱】 A、B、D

【分析与避错】 本题考查的是神经的特点，全身最粗大、最长的神经是坐骨神经，行程最长、分布最广的神经是迷走神经，需牢固记住。

22. 腓浅神经支配的肌肉有（　　）

A. 小腿前群肌　　　　B. 小腿后群肌　　　　C. 小腿外侧群肌

D. 足背肌　　　　　　E. 足底肌

【正确答案】 C

【出题陷阱】 A、B、D、E

【分析与避错】 本题考查的是腓浅神经的分布。下肢的神经分布如下表：

下肢的神经分布

神经丛	神经	分布	
		运动纤维支配	感觉纤维分布
腰丛	股神经	大腿前群肌	大腿前面皮肤，小腿内侧面及足内侧缘的皮肤
	闭孔神经	大腿内侧群肌	大腿内侧面的皮肤
骶丛	坐骨神经	大腿后群肌	
	胫神经	小腿后群肌、足底肌	小腿后面和足底的皮肤
	腓浅神经	小腿外侧群肌	小腿前外侧下部和足背、趾背的皮肤
	腓深神经	小腿前群肌和足背肌	第1~2趾相邻缘背面皮肤

23."钩状足"是下列哪一神经损伤后的表现（　　　）

　　A. 股神经　　B. 胫神经　　　C. 腓总神经　　D. 腓浅神经　　E. 腓深神经

【正确答案】　B

【出题陷阱】　A、C、D、E

【分析与避错】　本题考查的是神经的支配及神经损伤后的临床表现。"钩状足"是胫神经损伤后的特征性表现，因小腿后群肌瘫痪，故足不能跖屈，不能以足尖站立，足底内翻力减弱，由于拮抗肌的牵拉，表现为足背屈和外翻位，呈"钩状足"畸形。故选B。

24.腓骨颈骨折易损伤的神经是（　　　）

　　A. 股神经　　B. 坐骨神经　C. 腓总神经　　D. 胫神经　　　E. 腓深神经

【正确答案】　C

【出题陷阱】　A、B、D、E

【分析与避错】　本题考查腓总神经的走行。腓总神经自坐骨神经发出后，沿腘窝上外侧缘行向外下方，绕腓骨颈至小腿前面，分为腓浅神经和腓深神经。故腓骨颈骨折易损伤腓总神经，选C。

25. 神经损伤后出现足不能背屈、不能外翻、不能伸趾，损伤的是（　　　）

　　A. 坐骨神经　　B. 胫神经　　C. 腓总神经　　D. 股神经　　　E. 闭孔神经

【正确答案】　C

【出题陷阱】　A、B、D、E

【分析与避错】　本题考查的是神经的支配及神经损伤后的临床表现。足不能背屈、不能外翻、不能伸趾，说明小腿前群肌和小腿外侧群肌瘫痪，而支配这两群肌肉的是腓总神经，故腓总神经受损，选C。

（二）多选题

1. 下列关于脊髓的描述，错误的是（　　　）

　　A. 上端于枕骨大孔处连于脑桥

　　B. 白质在内部，灰质在周围

C. 后角纵贯脊髓全长

D. 在前后外侧沟内分别有 31 对脊神经的前支和后支发出和进入

E. 可执行一些简单的反射活动

【正确答案】 ABD

【出题陷阱】 C、E

【分析与避错】 脊髓上端于枕骨大孔处连于延髓，A 项错误。脊髓灰质在内部，白质在周围，B 项错误。在脊髓前后外侧沟内进出的应为前根和后根，D 项错误。其余两项正确，故本题选 ABD。

2. 关于脊髓灰质的描述，正确的是（　　　）

A. 后部扩大称为后角　　　　　　　　B. 侧角纵贯脊髓全长

C. 胸节有交感神经低级中枢　　　　　D. 骶节有副交感神经低级中枢

E. 是传导运动和感觉冲动的重要通路

【正确答案】 CD

【出题陷阱】 A、B、E

【分析与避错】 本题考查的是脊髓灰质的形态结构。脊髓灰质在前角处扩大，在后角处狭细，A 项错误。脊髓 $T_1 \sim L_3$ 节段中间带有侧角，是交感神经低级中枢，但侧角不纵贯脊髓全长，故 B 项错误，C 项正确。副交感神经的低级中枢部分位于脊髓 $S_{2 \sim 4}$ 节段中间带外侧部的骶副交感核，故 D 项正确。脊髓的白质含上、下行纤维束，是传导运动和感觉冲动的重要通路，E 项错误。

3. 关于脊髓白质的说法，错误的是（　　　）

A. 又称髓质　　　　　　　B. 位于灰质的外面

C. 每侧白质可分为 3 个索　　D. 外侧索只见于脊髓 $T_1 \sim L_3$ 节段

E. 薄束和楔束位于前索内

【正确答案】 ADE

【出题陷阱】 B、C

【分析与避错】 本题考查的是脊髓白质的形态结构。脊髓白质位于灰质的外面，不叫髓质。脑和小脑的白质位于灰质的内部，又称髓质。每侧白质可分为 3 个索，3 个索都贯穿脊髓全长。只见于脊髓 $T_1 \sim L_3$ 节段的是侧角。薄束和楔束位于后索内，不是前索。故本题选 ADE。

4. 脊髓白质内的感觉纤维束有（　　　）

A. 薄束　　　　　　　B. 楔束　　　　　　　C. 皮质脊髓前束

D. 皮质脊髓侧束　　　E. 脊髓丘脑束

【正确答案】 ABE

【出题陷阱】 C、D

【分析与避错】 本题考查的是脊髓内的纤维束。感觉纤维束即上行传导束，向中枢传导感觉。脊髓内的感觉纤维束，包括薄束、楔束、脊髓丘脑束（脊髓丘脑前束和脊髓丘脑侧束），故本题选 ABE。C 皮质脊髓前束和 D 皮质脊髓侧束是运动纤维束。

5. 下列结构中纵贯脊髓全长的有（　　　）

　　A. 后角　　　　B. 侧角　　　　C. 前角　　　　D. 楔束　　　　E. 薄束

【正确答案】　ACE

【出题陷阱】　B、D

【分析与避错】　侧角只见于脊髓第 1 胸节段到第 3 腰节段，B 项错误。楔束只见于脊髓第 4 胸节段以上，D 项错误。

6. 脊神经中的内脏运动纤维来源于（　　　）

　　A. 前角运动细胞　　　　B. 后角细胞　　　　C. 侧角细胞
　　D. 骶副交感神经元　　　　E. 大脑皮质运动神经元

【正确答案】　CD

【出题陷阱】　A、B、E

【分析与避错】　脊髓灰质内含有内脏神经系统的中枢部，包括交感神经的低级中枢（脊髓 $T_1 \sim L_3$ 节段中间带的侧角）和副交感神经的低级中枢（脊髓 S_{2-4} 节段中间带外侧部的骶副交感核）。中枢部的神经元发出的纤维向周围传导运动冲动，即内脏运动纤维。内脏运动纤维包括侧角细胞发出的交感纤维和骶副交感核的神经元发出的副交感纤维。故本题选 CD。

7. 关于脊神经的说法，正确的是（　　　）

　　A. 由前根与后根合成　　　　B. 从椎间孔穿出椎管
　　C. 穿出椎管后立即分为前支和后支　　　　D. 前支细小
　　E. 后支粗大

【正确答案】　ABC

【出题陷阱】　D、E

【分析与避错】　本题考查的是脊神经的组成和走行。具体分析见单选第 8 题。

8. 脊神经后根含有的神经纤维包括（　　　）

　　A. 躯体运动纤维　　　　B. 躯体感觉纤维　　　　C. 交感纤维
　　D. 内脏感觉纤维　　　　E. 副交感纤维

【正确答案】　BD

【出题陷阱】　A、C、E

【分析与避错】　本题考查的是脊神经纤维的组成及性质。具体分析见单选第 8 题。

9. 脊神经前支含有的神经纤维包括（　　　）

　　A. 躯体运动纤维　　　　B. 躯体感觉纤维　　　　C. 内脏运动纤维
　　D. 内脏感觉纤维　　　　E. 交感纤维

【正确答案】　ABCDE

【出题陷阱】 常见错误是漏选。

【分析与避错】 本题考查的是脊神经纤维的组成及性质。注意此题问的是前支而不是前根，具体分析见单选第8题。

10. 下列神经中，属于颈丛皮支的有（　　　）

　　　A. 膈神经　　B. 枕小神经　　C. 耳大神经　　D. 颈横神经　　E. 胸背神经

【正确答案】 BCD

【出题陷阱】 A、E

【分析与避错】 本题考查的是颈丛皮支，除 BCD 三项外，颈丛皮支还包括锁骨上神经。而 A 膈神经是颈丛的肌支，E 胸背神经是臂丛的分支。

11. 胸神经前支参与组成的神经丛有（　　　）

　　　A. 颈丛　　　　B. 臂丛　　　　C. 胸丛　　　　D. 腰丛　　　　E. 骶丛

【正确答案】 BD

【出题陷阱】 C

【分析与避错】 胸神经的前支保持明显的节段性，除第 1 胸神经前支的大部分和第 12 胸神经前支的小部分分别参与组成臂丛和腰丛外，其余皆不成丛，故没有胸丛，C 项错误。

12. 下列神经中起自臂丛内侧束的有（　　　）

　　　A. 腋神经　　B. 正中神经　　C. 尺神经　　　D. 肌皮神经　　E. 桡神经

【正确答案】 BC

【出题陷阱】 A、D、E

【分析与避错】 本题考查的是臂丛的分束及主要分支。具体分析见单选第 11 题。

13. 下列肌和肌群中，受桡神经支配的有（　　　）

　　　A. 肱桡肌　　B. 肱二头肌　　C. 肱三头肌　　D. 前臂前群肌　　E. 前臂后群肌

【正确答案】 ACE

【出题陷阱】 B、D

【分析与避错】 本题考查的是桡神经的分布。桡神经主干在臂部支配肱桡肌和肱三头肌，桡神经分出的桡神经深支为肌支，又称骨间后神经，支配前臂后群肌，故选 ACE。

14. 支配臂部肌肉的神经有（　　　）

　　　A. 肌皮神经　　B. 尺神经　　C. 正中神经　　D. 桡神经　　　E. 腋神经

【正确答案】 AD

【出题陷阱】 B、C、E

【分析与避错】 本题考查的是上肢肌的神经支配。具体分析见单选第 14 题。

15. 支配手部肌肉的神经有（　　　）

　　　A. 正中神经　　B. 尺神经　　　C. 桡神经　　D. 肌皮神经　　　E. 骨间后神经

【正确答案】 AB

【出题陷阱】 C、D、E

【分析与避错】 本题考查的是手肌的神经支配。E 骨间后神经，即桡神经深支，支配前臂后群肌。其他神经的分布情况见单选第 14 题。

16. 关于股神经的说法，错误的是（　　　）

A. 发自骶丛 　　　　　　　　　B. 分布于大腿后群肌和大腿后面的皮肤

C. 主要功能是屈膝关节 　　　　D. 其最长的皮支是隐神经

E. 损伤后膝跳反射消失

【正确答案】 ABC

【出题陷阱】 D、E

【分析与避错】 本题考查的是股神经的走行和分布。股神经发自腰丛，分布于大腿前群肌和大腿前面的皮肤，主要功能是伸膝关节，故 A、B、C 项错误。股神经是膝跳反射的传入神经和传出神经，所以股神经受损后，反射弧中断，膝跳反射消失。

17. 经梨状肌下孔穿出的神经有（　　　）

A. 坐骨神经 　　　　B. 股神经 　　　　C. 股后皮神经

D. 闭孔神经 　　　　E. 阴部神经

【正确答案】 ACE

【出题陷阱】 B、D

【分析与避错】 经梨状肌下孔穿出的神经有坐骨神经、股后皮神经、臀下神经和阴部神经，故本题选 ACE。B 股神经走行于腹股沟韧带的下方，D 闭孔神经穿闭膜管出骨盆，都不经过梨状肌下孔。

18. 关于坐骨神经的说法，正确的是（　　　）

A. 发自骶丛 　　　　　　　　　B. 是全身最粗大、最长的神经

C. 经梨状肌上孔穿出骨盆 　　　D. 支配臀大肌

E. 在腘窝上角处分为胫前神经和胫后神经

【正确答案】 AB

【出题陷阱】 C、D、E

【分析与避错】 坐骨神经是全身最粗大、最长的神经，发自骶丛，经梨状肌下孔穿出骨盆，走行于大腿后面，支配大腿后群肌，在腘窝上角处分为腓总神经和胫后神经。臀大肌由臀下神经支配。故本题 AB 项正确。

19. 支配大腿肌肉的神经有（　　　）

A. 股神经　 B. 坐骨神经　 C. 闭孔神经　 D. 臀下神经　 E. 腓总神经

【正确答案】 ABC

【出题陷阱】 D、E

【分析与避错】 股神经支配大腿前群肌，坐骨神经支配大腿后群肌，闭孔神经支

配大腿内侧群肌，臀下神经支配臀大肌，腓总神经支配小腿前群肌和小腿外侧群肌。故本题选ABC。

20. 胫神经支配的肌肉有（　　　）

    A. 腓骨长肌　　B. 腓骨短肌　C. 胫骨前肌　　D. 胫骨后肌　E. 小腿三头肌

【正确答案】　DE

【出题陷阱】　A、B、C

【分析与避错】　胫神经支配小腿后群肌，包括小腿三头肌和胫骨后肌，本题选DE。而腓骨长肌和腓骨短肌属小腿外侧群肌，由腓浅神经支配。胫骨前肌属小腿前群肌，由腓深神经支配。

（三）填空题

1. 脊髓位于_____内，上端平枕骨大孔处与_____相续，下端在成人平_____下缘。

【正确答案】　椎管、延髓、第1腰椎

【记忆难点】　记忆不全或错误。

【分析与避错】　本题考查的是脊髓的位置：脊髓位于椎管内，上端平枕骨大孔与脑的延髓相接，成人脊髓下端平第1腰椎下缘。可结合图谱形象记忆。也可借助歌诀记忆。脊髓的位置和外形的歌诀：颈腰二膨大，终于腰一下；表面六纵沟，锥丝马尾巴。

2. 脊髓全长粗细不等，有_____和_____两处膨大。

【正确答案】　颈膨大、腰骶膨大

【记忆难点】　记忆不全或错误。

【分析与避错】　本题考查的是脊髓的外形，可结合图谱形象记忆，也可借助歌诀记忆。具体见上题。

3. 脊髓的上行纤维束中，_____传导躯干和四肢的痛觉和温度觉，_____传导躯干和四肢的粗触觉。

【正确答案】　脊髓丘脑侧束、脊髓丘脑前束

【记忆难点】　记忆不全或错误。

【分析与避错】　本题考查的是脊髓内的上行纤维束。具体如下表：

脊髓白质内的上行纤维束（感觉传导束）

名称		位置	功能
薄束		后索内，后正中沟两旁	传导同侧躯干和四肢的本体觉和精细触觉
楔束		后索内，薄束外侧，T_4以上	传导同侧躯干和四肢的本体觉和精细触觉
脊髓丘脑束	脊髓丘脑前束	前索	传导对侧躯干和四肢的粗触觉
	脊髓丘脑侧束	外侧索	传导对侧躯干、四肢的痛觉和温度觉

4. 脊髓具有_____和_____的功能。

【正确答案】 传导、反射

【记忆难点】 记忆不全或错误。

【分析与避错】 本题考查的是脊髓的功能。脊髓的灰质是一些低级反射的中枢，具有反射功能。脊髓的白质内有大量的纤维束，具有传导功能。

5. 脊神经的前支是_____性的，后根是_____性的。

【正确答案】 混合、感觉

【记忆难点】 记忆不全或错误。

【分析与避错】 本题考查的是脊神经纤维的组成及性质。具体分析见单选第8题。

6. 颈丛位于_____深面，由_____组成。

【正确答案】 胸锁乳突肌上部、第 1～4 颈神经前支

【记忆难点】 记忆不全或错误。

【分析与避错】 本题考查的是颈丛的位置和组成。各脊神经丛的组成和位置见下表：

各脊神经丛的组成和位置

神经丛	组成	位置
颈丛	$C_1 \sim C_4$ 前支	胸锁乳突肌上部的深面
臂丛	$C_5 \sim C_8$ 和 T_1 部分前支	前斜角肌后面
腰丛	T_{12} 部分前支，L_{1-3} 前支，L_4 部分前支	腰大肌深面
骶丛	L_4 部分前支，L_5 前支和全部骶、尾神经前支	梨状肌前面

7. 支配三角肌的神经是_____，支配肱三头肌的神经是_____，支配肱二头肌的神经是_____。

【正确答案】 腋神经、桡神经、肌皮神经

【记忆难点】 记忆不全或错误。

【分析与避错】 本题考查的是上肢肌的神经支配。具体分析见单选第14题。

8. 传导手部感觉的神经有_____、_____和_____。

【正确答案】 正中神经、尺神经、桡神经

【记忆难点】 记忆不全或错误。

【分析与避错】 本题考查的是上肢的神经分布。具体分析见单选第14题。

9. "猿手"是_____神经和_____神经合并损伤引起的。

【正确答案】 尺、正中

【记忆难点】 记忆不全或错误。

【分析与避错】 本题考查的是神经损伤后的特征性表现。手肌由尺神经和正中神经共同支配，当尺神经和正中神经合并损伤时，由于手肌萎缩，使手掌平坦，类似"猿手"。

10. 腰丛由_____、_____和_____组成，位于_____深面。

【正确答案】 第12胸神经前支的一部分、第 1～3 腰神经前支、第 4 腰神经前支

的一部分、腰大肌

【记忆难点】 记忆不全或错误。

【分析与避错】 本题考查的是腰丛的位置和组成。具体分析见填空题第6题。

11. 支配股四头肌的神经是_____，支配股二头肌的神经是_____，支配股薄肌的神经是_____。

【正确答案】 股神经、坐骨神经、闭孔神经

【记忆难点】 记忆不全或错误。

【分析与避错】 本题考查的是下肢肌的神经支配。具体分析见单选第22题。

12. 支配腓肠肌的神经是_____，支配腓骨短肌的神经是_____，支配足底肌的神经是_____。

【正确答案】 胫神经、腓浅神经、胫神经

【记忆难点】 记忆不全或错误。

【分析与避错】 本题考查的是下肢肌的神经支配。具体分析见单选第22题。

（四）名词解释

1. 颈膨大

【正确答案】 脊髓 $C_4 \sim T_1$ 节段膨大部分，称为颈膨大。

【记忆难点】 概念描述不全或错误。

【分析与避错】 概念必须包括以下内容：位置（脊髓 $C_4 \sim T_1$ 节段），形态（膨大部分）。

2. 腰骶膨大

【正确答案】 脊髓 $L_2 \sim S_3$ 节段膨大部分，称为腰骶膨大。

【记忆难点】 概念描述不全或错误。

【分析与避错】 概念必须包括以下内容：位置（脊髓 $L_2 \sim S_3$ 节段），形态（膨大部分）。

3. 脊髓圆锥

【正确答案】 脊髓下端变细呈圆锥状的结构。

【记忆难点】 概念描述不全或错误。

【分析与避错】 概念必须包括以下内容：位置（脊髓下端），形态（变细呈圆锥状）。

4. 终丝

【正确答案】 由软脊膜在脊髓圆锥末端向下延续而成的一根细丝，已无神经组织，止于尾骨后面的骨膜，有稳定脊髓的作用。

【记忆难点】 概念描述不全或错误。

【分析与避错】 概念必须包括以下内容：位置（起自脊髓圆锥末端，止于尾骨后面的骨膜），形态（一根细丝），特点（无神经组织），作用（稳定脊髓）。

5. 脊髓节段

【正确答案】 与每对脊神经前、后根相连的一段脊髓。

【记忆难点】 概念描述不全或错误。

【分析与避错】 概念必须包括以下内容：位置（与每对脊神经前、后根相连），结构（一段脊髓）。

6. 马尾

【正确答案】 腰、骶、尾部的脊神经根在未出相应的椎间孔之前，在椎管内垂直下行，围绕终丝形成马尾。

【记忆难点】 概念描述不全或错误。

【分析与避错】 概念必须包括以下内容：组成（腰、骶、尾部的脊神经根），位置（未出相应的椎间孔之前，在椎管内垂直下行），形态（围绕终丝形成马尾）。

（五）简答题

1. 简述脊髓横切面上灰质和白质的分部。

【正确答案】 脊髓由灰质和白质两大部分组成。灰质中间横行部分称灰质连合；两侧的灰质，前部为前角，后部为后角，前、后角之间为中间带；$T_1 \sim L_3$ 脊髓节段的中间带向外突出有侧角。白质位于灰质的周围，每侧白质借脊髓的纵沟分为 3 个索；前正中裂与前外侧沟之间为前索，前、后外侧沟之间为外侧索，外侧沟与后正中沟之间为后索；在灰质连合与前正中裂之间有白质前连合。

【记忆难点】 记忆不全或错误。

【分析与避错】 通过以下图表可以帮助记忆。

脊髓灰质的结构

分部		神经元	功能	相联系的神经纤维种类	相联系的神经纤维位置
前角		前角细胞	支配躯干、四肢骨骼肌的运动	躯体运动纤维	前根
后角		后角细胞	传导躯干、四肢的浅感觉	躯体感觉纤维	后根
中间带	$T_1 \sim L_3$ 节段	侧角细胞	交感神经的低级中枢	交感神经节前纤维	前根
	S_{2-4} 节段	骶副交感核	副交感神经的低级中枢	副交感神经节前纤维	前根
灰质连合					

脊髓白质的分部 { 前索 / 外侧索 / 后索 / 白质前连合

2. 简述脊神经的纤维成分和分布。

【正确答案】 ①躯体感觉纤维，分布于皮肤、骨骼肌、肌腱和关节。②内脏感觉神经，分布于心血管、内脏和腺体。③躯体运动神经，分布于骨骼肌。④内脏运动神经，支配平滑肌、心肌的运动和腺体的分泌。

【记忆难点】 常见错误是记忆不全或混淆各纤维的分布。

【分析与避错】 脊神经共由4种纤维组成，2种运动纤维和2种感觉纤维。运动纤维传导运动冲动到所支配器官，分为支配骨骼肌运动的躯体运动神经和支配内脏活动的内脏运动神经。感觉纤维传导感觉冲动到中枢，分为传导皮肤和运动系统感觉的躯体感觉神经，以及传导内脏感觉的内脏感觉神经。

3. 简述臂丛的组成、分束及主要分支的名称。

【正确答案】 臂丛由第5~8颈神经前支和第1胸神经前支的大部分组成。在腋窝内，围绕腋动脉形成内侧束、外侧束和后束。内侧束发出尺神经和正中神经内侧根，外侧束发出正中神经外侧根和肌皮神经，后束发出桡神经和腋神经。

【记忆难点】 第1胸神经前支的大部分参与组成臂丛，小部分组成第1肋间神经。正中神经由内侧束发出的内侧根和外侧束发出的外侧根共同组成。

【分析与避错】 臂丛由第5~8颈神经前支和第1胸神经前支的大部分组成。在颈根部穿出斜角肌间隙，经锁骨后方进入腋窝，分为锁骨上部和锁骨下部。锁骨上部发出一些短的肌支；锁骨下部在腋窝内，围绕腋动脉形成内侧束、外侧束和后束，再由束发出分支。内侧束发出尺神经和正中神经内侧根，外侧束发出正中神经外侧根和肌皮神经，后束发出桡神经和腋神经。正中神经内侧根和正中神经外侧根合成正中神经。

4. 试分析股神经受损后膝跳反射消失的原因。

【正确答案】 膝跳反射即叩击髌韧带引起股四头肌收缩，产生伸小腿的动作。因髌韧带处的感觉由股神经向中枢传导，股四头肌受股神经支配，故膝跳反射的传入神经和传出神经都是股神经。股神经受损后，反射弧中的传入神经和传出神经都受损，反射弧中断，膝跳反射消失。

【记忆难点】 膝跳反射的组成。常见错误是对反射弧的各组成部分记忆不全或分析错误。

【分析与避错】 膝跳反射是一简单的躯体反射，具备反射弧的五个基本组成部分，而股神经既是传入神经又是传出神经，所以股神经受损后，反射弧中的传入神经和传出神经都受损，反射弧中断，膝跳反射消失。

5. 简述坐骨神经的走行、分支及体表投影。

【正确答案】 坐骨神经起自骶丛，经梨状肌下孔出骨盆，在臀大肌深面，坐骨结节与大转子之间至大腿后面下行，至腘窝上角附近分为胫神经和腓总神经，腓总神经又分为腓浅神经和腓深神经。坐骨神经的体表投影为：自坐骨结节与大转子之间的中点稍内侧到股骨内、外侧髁之间的中点，其上 2/3 为坐骨神经干。

【记忆难点】 记忆不全或错误。

【分析与避错】 结合图谱形象记忆，也可借助歌诀记忆，或绘制结构图帮助记忆。歌诀和结构图如下：

坐骨神经它最大，行于梨状肌之下，

臀肌深面入股后，多在腘窝分两叉，

小腿后群属于胫，小腿前外腓管辖，

胫伤之后足上勾，腓总损伤足垂下。

$$坐骨神经\begin{cases}胫神经 \\ 腓总神经\begin{cases}腓浅神经 \\ 腓深神经\end{cases}\end{cases}$$

（六）论述题

1. 肱骨中段骨折容易损伤到哪条神经？该神经损伤后有哪些临床表现？

【正确答案】 肱骨中段骨折容易损伤到桡神经，该神经损伤后表现为不能伸腕和伸指，呈垂腕姿态，手背桡侧半和桡侧 2 个半指近节背面的皮肤感觉障碍，以手背第 1、2 掌骨之间的皮肤最为明显。

【记忆难点】 紧贴股骨中段走行的神经名称以及该神经的分布情况。

【分析与避错】 因桡神经紧贴肱骨体上的桡神经沟走行，故肱骨中段骨折容易损伤到桡神经；因桡神经深支支配的前臂肌瘫痪，故不能伸腕和伸指；因桡神经浅支分布于手背桡侧半和桡侧 2 个半指近节背面的皮肤，故该区域出现感觉障碍。

2. 腓骨颈骨折易损伤哪一神经？试述其临床表现，并根据解剖学结构分析其原因。

【正确答案】 腓骨颈骨折易损伤到腓总神经。临床表现为：足不能背屈，不能外翻，不能伸趾，呈"马蹄"内翻足，走路时呈跨阈步态，小腿前外侧面和足背的感觉障碍。原因分析：腓总神经自坐骨神经发出后，沿腘窝上外侧缘行向外下方，绕腓骨颈至小腿前面，分为腓浅神经和腓深神经。故腓骨颈骨折易损伤到腓总神经，腓浅神经和腓深神经随之功能受损。腓浅神经支配小腿外侧群肌，传导小腿前外侧面下部和足背、趾背皮肤的感觉。腓深神经支配小腿前群肌，传导足背第 1~2 趾相邻缘处皮肤的感觉。故腓总神经损伤后，小腿外侧群肌和小腿前群肌瘫痪，足不能背屈，不能外翻，不能伸趾，由于重力和后群肌的过度牵拉，足下垂并内翻，呈"马蹄"内翻足，走路时呈跨阈步态，小腿前外侧面和足背出现感觉障碍。

【记忆难点】 腓骨颈周围走行的神经名称以及该神经的分布和功能。

【分析与避错】 本题不仅考查神经的走行、分布和功能，还考查肌肉的作用及瘫痪后的临床表现，需要综合运动系统和神经系统的相关知识。做此类题目，首先要明确神经的走行，以确定可能出现损伤的神经；其次，要明确神经的分布，特别是其支配的肌肉，神经受损后则其支配的肌肉瘫痪；再次，明确该神经支配的肌肉的作用，因该肌肉瘫痪，则作用消失；最后，还要考虑到周围未受影响的拮抗肌的作用，综合以上各条，分析其临床表现。

第三节　脑和脑神经

一、重点

1. 脑的组成。

2. 脑干的位置、分部及主要形态结构。

3. 小脑的位置及主要形态结构。

4. 间脑的位置和主要分部。

5. 大脑半球的位置、形态、分叶及其主要的沟、回、裂。

6. 重要的皮质中枢的位置。

7. 基底核的组成。

8. 内囊的位置、分部及各部通过的主要传导束。

9. 脑神经的数目、名称和纤维成分。

10. 动眼神经、三叉神经、面神经、迷走神经、副神经和舌下神经的主要分布及其一般功能。

二、难点

1. 脑干的位置、分部及主要形态结构。

2. 主要脑神经核的名称、部位及性质。

3. 脑干内的重要传导束。

4. 背侧丘脑的位置和主要结构。

5. 下丘脑位置、形态、功能及其主要核团。

6. 大脑半球的位置、形态、分叶及其主要的沟、回、裂。

7. 重要的皮质中枢的位置。

8. 内囊的位置、分部及各部通过的主要传导束。

9. 脑神经的出颅部位。

10. 动眼神经、三叉神经、面神经、迷走神经、副神经和舌下神经的主要分布及其一般功能。

11. 角膜反射的途径。

三、常见试题

（一）单选题

1. 下列结构位于中脑的是 （　　　）

A. 上丘　　　　B. 锥体　　　　C. 基底沟　　　D. 橄榄　　　　E. 小脑中脚

【正确答案】 A

【出题陷阱】 B、C、D、E

【分析与避错】 本题考查的是脑干各部分的结构。具体分析见下图：

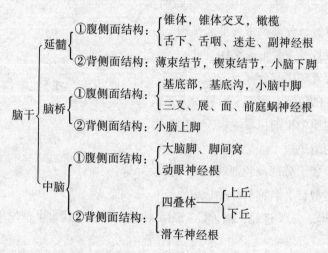

2. 下列脑神经不与脑桥相连的有 （　　　）

A. 三叉神经　B. 展神经　　C. 面神经　　D. 副神经　　E. 前庭蜗神经

【正确答案】 D

【出题陷阱】 A、B、C、E

【分析与避错】 本题考查的是与脑干各部相连的脑神经。具体分析见单选第1题。

3. 不参与构成菱形窝边界的是 （　　　）

A. 小脑上脚　B. 小脑中脚　C. 小脑下脚　D. 薄束结节　E. 楔束结节

【正确答案】 B

【出题陷阱】 A、C、D、E

【分析与避错】 本题考查的是菱形窝的边界。菱形窝的下外侧界为薄束结节、楔束结节和小脑下脚，上外侧界为小脑上脚。小脑中脚没有参与构成菱形窝的边界，选B。

4. 下列脑神经中，与中脑相连的是 （　　　）

A. 展神经　　B. 舌咽神经　C. 三叉神经　D. 面神经　　E. 滑车神经

【正确答案】 E

【出题陷阱】 A、B、C、D

【分析与避错】 本题考查的是与脑干各部相连的脑神经。具体分析见单选第1题。

5. 下列属于非脑神经核的是（　　　）

　　A. 迷走神经背核　　　　　　B. 孤束核　　　　　　　　　C. 上泌涎核

　　D. 疑核　　　　　　　　　　E. 薄束核

【正确答案】　E

【出题陷阱】　A、B、C、D

【分析与避错】　本题考查的是脑干内的非脑神经核，主要包括薄束核、楔束核和下橄榄核等，选 E。其余各项均为脑神经核。

6. 下列属于内脏运动核的是（　　　）

　　A. 动眼神经核　　　　　　　B. 展神经核　　　　　　　　C. 迷走神经背核

　　D. 面神经核　　　　　　　　E. 疑核

【正确答案】　C

【出题陷阱】　A、B、D、E

【分析与避错】　本题考查的是脑干内脑神经核的性质。迷走神经背核属于内脏运动核，其余各项均为躯体运动核，故选 C。

7. 脑干内的运动传导束是（　　　）

　　A. 脊髓丘脑前束　　　　　　B. 脊髓丘脑侧束　　　　　　C. 锥体束

　　D. 三叉丘脑束　　　　　　　E. 内侧丘系

【正确答案】　C

【出题陷阱】　A、B、D、E

【分析与避错】　本题考查的是脑干内的传导束，其中运动传导束是锥体束，余各项均为感觉传导束，故选 C。

8. 从脑干背侧面穿出的脑神经是（　　　）

　　A. 舌下神经　　B. 副神经　　C. 面神经　　D. 滑车神经　　E. 三叉神经

【正确答案】　D

【出题陷阱】　A、B、C、E

【分析与避错】　本题考查的是脑神经出入脑的位置，具体分析如下表：

12 对脑神经出入脑的位置

名称	出入脑的部位
Ⅰ嗅神经	大脑
Ⅱ视神经	间脑
Ⅲ动眼神经	中脑
Ⅳ滑车神经	中脑
Ⅴ三叉神经	脑桥
Ⅵ展神经	延髓脑桥沟
Ⅶ面神经	延髓脑桥沟

名称	出入脑的部位
Ⅷ前庭蜗神经	延髓脑桥沟
Ⅸ舌咽神经	延髓
Ⅹ迷走神经	延髓
Ⅺ副神经	延髓
Ⅻ舌下神经	延髓

9. 颅内高压时，可能被挤入枕骨大孔内的结构是 （ ）

    A. 小脑上脚   B. 小脑扁桃体 C. 小脑蚓 D. 小脑半球   E. 小脑下脚

【正确答案】 B

【出题陷阱】 A、C、D、E

【分析与避错】 枕骨大孔疝又称小脑扁桃体疝，是指小脑扁桃体被挤入枕骨大孔内，压迫延髓而危及生命。

10. 内侧膝状体的主要功能是 （ ）

    A. 视觉传导路的中继站   B. 听觉传导路的中继站

    C. 躯体感觉传导路的中继站   D. 躯体和内脏感觉的整合中枢

    E. 皮质下内脏活动中枢

【正确答案】 B

【出题陷阱】 A、C、D、E

【分析与避错】 本题考查的是间脑各部的功能。具体分析如下表：

间脑的分部

名称		作用
背侧丘脑		感觉传导通路的中继站
后丘脑	内侧膝状体	听觉传导通路的中继站
	外侧膝状体	视觉传导通路的中继站
下丘脑		重要的皮质下内脏活动中枢

11. 下列神经核属于下丘脑的是 （ ）

    A. 视上核 B. 孤束核   C. 疑核   D. 楔束核   E. 红核

【正确答案】 A

【出题陷阱】 B、C、D、E

【分析与避错】 本题考查的是下丘脑的神经核，主要有视上核和室旁核，A正确。B、C属于脑干内的脑神经核，D、E属于脑干内的非脑神经核。

12. 上肢肌的运动中枢位于 （ ）

    A. 中央旁小叶前部   B. 中央旁小叶后部   C. 中央前回上部

    D. 中央前回中部   E. 中央前回下部

【正确答案】 D

【出题陷阱】 A、B、C、E

【分析与避错】 躯体运动中枢位于中央前回和中央旁小叶前部，中枢对骨骼肌的管理具有一定的局部定位关系，中央前回上部及中央旁小叶前部支配下肢肌，中央前回中部支配上肢肌和躯干肌，中央前回下部支配头颈肌，故此题选 D。

13. 视觉中枢位于（　　）

　　A. 中央前回　　　　　　B. 中央后回　　　　　　C. 距状沟上、下的皮质

　　D. 额下回　　　　　　　E. 颞横回

【正确答案】 C

【出题陷阱】 A、B、D、E

【分析与避错】 本题考查的是大脑皮质的功能定位区，具体如下表：

大脑皮质的功能定位

中枢名称	中枢位置
躯体运动中枢	中央前回和中央旁小叶的前部
躯体感觉中枢	中央后回和中央旁小叶的后部
视觉中枢	距状沟上下的皮质
听觉中枢	颞横回
运动性语言中枢	额下回后部
书写中枢	额中回后部
听觉性语言中枢	颞上回后部
视觉性语言中枢	角回

14. 头面部的躯体感觉中枢位于（　　）

　　A. 中央后回上部　　　　B. 中央后回中部　　　　C. 中央后回下部

　　D. 中央旁小叶后部　　　E. 中央旁小叶前部

【正确答案】 C

【出题陷阱】 A、B、D、E

【分析与避错】 躯体感觉中枢位于中央后回和中央旁小叶后部，中枢对感觉的管理具有一定的局部定位关系，和躯体运动中枢相似，也是倒置的，故头面部的躯体感觉应投射到中央后回下部，选 C。

15. 运动性语言中枢位于（　　）

　　A. 角回　　　　　　　　B. 颞横回　　　　　　　C. 颞上回后部

　　D. 额中回后部　　　　　E. 额下回后部

【正确答案】 E

【出题陷阱】 A、B、C、D

【分析与避错】 本题考查的是大脑皮质的功能定位区，具体分析见单选 13 题。

16. 纹状体包括（　　）
　　A. 尾状核与豆状核　　　B. 尾状核与壳　　　　　C. 壳与苍白球
　　D. 尾状核与下丘脑　　　E. 苍白球与丘脑

【正确答案】　A

【出题陷阱】　B

【分析与避错】　纹状体的组成如下图：

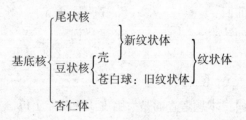

17. 属于大脑连合纤维的是（　　）
　　A. 额桥束　　B. 胼胝体　　C. 锥体束　　D. 丘脑皮质束　　E. 视辐射

【正确答案】　B

【出题陷阱】　A、C、D、E

【分析与避错】　胼胝体是由连接左右大脑半球皮质的横行纤维组成，属于连合纤维，选B。其余各项均为投射纤维。

18. 混合性脑神经不包括（　　）
　　A. 三叉神经　　B. 面神经　　C. 动眼神经　　D. 迷走神经　　E. 舌咽神经

【正确答案】　C

【出题陷阱】　A、B、D、E

【分析与避错】　本题考查的是脑神经的性质，具体如下表：

12 对脑神经的纤维组成及性质

名称	纤维名称	性质
Ⅰ嗅神经	内脏感觉纤维	感觉性
Ⅱ视神经	躯体感觉纤维	感觉性
Ⅲ动眼神经	躯体运动纤维 内脏运动纤维	运动性
Ⅳ滑车神经	躯体运动纤维	运动性
Ⅴ三叉神经	躯体运动纤维 躯体感觉纤维	混合性
Ⅵ展神经	躯体运动纤维	运动性
Ⅶ面神经	躯体运动纤维 内脏运动纤维 内脏感觉纤维	混合性
Ⅷ前庭蜗神经	躯体感觉纤维	感觉性

名称	纤维名称	性质
Ⅸ舌咽神经	内脏运动纤维 躯体运动纤维 内脏感觉纤维	混合性
Ⅹ迷走神经	内脏运动纤维 躯体运动纤维 内脏感觉纤维 躯体感觉纤维	混合性
Ⅺ副神经	躯体运动纤维	运动性
Ⅻ舌下神经	躯体运动纤维	运动性

19. 含有副交感纤维的脑神经是（　　　）

　　　A. 视神经　　B. 三叉神经　　C. 动眼神经　　D. 展神经　　　E. 副神经

【正确答案】　C

【出题陷阱】　A、B、D、E

【分析与避错】　副交感纤维属于内脏运动纤维，12 对脑神经的纤维组成见单选第18 题。

20. 支配舌肌运动的神经是（　　　）

　　　A. 舌神经　　B. 舌咽神经　　C. 舌下神经　　D. 三叉神经　　E. 迷走神经

【正确答案】　C

【出题陷阱】　A、B、D、E

【分析与避错】　本题考查的是脑神经的分布，具体如下表：

12 对脑神经的分布

名称	分布
Ⅰ嗅神经	嗅区
Ⅱ视神经	视网膜
Ⅲ动眼神经	上、下、内直肌和下斜肌，上睑提肌；瞳孔括约肌，睫状肌
Ⅳ滑车神经	上斜肌
Ⅴ三叉神经	咀嚼肌；面部皮肤、口鼻腔黏膜、上下牙及牙龈等
Ⅵ展神经	外直肌
Ⅶ面神经	面肌；泪腺、下颌下腺、舌下腺；舌前2/3 黏膜
Ⅷ前庭蜗神经	前庭器、螺旋器
Ⅸ舌咽神经	腮腺；咽肌；舌后1/3 黏膜、颈动脉窦、颈动脉小球等
Ⅹ迷走神经	咽喉肌；胸腹腔器官的平滑肌及黏膜、咽喉黏膜及腺体、耳郭背侧和外耳道皮肤
Ⅺ副神经	胸锁乳突肌、斜方肌
Ⅻ舌下神经	舌肌

21. 支配咀嚼肌的脑神经是（　　）

　　A. 面神经　　B. 舌咽神经　　C. 三叉神经　　D. 迷走神经　　E. 展神经

【正确答案】　C

【出题陷阱】　A、B、D、E

【分析与避错】　本题考查的是脑神经的分布，具体见单选第20题。

22. 患者出现眼向内斜视，则可能损伤到（　　）

　　A. 展神经　　B. 眼神经　　C. 滑车神经　　D. 动眼神经　　E. 视神经

【正确答案】　A

【出题陷阱】　B、C、D、E

【分析与避错】　患者出现眼向内斜视，说明外直肌瘫痪，支配外直肌的是展神经，故选A。

23. 甲状腺手术中，患者出现声音嘶哑或发音困难，则可能损伤到（　　）

　　A. 舌咽神经　　B. 喉返神经　　C. 喉上神经　　D. 三叉神经　　E. 副神经

【正确答案】　B

【出题陷阱】　A、C、D、E

【分析与避错】　甲状腺左、右叶的后方有喉返神经走行，该神经管理大部分喉肌的运动。甲状腺手术中，如损伤到了喉返神经造成喉肌瘫痪，将出现声音嘶哑或发音困难，故本题选B。

24. 患者肩下垂，面不能转向对侧，是损伤到了（　　）

　　A. 腋神经　　　　　　　B. 锁骨上神经　　　　　　C. 展神经

　　D. 副神经　　　　　　　E. 迷走神经

【正确答案】　D

【出题陷阱】　A、B、C、E

【分析与避错】　副神经支配斜方肌和胸锁乳突肌，如果副神经损伤，则斜方肌瘫痪，患者肩下垂，胸锁乳突肌瘫痪，使面不能转向对侧，故本题选D。

（二）多选题

1. 关于延髓的描述，正确的是（　　）

　　A. 呈倒置的圆锥体

　　B. 脊髓表面所有的纵沟都延伸到延髓

　　C. 延髓腹侧面的结构有锥体、锥体交叉和橄榄

　　D. 橄榄背侧有舌下神经、舌咽神经和副神经

　　E. 延髓背侧面上部构成第四脑室底的下部

【正确答案】　ABCE

【出题陷阱】　D

【分析与避错】　本题考查的是延髓的形态结构。橄榄背侧有舌咽神经、迷走神经

和副神经，舌下神经位于橄榄腹侧，故 D 项错误，其余各项正确。

2. 在延髓脑桥沟与脑相连的脑神经有（　　　）

　　A. 副神经　　B. 展神经　　C. 面神经　　D. 三叉神经　E. 滑车神经

【正确答案】　BC

【出题陷阱】　D

【分析与避错】　本题考查的是脑神经出入脑的位置，具体分析见单选第 8 题。特别注意本题考查的具体位置为延髓脑桥沟，故 D 不正确。

3. 与脑干腹侧面相连的脑神经有（　　　）

　　A. 滑车神经　B. 三叉神经　　C. 迷走神经　D. 面神经　　　E. 前庭蜗神经

【正确答案】　BCDE

【出题陷阱】　A

【分析与避错】　本题考查的是脑神经出入脑的位置，具体分析见单选第 8 题。

4. 关于中脑的描述正确的是（　　　）

　　A. 位于脑桥与端脑之间

　　B. 大脑脚内有锥体束等纤维束通过

　　C. 脚间窝有滑车神经穿出

　　D. 内有中脑水管向上通第四脑室

　　E. 背侧面有两对圆形隆起称为四叠体

【正确答案】　BE

【出题陷阱】　A、C、D

【分析与避错】　本题考查的是中脑的形态结构。中脑位于脑桥与间脑之间，脚间窝有动眼神经穿出，内有中脑水管向下通第四脑室，故 A、C、D 三项错误。

5. 与中脑相连的脑神经有（　　　）

　　A. 副神经　　B. 展神经　　　C. 动眼神经　D. 滑车神经　E. 三叉神经

【正确答案】　CD

【出题陷阱】　A、B、E

【分析与避错】　本题考查的是脑神经出入脑的位置，具体分析见单选第 8 题。

6. 在橄榄背侧与脑相连的脑神经有（　　　）

　　A. 舌咽神经　B. 舌下神经　　C. 三叉神经　D. 迷走神经　E. 滑车神经

【正确答案】　AD

【出题陷阱】　B

【分析与避错】　本题考查的是脑神经出入脑的位置，具体分析见单选第 8 题。特别注意本题考查的具体位置为橄榄背侧，故 B 不正确。

7. 下列属于脑神经核的是（　　　）

　　A. 视上核　　B. 下泌涎核　　C. 红核　　　D. 孤束核　　E. 室旁核

【正确答案】 BD

【出题陷阱】 A、C、E

【分析与避错】 本题考查的是脑神经核的组成。A、E项是下丘脑的核团，C项是非脑神经核，只有B、D项是脑神经核。故本题选BD。

8. 属于非脑神经核的是（ ）

  A. 下泌涎核 B. 楔束核 C. 薄束核 D. 红核 E. 疑核

【正确答案】 BCD

【出题陷阱】 A、E

【分析与避错】 本题考查的是非脑神经核的组成。B、C、D项都属于非脑神经核，A、E项属于脑神经核。

9. 脑干内的躯体运动核包括（ ）

  A. 面神经核   B. 动眼神经核   C. 展神经核

  D. 副神经核   E. 疑核

【正确答案】 ABCDE

【出题陷阱】 常见错误是漏选D、E项。

【分析与避错】 本题考查的是脑干内的躯体运动核的组成。躯体运动核是脑干内重要的脑神经核，因为与皮质核束关系密切，所以要求记住具体的躯体运动核的名称。总结如下表：

躯体运动核总结

名称	位置	功能	相关脑神经
动眼神经核	中脑	支配上直肌、内直肌、下直肌、下斜肌、上睑提肌	动眼神经
滑车神经核	中脑	支配上斜肌	滑车神经
展神经核	脑桥	支配外直肌	展神经
舌下神经核	延髓	支配舌肌	舌下神经
三叉神经运动核	脑桥	支配咀嚼肌	三叉神经
面神经核	脑桥	支配面肌	面神经
疑核	延髓	支配咽、喉肌	舌咽神经 迷走神经
副神经核	$C_{1\sim5}$前角背侧部	支配胸锁乳突肌、斜方肌	副神经

10. 下列属于脑神经内脏运动核的是（ ）

  A. 上泌涎核 B. 孤束核 C. 舌下神经核

  D. 动眼神经副核 E. 迷走神经背核

【正确答案】 ADE

【出题陷阱】 B、C

【分析与避错】 本题考查的是脑干内的内脏运动核的组成。B项为内脏感觉核，C

项为躯体运动核，都不正确。内脏运动核是副交感神经的低级中枢，总结如下表：

内脏运动核总结

名称	位置	功能	相关脑神经
动眼神经副核	中脑	支配睫状肌和瞳孔括约肌	动眼神经
上泌涎核	脑桥	支配泪腺、下颌下腺和舌下腺的分泌	面神经
下泌涎核	延髓	支配腮腺的分泌	舌咽神经
迷走神经背核	延髓	支配胸、腹腔脏器的活动	迷走神经

11. 脑干内的感觉传导束有（　　　）

  A. 锥体束   B. 丘脑皮质束   C. 三叉丘脑束

  D. 内侧丘系   E. 脊髓丘脑束

【正确答案】 CDE

【出题陷阱】 A、B

【分析与避错】 A 锥体束是运动传导束；B 丘脑皮质束是感觉传导束，但不走行于脑干的白质内；其余 CDE 均是脑干内的感觉传导束。

12. 关于小脑的位置，正确的是（　　　）

  A. 颅前窝   B. 颅中窝   C. 颅后窝

  D. 两大脑半球之间 E. 在大脑半球枕叶的下方

【正确答案】 CE

【出题陷阱】 A、B、D

【分析与避错】 本题考查的是小脑的位置，应结合图谱、标本模型或教学视频等充分理解其空间位置关系，牢固记忆。

13. 间脑包括（　　　）

  A. 内侧膝状体   B. 外侧膝状体   C. 背侧丘脑

  D. 上丘   E. 下丘

【正确答案】 ABC

【出题陷阱】 D、E

【分析与避错】 本题考查的是间脑的组成。间脑主要包括背侧丘脑、下丘脑及后丘脑三部分，后丘脑又分为内侧膝状体和外侧膝状体。故 A、B、C 三项都属于间脑。D、E 项都属于中脑，共同组成中脑背侧面的四叠体。

14. 下列关于间脑的描述，正确的是（　　　）

  A. 位于小脑前方   B. 位于中脑前上方

  C. 外侧与大脑半球愈合   D. 间脑中间有第三脑室

  E. 仅腹侧面的一部分露于脑底外

【正确答案】 BCDE

【出题陷阱】 A

【分析与避错】 本题考查的是间脑的位置，应结合图谱、标本模型或教学视频等充分理解其空间位置关系，牢固记忆。

15. 下丘脑包括 （   ）

　　A. 下丘　　　B. 丘脑　　　C. 乳头体　　　D. 灰结节　　　E. 视交叉

【正确答案】 CDE

【出题陷阱】 A、B

【分析与避错】 本题考查的是下丘脑的组成。C、D、E 三项都是下丘脑的结构。A 下丘是中脑的结构。B 丘脑即背侧丘脑，是间脑的一部分。故 A、B 项错误。

16. 正常情况下，在大脑的上外侧面可以看到的沟回有 （   ）

　　A. 中央沟　　B. 外侧沟　　C. 顶枕沟　　D. 角回　　　E. 颞横回

【正确答案】 ABCD

【出题陷阱】 C、E

【分析与避错】 本题考查的是大脑表面的沟与回。此部分内容需结合图谱、标本模型或教学视频等充分理解形态结构特征，牢固记忆。模糊选项有 C、E。顶枕沟主要位于大脑半球的内侧面，但其有一小部分转至大脑半球的上外侧面，故 C 项正确。颞横回位于外侧沟深处颞上回的上壁，所以正常在大脑的上外侧面看不到颞横回，E 项错误。

17. 关于躯体运动中枢的描述，不正确的是 （   ）

　　A. 中央前回上部支配上肢肌　　　　B. 中央前回下部支配下肢肌

　　C. 躯干的代表区面积大　　　　　　D. 手的代表区面积小

　　E. 头面部的投影是倒立位

【正确答案】 ABCDE

【出题陷阱】 A、B、C、D、E

【分析与避错】 本题考查的是躯体运动中枢的特点。此部分内容需结合图谱充分理解其特征，牢固记忆。本题五个选项均不正确，正确的描述应该是：中央前回上部支配下肢肌；中央前回下部支配头颈肌；躯干的代表区面积小；手的代表区面积大；头面部的投影是正立位。

18. 关于躯体感觉中枢的描述，正确的是 （   ）

　　A. 位于中央后回和中央旁小叶后部

　　B. 只接受对侧半身的深感觉和浅感觉

　　C. 感觉冲动传入的皮质投射是倒置的

　　D. 指的代表区面积小

　　E. 唇的代表区面积大

【正确答案】 ABCE

【出题陷阱】 D

【分析与避错】　本题考查的是躯体感觉中枢的特点。此部分内容需结合图谱充分理解其特征，牢固记忆。特别注意的是，躯体感觉中枢代表区的大小与感觉的灵敏程度相关，故指和唇的代表区面积大，D项错误，选ABCE。

19. 大脑基底核包括（　　）

　　A. 豆状核　　B. 尾状核　　C. 齿状核　　D. 视上核　　E. 室旁核

【正确答案】　AB

【出题陷阱】　C、D、E

【分析与避错】　本题考查的是大脑基底核的组成。C、D、E三项都不属于基底核，齿状核属于小脑，视上核和室旁核属于下丘脑。大脑基底核的组成如下图：

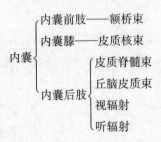

20. 参与组成纹状体的有（　　）

　　A. 壳　　B. 豆状核　　C. 杏仁体　　D. 尾状核　　E. 苍白球

【正确答案】　ABDE

【出题陷阱】　A、C、E

【分析与避错】　本题考查的是纹状体的组成。具体分析见多选第19题的总结图。

21. 通过内囊的纤维束有（　　）

　　A. 皮质脊髓束　　　　　B. 皮质核束　　　　　　C. 视辐射
　　D. 丘脑皮质束　　　　　E. 脊髓丘脑束

【正确答案】　ABCD

【出题陷阱】　E

【分析与避错】　本题考查的是通过内囊的纤维束。E脊髓丘脑束是从脊髓到背侧丘脑的纤维束，没有经过内囊。通过内囊的纤维束总结如下图：

```
      ┌ 内囊前肢——额桥束
      │ 内囊膝——皮质核束
内囊 ─┤          ┌ 皮质脊髓束
      │          │ 丘脑皮质束
      └ 内囊后肢─┤ 视辐射
                 └ 听辐射
```

22. 属于混合性脑神经的是（　　）

　　A. 面神经　　B. 舌咽神经　　C. 舌下神经　　D. 迷走神经　　E. 三叉神经

【正确答案】　ABDE

【分析与避错】 本题考查的是脑神经的性质，具体分析见单选第 18 题。混合性脑神经共有 4 对，记忆口诀是"舌咽迷走三叉面"。

23. 支配眼球运动的神经有 （ ）

　　A. 滑车神经　　B. 动眼神经　　C. 视神经　　D. 面神经　　E. 展神经

【正确答案】 ABE

【出题陷阱】 C、D

【分析与避错】 本题考查的是脑神经的分布，具体分析见单选第 20 题。

24. 三叉神经含有以下哪些纤维 （ ）

　　A. 躯体运动纤维　　　　　B. 躯体感觉纤维　　　　　C. 内脏运动纤维

　　D. 内脏感觉纤维　　　　　E. 交感纤维

【正确答案】 AB

【出题陷阱】 C、D、E

【分析与避错】 本题考查的是脑神经的纤维组成，具体分析见单选第 18 题。

25. 面神经的功能包括 （ ）

　　A. 管理面肌的运动　　　　　　　　B. 管理舌前 2/3 的味觉

　　C. 管理腮腺的分泌　　　　　　　　D. 管理泪腺的分泌

　　E. 管理下颌下腺的分泌

【正确答案】 ABDE

【出题陷阱】 C

【分析与避错】 本题考查的是面神经的功能，五个选项中，A、B、D、E 均正确，此外面神经还管理舌下腺的分泌，腮腺的分泌由舌咽神经管理，故 C 项错误。

26. 动眼神经的功能包括 （ ）

　　A. 支配瞳孔开大肌　　　B. 支配上睑提肌　　　　C. 支配睫状肌

　　D. 支配上斜肌　　　　　E. 支配瞳孔括约肌

【正确答案】 BCE

【出题陷阱】 A、D

【分析与避错】 本题考查的是动眼神经的功能，五个选项中，B、C、E 均正确。瞳孔开大肌由交感神经支配，上斜肌由滑车神经支配，故 A、D 项错误。

27. 舌咽神经的功能包括 （ ）

　　A. 管理舌肌的运动　　　　　　　　B. 管理咽肌的运动

　　C. 管理泪腺的分泌　　　　　　　　D. 管理腮腺的分泌

　　E. 管理舌前 2/3 的一般感觉

【正确答案】 BD

【出题陷阱】 A、C、E

【分析与避错】 本题考查的是舌咽神经的功能，五个选项中，B、D均正确。舌肌的运动由舌下神经管理，泪腺的分泌由面神经管理，舌前2/3的一般感觉由三叉神经传导，故A、C、E项错误。

28. 迷走神经含有以下哪些纤维（　　）

    A. 躯体运动纤维   B. 躯体感觉纤维   C. 内脏感觉纤维

    D. 副交感纤维   E. 交感纤维

【正确答案】 ABCD

【出题陷阱】 E

【分析与避错】 本题考查的是脑神经的纤维组成，迷走神经中的内脏运动纤维为副交感纤维，其余分析见单选第18题。

29. 关于迷走神经的描述，正确的是（　　）

    A. 是全身最粗、最长的神经

    B. 分支包括喉上神经和喉返神经

    C. 管理声门裂以下的黏膜感觉

    D. 管理外耳道皮肤的感觉

    E. 管理结肠左曲以上消化管的运动

【正确答案】 BCDE

【出题陷阱】 A

【分析与避错】 全身最粗、最长的神经是坐骨神经，而迷走神经是行程最长、分布最广的神经，故A项错误，其余各项均正确，选BCDE。

30. 分布于眼的脑神经有（　　）

    A. 动眼神经 B. 三叉神经   C. 视神经   D. 展神经   E. 滑车神经

【正确答案】 ABCDE

【出题陷阱】 常见错误是漏选。

【分析与避错】 眼即视器，包括眼球和眼副器。分布于眼的脑神经总结如下表：

眼的神经分布总结表

名称	分布范围	功能
视神经	视网膜	传导视觉冲动
动眼神经	提上睑肌、上直肌、内直肌、下直肌、下斜肌、瞳孔括约肌、睫状肌	可提上睑，开大睑裂；使眼球分别向上内、内侧、下内和上外运动；使瞳孔缩小；可调焦距，视近物
滑车神经	上斜肌	使眼球向下外运动
三叉神经（其分支眼神经）	泪腺和眼球	传导一般感觉
展神经	外直肌	使眼球向外侧运动
面神经	泪腺	管理泪腺分泌

31. 分布于舌的脑神经有（   ）

    A. 三叉神经   B. 面神经   C. 舌下神经   D. 舌咽神经   E. 迷走神经

【正确答案】　ABCD

【出题陷阱】　常见错误是漏选或错选 E。

【分析与避错】　分布于舌的脑神经总结如下表：

舌的神经分布总结表

名称	分布范围	功能
三叉神经（其分支舌神经）	舌前 2/3	管理一般感觉
面神经	舌前 2/3	管理味觉
舌咽神经	舌后 1/3	管理一般感觉和味觉
舌下神经	同侧舌肌	支配同侧舌肌的运动

32. 动眼神经损伤后，可能出现的临床表现有（   ）

    A. 瞳孔扩大   B. 眼睑下垂   C. 眼向内斜视

    D. 瞳孔对光反射消失   E. 角膜反射消失

【正确答案】　ABD

【出题陷阱】　C、E

【分析与避错】　动眼神经支配大部分眼球外肌，当其受损后，因上睑提肌瘫痪出现眼睑下垂，因瞳孔括约肌瘫痪使瞳孔扩大、瞳孔对光反射消失，故 ABD 正确。动眼神经损伤后眼向外斜视，展神经损伤后眼向内斜视，C 项错误。角膜反射不涉及动眼神经，故角膜反射不受影响，E 项错误。

33. 面神经损伤后，可能出现的临床表现有（   ）

    A. 额纹消失   B. 角膜反射消失

    C. 舌前 2/3 味觉丧失   D. 鼻唇沟变浅

    E. 口角偏向患侧

【正确答案】　ABCDE

【出题陷阱】　常见错误是漏选。

【分析与避错】　面神经损伤后，累及到躯体运动纤维，则表现为患侧面肌瘫痪，如患侧额纹消失，鼻唇沟变浅或消失，口角偏向健侧，不能鼓腮和吹口哨，角膜反射消失。如还累及到内脏感觉纤维和内脏运动纤维，则还表现为舌前 2/3 味觉丧失，泪腺、下颌下腺和舌下腺分泌障碍。故本题选 ABCDE。

（三）填空题

1. 脑干位于颅后窝的_____上，平枕骨大孔处与_____相续，包括_____、_____和_____三部分。

【正确答案】　斜坡、脊髓、中脑、脑桥、延髓

【记忆难点】 记忆不全或错误。

【分析与避错】 本题考查的是脑干的位置和分部。应结合图谱、标本模型或教学视频等充分理解形态结构和位置关系，牢固记忆。

2. 上丘是_____反射中枢；下丘是_____反射中枢。

【正确答案】 视觉皮质下、听觉皮质下

【记忆难点】 记忆不全或错误。

【分析与避错】 本题考查的是中脑四叠体上丘和下丘的功能，可通过口诀"上视下听"来帮助记忆。

3. 小脑位于_____内，在_____的下方，_____和_____的后方。

【正确答案】 颅后窝、大脑半球枕叶、脑桥、延髓

【记忆难点】 记忆不全或错误。

【分析与避错】 本题考查的是小脑的位置，应结合图谱、标本模型或教学视频等充分理解其空间位置关系，牢固记忆。

4. 组成间脑的三部分中，_____是躯体感觉传导路的中继站，_____是听觉和视觉传导路的中继站，_____是重要的皮质下内脏活动中枢。

【正确答案】 背侧丘脑、后丘脑、下丘脑

【记忆难点】 记忆不全或错误。

【分析与避错】 本题考查的是间脑的组成及各部的功能。具体分析见单选第10题。特别注意的是后丘脑又分为内侧膝状体和外侧膝状体，内侧膝状体是听觉传导路的中继站，外侧膝状体是视觉传导路的中继站。

5. 位于颞横回的是_____中枢，位于距状沟上下的皮质的是_____中枢，位于额下回后部的是_____中枢。

【正确答案】 听觉、视觉、运动性语言

【记忆难点】 记忆不全或错误。

【分析与避错】 本题考查的是脑皮质的功能定位区，具体分析见单选第13题。

6. 基底核中的_____和_____合称纹状体。

【正确答案】 尾状核、豆状核

【记忆难点】 记忆不全或错误。

【分析与避错】 本题考查的是大脑基底核和纹状体的关系，具体分析见多选第19题。

7. 感觉性脑神经包括_____、_____和_____。

【正确答案】 嗅神经、视神经、前庭蜗神经

【记忆难点】 记忆不全或错误。

【分析与避错】 本题考查的是脑神经的性质，具体分析见单选第18题。

8. 传导味觉的脑神经有_____和_____。

【正确答案】 面神经、舌咽神经

【记忆难点】 记忆不全或错误。

【分析与避错】 本题考查的是舌的神经分布,具体分析见多选第 32 题。

9. 动眼神经中,_____纤维支配上睑提肌,_____纤维支配瞳孔括约肌。

【正确答案】 躯体运动、内脏运动(副交感)

【记忆难点】 记忆不全或错误。

【分析与避错】 动眼神经含有两种纤维,其中躯体运动纤维支配大部分的眼外肌(上斜肌和外直肌除外),内脏运动(副交感)纤维支配瞳孔括约肌和睫状肌。

10. _____神经支配上直肌,_____神经支配上斜肌,_____神经支配斜方肌,_____神经支配胸锁乳突肌。

【正确答案】 动眼、滑车、副、副

【记忆难点】 记忆不全或错误。

【分析与避错】 本题考查的是脑神经的分布,具体分析见单选第 20 题。

11. 睁眼受_____神经支配,闭眼受_____神经支配。

【正确答案】 动眼神经、面神经

【记忆难点】 记忆不全或错误。

【分析与避错】 本题考查的是眼周围的神经分布。动眼神经支配上睑提肌,可使睑裂打开,即睁眼;面神经支配眼轮匝肌,可使睑裂闭合,即闭眼。

(四) 名词解释

1. 锥体

【正确答案】 延髓腹侧面前正中裂两旁的纵形隆起,其内有大脑皮质发出的锥体束。

【记忆难点】 概念描述不全或错误。

【分析与避错】 概念必须包括以下内容:位置(延髓腹侧面前正中裂两旁),形状(纵形隆起),内容(锥体束)。

2. 菱形窝

【正确答案】 为第四脑室底的菱形凹陷。它由延髓上部背面和脑桥背面共同构成,其上外侧界为小脑上脚,下外侧界为薄束结节、楔束结节和小脑下脚。

【记忆难点】 概念描述不全或错误。

【分析与避错】 概念必须包括以下内容:位置(第四脑室底),形状(菱形凹陷),构成(延髓上部背面和脑桥背面),上外侧界(小脑上脚),下外侧界(薄束结节、楔束结节和小脑下脚)。

3. 四叠体

【正确答案】 中脑背侧面有两对圆形隆起称为四叠体。上方的一对为上丘,是视觉皮质下反射中枢;下方的一对为下丘,是听觉皮质下反射中枢。

【记忆难点】 概念描述不全或错误。

【分析与避错】 概念必须包括以下内容：位置（中脑背侧面），形状（两对圆形隆起），分类及作用（上丘是视觉皮质下反射中枢，下丘是听觉皮质下反射中枢）。

4. 基底核

【正确答案】 埋藏在大脑底部白质区的灰质团块，包括尾状核、豆状核和杏仁体。

【记忆难点】 概念描述不全或错误。

【分析与避错】 概念必须包括以下内容：位置（大脑底部白质区），性质（灰质团块），组成（尾状核、豆状核和杏仁体）。

5. 纹状体

【正确答案】 豆状核和尾状核合称纹状体，主要功能是维持骨骼肌的张力，协调肌群运动。

【记忆难点】 概念描述不全或错误。

【分析与避错】 概念必须包括以下内容：组成（豆状核和尾状核），作用（维持骨骼肌的张力，协调肌群运动）。

6. 新纹状体

【正确答案】 豆状核的壳和尾状核在进化上较新，合称新纹状体。

【记忆难点】 概念描述不全或错误。

【分析与避错】 概念必须包括以下内容：组成（豆状核的壳和尾状核），特点（进化上较新）。

7. 内囊

【正确答案】 位于尾状核、背侧丘脑和豆状核之间的上、下行纤维密集而成的白质区。

【记忆难点】 概念描述不全或错误。

【分析与避错】 概念必须包括以下内容：位置（尾状核、背侧丘脑和豆状核之间的白质区），内容（上、下行纤维）。

（五）简答题

1. 简述脑的分部和大脑的分叶。

【正确答案】 脑可以分为端（大）脑、小脑、间脑、延髓、脑桥和中脑六部分。每侧大脑半球又分为额叶、顶叶、枕叶、颞叶和岛叶五个脑叶。

【记忆难点】 描述不全或错误。

【分析与避错】 注意题目考查的是脑的分部和大脑的分叶，大脑属于脑的一部分。对于这部分内容，应结合图谱、标本模型或教学视频等充分理解形态结构特征，牢固记忆。

2. 列举脑干内左右交叉的纤维束。

【正确答案】 内侧丘系、三叉丘系和锥体束。

【记忆难点】 描述不全或错误。

【分析与避错】 薄束核及楔束核的神经元发出的纤维在延髓中线上左右交叉，形成内侧丘系交叉，交叉后的纤维上行，组成内侧丘系。三叉神经脑桥核及三叉神经脊束核发出的纤维，交叉至对侧上行，组成三叉丘系。锥体束包括皮质核束和皮质脊髓束，皮质核束的纤维交叉后，止于对侧的面神经核的下部和舌下神经核，以及双侧其余脑干内的躯体运动核。皮质脊髓束的纤维大部分在锥体下端左右交叉至对侧形成锥体交叉。

3. 简述小脑的位置和分部。

【正确答案】 小脑位于颅后窝内，在大脑半球枕叶的下方，脑桥和延髓的后方。小脑可分为中间的小脑蚓和两侧的小脑半球。

【记忆难点】 描述不全或错误。

【分析与避错】 对于这部分内容，应结合图谱、标本模型或教学视频等充分理解形态结构特征，牢固记忆。

4. 简述间脑的分部以及各部分的主要功能。

【正确答案】 间脑主要包括背侧丘脑、后丘脑和下丘脑三部分。背侧丘脑腹后核是躯体感觉传导通路的中继站。后丘脑包括内侧膝状体和外侧膝状体两部分，其中内侧膝状体是听觉传导通路的中继站，外侧膝状体是视觉传导通路的中继站。下丘脑是重要的皮质下内脏活动中枢。

【记忆难点】 描述不全或错误。

【分析与避错】 对于这部分内容，应结合图谱、标本模型或教学视频等充分理解形态结构特征，牢固记忆各部形态及功能。

5. 简述躯体运动中枢的位置及其特点。

【正确答案】 躯体运动中枢位于中央前回和中央旁小叶前部，管理着全身骨骼肌的随意运动，具有以下特点：①交叉管理对侧四肢肌、面下部表情肌和舌肌，②对骨骼肌的管理具有一定的局部定位关系，呈倒置人形，③代表区的大小与运动的精细复杂程度有关。

【记忆难点】 描述不全或错误。

【分析与避错】 本题考查的是躯体运动中枢的特点。此部分内容需结合图谱充分理解其特征，牢固记忆。

6. 简述内囊的位置、分部及各部通过的主要纤维束。

【正确答案】 内囊位于背侧丘脑、尾状核和豆状核之间。内囊分为内囊前肢、内囊膝和内囊后肢三部分。内囊前肢有额桥束通过，内囊膝有皮质核束通过，内囊后肢有皮质脊髓束、丘脑皮质束、视辐射和听辐射通过。

【记忆难点】 描述不全或错误。

【分析与避错】 内囊是一个非常重要的知识点，应结合图谱、标本模型或视频动画等充分理解形态结构，牢固记忆。有关内囊的总结图如下：

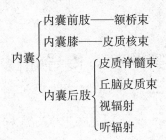

7. 简述眼球外肌的神经支配。

【正确答案】 眼球外肌由动眼神经、滑车神经和展神经共同支配。动眼神经支配提上睑肌、上直肌、内直肌、下直肌和下斜肌；滑车神经支配上斜肌；展神经支配外直肌。

【记忆难点】 描述不全或错误。

【分析与避错】 眼球外肌由三对脑神经共同支配，可重点记忆支配单一肌肉的神经，即滑车神经支配上斜肌以及展神经支配外直肌，其余的眼球外肌均由动眼神经支配。

（六）论述题

1. 试述眼的神经分布及其功能。

【正确答案】 分布于眼的神经有视神经、动眼神经、滑车神经、三叉神经、展神经和面神经。视神经传导视觉冲动经视神经管入颅，连于间脑。动眼神经支配提上睑肌，可提上睑，开大睑裂；支配上直肌、内直肌、下直肌和下斜肌，使眼球分别向上内、内、下内和上外侧运动；支配瞳孔括约肌，使瞳孔缩小；支配睫状肌，可调焦距，视近物。滑车神经支配上斜肌，使眼球向下外运动。三叉神经的分支眼神经分布于泪腺和眼球，传导一般感觉。展神经支配外直肌，使眼球向外运动。面神经分布于泪腺，管理其分泌活动。

【记忆难点】 描述不全或错误。

【分析与避错】 分布于眼的神经非常多，答题时可以按照脑神经的顺序一一排查，如果有与眼相关的内容就写上。这要求必须牢固掌握每一对脑神经的分布情况，具体分布情况见单选第20题分析。

2. 面神经在面神经管外损伤的表现如何？在面神经管内损伤的表现又如何？

【正确答案】 面神经在面神经管外损伤仅累及躯体运动纤维，表现为患侧面肌瘫痪，如患侧额纹消失，鼻唇沟变浅或消失，口角偏向健侧，不能鼓腮和吹口哨，角膜反射消失。面神经在面神经管内损伤，则还累及到内脏感觉纤维和内脏运动纤维，除了面神经管外损伤的表现外，还有舌前2/3味觉丧失，泪腺、下颌下腺和舌下腺分泌障碍。

【记忆难点】 描述不全或错误。

【分析与避错】 面神经管内有三种纤维，只有躯体运动纤维经茎乳孔出面神经管，故面神经损伤的部位不同，累及到的纤维种类不同，应根据纤维的种类分别描述其临床表现。

第四节　传导通路

一、重点

1. 躯干和四肢的意识性本体觉传导通路。
2. 全身浅感觉传导通路。
3. 视觉传导通路。
4. 锥体系。

二、难点

1. 躯干和四肢的意识性本体觉传导通路。
2. 全身浅感觉传导通路。
3. 视觉传导通路。
4. 锥体系。
5. 瞳孔对光反射的途径。
6. 各传导通路损伤后的表现及原因。

三、常见试题

（一）单选题

1. 意识性本体觉传导通路中，第 1 级神经元的胞体位于（　　）

　　A. 脊髓前角　B. 楔束核　　C. 薄束核　　D. 脊神经节　E. 脊髓后角

【正确答案】　D

【出题陷阱】　B、C、E

【分析与避错】　本题考查的是意识性本体觉传导通路，该通路总结图如下：

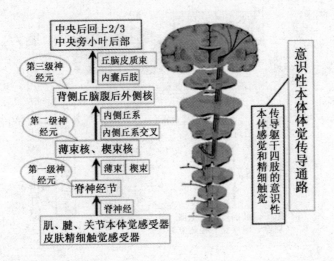

2. 传导粗触觉的纤维束是（　　）

    A. 脊髓丘脑前束　　　　B. 脊髓丘脑侧束　　　　C. 薄束和楔束

    D. 皮质脊髓前束　　　　E. 皮质脊髓侧束

【正确答案】　A

【出题陷阱】　B、C、D、E

【分析与避错】　A 脊髓丘脑前束传导粗触觉，B 脊髓丘脑侧束传导痛觉和温度觉，C 薄束和楔束传导精细触觉和本体觉，D 皮质脊髓前束和 E 皮质脊髓侧束都传导运动。

3. 在传导足的位置觉时，通路中的第 3 级神经元的胞体位于（　　）

    A. 脊髓前角　B. 脊髓后角　C. 脊神经节　D. 背侧丘脑　E. 楔束核

【正确答案】　D

【出题陷阱】　A、B、C、E

【分析与避错】　位置觉属于本体觉，所以本题考查的是意识性本体觉传导通路，第 3 级神经元的胞体位于背侧丘脑，故选 D。意识性本体觉传导通路见单选第 1 题。

4. 躯干和四肢的浅感觉传导通路，第 2 级神经元的胞体位于（　　）

    A. 脊髓前角　　　　　　B. 脊髓后角　　　　　　C. 脊神经节

    D. 背侧丘脑　　　　　　E. 薄束核和楔束核

【正确答案】　B

【出题陷阱】　A、C、D

【分析与避错】　本题考查的是躯干和四肢的浅感觉传导通路，该通路总结图如下：

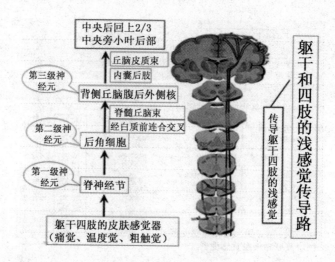

中央后回上2/3
中央旁小叶后部

丘脑皮质束
内囊后肢

第三级神经元 — 背侧丘脑腹后外侧核

脊髓丘脑束
经白质前连合交叉

第二级神经元 — 后角细胞

第一级神经元 — 脊神经节

躯干四肢的皮肤感觉器
（痛觉、温度觉、粗触觉）

躯干和四肢的浅感觉传导路

传导躯干四肢的浅感觉

5. 在传导手的温度觉时，通路中的第 3 级神经元的胞体位于（　　）

    A. 脊髓前角　　　　　　B. 脊神经节　　　　　　C. 背侧丘脑

    D. 薄束核和楔束核　　　E. 脊髓后角

【正确答案】　C

【出题陷阱】　A、B、D、E

【分析与避错】　温度觉属于浅感觉，所以本题考查的是躯干和四肢的浅感觉传导通路，第 3 级神经元的胞体位于背侧丘脑，故选 C。躯干和四肢的浅感觉传导通路见单选第 4 题。

6. 在臀部做肌内注射时，痛觉传导通路中的第 2 级神经元位于（　　）

    A. 脊髓后角　　　　　　B. 脊神经节　　　　　　C. 背侧丘脑

    D. 薄束核和楔束核　　　E. 脊髓前角

【正确答案】　A

【出题陷阱】　B、C、D、E

【分析与避错】　痛觉属于浅感觉，所以本题考查的是躯干和四肢的浅感觉传导通路，第 2 级神经元的胞体位于脊髓后角，故选 A。躯干和四肢的浅感觉传导通路见单选第 4 题。

7. 下列不属于脑干内感觉传导束的是（　　）

    A. 脊髓丘脑前束　　　　B. 脊髓丘脑侧束　　　　C. 内侧丘系

    D. 丘脑皮质束　　　　　E. 三叉丘脑束

【正确答案】　D

【出题陷阱】　A、B、C、E

【分析与避错】　丘脑皮质束是感觉传导束，但不走行于脑干的白质内；其余 A、B、C、E 四项均是脑干内的感觉传导束。

8. 头面部浅感觉传导通路的第 1 级神经元位于（　　）

A. 三叉神经脑桥核　　　　　　　　B. 三叉神经中脑核

C. 三叉神经脊束核　　　　　　　　D. 三叉神经节

E. 孤束核

【正确答案】 D

【出题陷阱】 A、B、C、E

【分析与避错】 本题考查的是头面部浅感觉传导通路，该通路总结图如下：

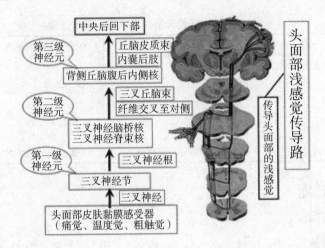

9. 通过内囊膝的纤维束有（ 　 ）

A. 皮质核束　　　　　　B. 皮质脊髓束　　　　　　C. 听辐射

D. 视辐射　　　　　　　E. 丘脑皮质束

【正确答案】 A

【出题陷阱】 B、C、D、E

【分析与避错】 内囊后肢有皮质脊髓束、丘脑皮质束、视辐射和听辐射通过，内囊膝有皮质核束通过，故本题选 A。

10. 光照患者右眼时，两眼瞳孔都不缩小；而光照患者左眼时，两眼瞳孔都缩小，则损伤部位在（ 　 ）

A. 右侧大脑半球　　　　B. 右侧视神经　　　　　　C. 右侧动眼神经

D. 右侧视辐射　　　　　E. 右侧视束

【正确答案】 B

【出题陷阱】 C、D、E

【分析与避错】 瞳孔对光反射由视神经、动眼神经和其反射中枢共同组成。光照患者右眼时，两眼瞳孔都不缩小，说明右侧视神经没有把信息传入中枢；光照患者左眼时，两眼瞳孔都缩小，说明中枢及右侧动眼神经功能正常，故损伤部位在右侧视神经，选 B。

11. 皮质核束损伤后表现为（ 　 ）

A. 皮肤感觉丧失   B. 肌张力降低   C. 肌萎缩明显

D. 病理反射出现   E. 腱反射消失

【正确答案】 D

【出题陷阱】 A、B、C、E

【分析与避错】 皮质核束损伤属于上运动神经元损伤，表现为硬瘫，与下运动神经元损伤的表现不同，两者的区别见下表：

上、下运动神经元损伤后的临床表现比较

症状体征	上运动神经元损伤	下运动神经元损伤
肌张力	增高	降低
腱反射	亢进	消失或减弱
病理反射	出现	不出现
肌萎缩	不明显	明显
瘫痪	痉挛性瘫痪或硬瘫（中枢性瘫）	弛缓性瘫痪或软瘫（周围性瘫）

（二）多选题

1. 本体觉包括（   ）

A. 精细触觉   B. 粗触觉   C. 震动觉   D. 位置觉   E. 运动觉

【正确答案】 CDE

【出题陷阱】 A、B

【分析与避错】 本体觉是指肌、腱、关节等器官的位置觉、运动觉和震动觉，因位置相对较深，又称深感觉。故本题选 CDE。A 精细触觉虽然也由意识性本体觉传导通路传导，但不属于本体觉。E 粗触觉属于浅感觉。

2. 视神经节细胞的轴突参与构成（   ）

A. 眼神经   B. 视交叉   C. 视辐射   D. 视神经   E. 视束

【正确答案】 BDE

【出题陷阱】 A、C

【分析与避错】 神经节细胞的轴突将视觉冲动传达到外侧膝状体，中途因走行不同，分为视神经、视交叉和视束三部分，故选 BDE。

3. 视觉传导通路的三级神经元包括（   ）

A. 视杆细胞   B. 视锥细胞   C. 双极细胞

D. 视神经节细胞   E. 外侧膝状体

【正确答案】 CDE

【出题陷阱】 A、B

【分析与避错】 视杆细胞和视锥细胞是感受器细胞，不是传导通路上的神经元。视杆细胞和视锥细胞接受光波刺激产生视觉冲动。视觉冲动要经过双极细胞、视神经节细胞和外侧膝状体三级神经元的传导，才能到达视觉中枢。

4. 背侧丘脑腹后外侧核接受的纤维束有（　　　）

　　A. 内侧丘系　　　　　　　B. 皮质脊髓束　　　　　　C. 脊髓丘脑束

　　D. 皮质核束　　　　　　　E. 三叉丘脑束

【正确答案】　AC

【出题陷阱】　B、D、E

【分析与避错】　背侧丘脑腹后外侧核是躯干与四肢的躯体感觉传导通路上的中继站，包括躯干与四肢的浅感觉和深感觉，内侧丘系传导躯干与四肢的深感觉，脊髓丘脑束传导躯干与四肢的浅感觉，故本题选 AC。

5. 受双侧上运动神经元支配的骨骼肌有（　　　）

　　A. 胸锁乳突肌　　　B. 上肢肌　　C. 外直肌　　D. 舌肌　　E. 下肢肌

【正确答案】　AC

【出题陷阱】　B、D、E

【分析与避错】　受对侧上运动神经元支配的骨骼肌有舌肌、面下部肌、上肢肌和下肢肌，其余的骨骼肌都受双侧上运动神经元支配，故本题选 AC。

6. 下列哪些感觉的传导通路要经过内囊的后肢（　　　）

　　A. 头面部浅感觉　　　　　　　　　B. 躯干和四肢的浅感觉

　　C. 躯干和四肢的精细触觉　　　　　D. 听觉

　　E. 视觉

【正确答案】　ABCDE

【出题陷阱】　常见错误是漏选。

【分析与避错】　A 头面部浅感觉、B 躯干和四肢的浅感觉、C 躯干和四肢的精细触觉，这三种感觉传导通路的第 3 级神经元都位于背侧丘脑，由背侧丘脑发出的丘脑皮质束经过内囊后肢。D 视觉传导通路中的视辐射，E 听觉传导通路中的听辐射也都经过内囊后肢。

7. 一侧皮质核束止于双侧的（　　　）

　　A. 滑车神经核　　　　　　　B. 动眼神经核　　　　　　C. 疑核

　　D. 孤束核　　　　　　　　　E. 舌下神经核

【正确答案】　ABCD

【出题陷阱】　E

【分析与避错】　一侧皮质核束止于双侧的除面神经核下部和舌下神经核以外的所有躯体运动核。故本题选 ABCD。

8. 左侧视觉中枢接受的视觉冲动来自（　　　）

　　A. 左侧视网膜鼻侧半　　　　B. 左侧视网膜颞侧半

　　C. 右侧视网膜鼻侧半　　　　D. 右侧视网膜颞侧半

E. 右侧全部视网膜

【正确答案】 BC

【出题陷阱】 A、D

【分析与避错】 因视觉传导通路在视交叉处有不完全交叉，即来自视网膜鼻侧半的纤维交叉，来自颞侧半的纤维不交叉，故一侧视觉中枢接受同侧视网膜颞侧半和对侧视网膜鼻侧半的视觉冲动，本题选 BC。

9. 脊髓前角运动神经元损伤后的表现是 （　　　）

　　A. 皮肤感觉正常　　　　　B. 肌萎缩明显　　　　　C. 腱反射亢进

　　D. 肌张力增强　　　　　E. 病理反射出现

【正确答案】 AB

【出题陷阱】 C、D、E

【分析与避错】 脊髓前角运动神经元属于下运动神经元，损伤后表现为弛缓性瘫（软瘫），腱反射消失，病理反射不出现（阴性）、早期肌萎缩明显、肌张力降低，感觉不受影响，故本题选 AB。

10. 双眼视野右侧半偏盲，则损伤部位可能在 （　　　）

　　A. 视神经　　B. 视束　　　C. 视交叉　　D. 视辐射　　E. 视觉中枢

【正确答案】 BDE

【出题陷阱】 A、C

【分析与避错】 一侧视束、外侧膝状体、视辐射或视觉中枢皮质受损，可引起双眼对侧半视野同向偏盲，故本题选 BDE。A 视神经受损表现为患眼全盲。C 视交叉中央部交叉纤维损伤表现为双眼视野颞侧偏盲。

11. 一侧皮质脊髓束损伤后表现为 （　　　）

　　A. 皮肤感觉丧失　　　　　B. 肌张力增强　　　　　C. 病理反射出现

　　D. 腱反射消失　　　　　E. 肌萎缩明显

【正确答案】 BC

【出题陷阱】 A、D、E

【分析与避错】 皮质脊髓束损伤属于上运动神经元损伤，表现为硬瘫，具体分析见单选第 11 题。

（三）填空题

1. 意识性本体觉传导通路传导＿＿＿＿＿＿＿觉和＿＿＿＿＿＿＿觉。

【正确答案】 本体、精细触

【记忆难点】 记忆不全或错误。

【分析与避错】 本题考查的是意识性本体觉传导通路，具体分析见单选第 1 题。

2. 躯干和四肢浅感觉传导通路的三级神经元分别位于＿＿＿＿＿＿＿、＿＿＿＿＿＿＿和
＿＿＿＿＿＿＿。

【正确答案】 脊神经节、脊髓后角、背侧丘脑腹后外侧核

【记忆难点】 记忆不全或错误。

【分析与避错】 本题考查的是躯干和四肢浅感觉传导通路，具体分析见单选第4题。

3. 视觉传导通路第三级神经元的胞体位于_____。

【正确答案】 外侧膝状体

【记忆难点】 记忆不全或错误。

【分析与避错】 本题考查的是视觉传导通路，具体分析见下图：

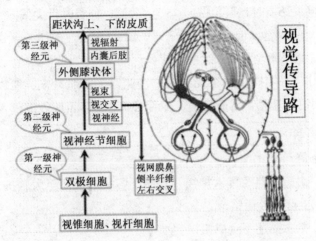

4. 左眼直接对光反射消失，间接对光反射存在，则损伤部位在_____。

【正确答案】 左侧视神经

【记忆难点】 记忆不全或错误。

【分析与避错】 本题考查的是瞳孔对光反射通路。瞳孔对光反射由视神经、动眼神经和反射中枢共同组成。左眼直接对光反射消失，即光照患者左眼，左眼瞳孔都不缩小，说明左侧视神经没有把信息传入中枢。左眼间接对光反射存在，即光照患者右眼，左眼瞳孔缩小，说明右侧视神经正常，反射中枢功能正常，左侧动眼神经正常，左侧瞳孔括约肌正常。综上所述，损伤部位在左侧视神经。

5. 锥体束包括_____和_____。

【正确答案】 皮质核束、皮质脊髓束

【记忆难点】 记忆不全或错误。

【分析与避错】 本题考查的是锥体束的组成，应在理解的基础上牢固记忆。

6. 下运动神经元包括_____和_____。

【正确答案】 脑干躯体运动神经元、脊髓前角细胞

【记忆难点】 记忆不全或错误。

【分析与避错】 本题考查的是下运动神经元的组成，应在理解的基础上牢固记忆。

7. 左侧舌下神经受损时，伸舌时舌尖偏向_____侧。

【正确答案】 左

【记忆难点】 记忆不全或错误。

【分析与避错】 左侧舌下神经受损时，左侧半舌肌瘫痪，伸舌时只有右半舌肌收缩，舌尖偏向左侧。

8. _____或_____损伤导致的瘫痪称核下瘫。

【正确答案】 脑干躯体运动核、脑神经

【记忆难点】 记忆不全或错误。

【分析与避错】 本题考查的是核下瘫的定义，应在理解的基础上牢固记忆。

9. 右侧皮质核束受损时，口角偏向_____侧，伸舌时舌尖偏向_____侧。

【正确答案】 右、左

【记忆难点】 记忆不全或错误。

【分析与避错】 右侧皮质核束受损时，左侧面下部肌瘫痪，所以口角偏向右侧。右侧皮质核束受损时，左侧半舌肌瘫痪，伸舌时只有右半舌肌收缩，舌尖偏向左侧。

（四）名词解释

1. 感觉传导通路

【正确答案】 由感受器经传入神经、皮质下各级中枢而至大脑皮质的神经通路称为感觉传导通路或上行传导通路。

【记忆难点】 概念描述不全或错误。

【分析与避错】 概念必须包括以下内容：起点（感受器），途经（传入神经、皮质下各级中枢），终点（大脑皮质）。

2. 运动传导通路

【正确答案】 由大脑皮质经皮质下各级中枢、传出神经而至效应器的神经通路称为运动传导通路或下行传导通路。

【记忆难点】 概念描述不全或错误。

【分析与避错】 概念必须包括以下内容：起点（大脑皮质），途经（传出神经、皮质下各级中枢），终点（效应器）。

3. 锥体系

【正确答案】 锥体系是管理骨骼肌随意运动的系统，主要由上、下运动神经元组成。

【记忆难点】 概念描述不全或错误。

【分析与避错】 概念必须包括以下内容：作用（管理骨骼肌随意运动），组成（上、下运动神经元）。

4. 上运动神经元

【正确答案】 大脑皮质中央前回和中央旁小叶前部的锥体细胞称上运动神经元，其轴突聚集形成锥体束。

【记忆难点】 概念描述不全或错误。

【分析与避错】 概念必须包括以下内容：位置（大脑皮质中央前回和中央旁小叶前部），性质（锥体细胞），特点（其轴突聚集形成锥体束）。

5. 下运动神经元

【正确答案】 脑干躯体运动神经元和脊髓前角细胞称下运动神经元，其胞体和轴突构成传导运动冲动的最后公路，接受锥体系和锥体外系纤维的终止，管理头颈部、躯干和四肢骨骼肌的随意运动。

【记忆难点】 概念描述不全或错误。

【分析与避错】 概念必须包括以下内容：组成（脑干躯体运动神经元和脊髓前角细胞），特点（其胞体和轴突构成传导运动冲动的最后公路），功能（接受锥体系和锥体外系纤维的终止，管理头颈部、躯干和四肢骨骼肌的随意运动）。

6. 核上瘫

【正确答案】 大脑皮质中央前回下部或皮质核束损伤导致的瘫痪称核上瘫。

【记忆难点】 概念描述不全或错误。

【分析与避错】 概念必须包括以下内容：损伤部位（大脑皮质中央前回下部或皮质核束）。

7. 核下瘫

【正确答案】 脑干躯体运动核或脑神经损伤导致的瘫痪称核下瘫。

【记忆难点】 概念描述不全或错误。

【分析与避错】 概念必须包括以下内容：损伤部位（脑干躯体运动核或脑神经）。

（五）简答题

1. 简述意识性本体觉传导通路

【正确答案】 躯干和四肢的本体觉感受器、皮肤精细触觉感受器→脊神经节细胞（第 1 级神经元）→薄束、楔束→薄束核、楔束核（第 2 级神经元）→内侧丘系交叉→内侧丘系→背侧丘脑腹后外侧核（第 3 级神经元）→丘脑皮质束→内囊后肢→中央后回上 2/3 和中央旁小叶后部。

【记忆难点】 描述不全或错误。

【分析与避错】 特别注意，意识性本体觉传导通路传导的是躯干和四肢的本体觉和精细触觉，所以投射到中枢的部位是中央后回上 2/3 和中央旁小叶后部（躯干和四肢的躯体感觉管理区）。图解见单选第 1 题。

2. 简述躯干和四肢的浅感觉传导路。

【正确答案】 躯干和四肢的皮肤感受器→脊神经节细胞（第 1 级神经元）→中枢突→后角细胞（第 2 级神经元）→脊髓丘脑侧束、脊髓丘脑前束→背侧丘脑腹后外侧核（第 3 级神经元）→丘脑皮质束→内囊后肢→中央后回上 2/3 和中央旁小叶后部。

【记忆难点】 描述不全或错误。

【分析与避错】 特别注意，躯干和四肢的浅感觉传导路传导的是躯干和四肢的痛觉、温度觉和粗触觉，所以投射到中枢的部位是中央后回上 2/3 和中央旁小叶后部（躯干和四肢的躯体感觉管理区）。图解见单选第 4 题。

3. 简述头面部的浅部感觉传导通路。

【正确答案】 头面部的皮肤、黏膜痛温触觉感受器→三叉神经→三叉神经节细胞（第 1 级神经元）→三叉神经感觉根→三叉神经脑桥核、三叉神经脊束核（第 2 级神经元）→三叉丘脑束→背侧丘脑腹后内侧核（第 3 级神经元）→丘脑皮质束→内囊后肢→中央后回下部。

【记忆难点】 描述不全或错误。

【分析与避错】 特别注意，头面部的浅感觉传导路传导的是头面部的痛觉、温度觉和粗触觉，所以投射到中枢的部位是中央后回下部（头面部的躯体感觉管理区）。图解见单选第 8 题。

4. 简述视觉传导通路。

【正确答案】 视网膜的视锥、视杆细胞→双极细胞（第 1 级神经元）→视神经节细胞（第 2 级神经元）→视神经→视交叉→视束→外侧膝状体（第 3 级神经元）→视辐射→内囊后肢→距状沟上、下的皮质。

【记忆难点】 描述不全或错误。

【分析与避错】 特别注意，视杆细胞和视锥细胞是感受器细胞，不是传导通路上的神经元。视杆细胞和视锥细胞接受光波刺激产生视觉冲动。视觉冲动要经过双极细胞、视神经节细胞和外侧膝状体三级神经元的传导，才能到达视觉中枢。图解见填空第 3 题。

5. 简述上、下运动神经元损伤出现的不同症状。

【正确答案】 上运动神经元损伤时，肌张力增高，腱反射亢进，出现病理反射，肌萎缩不明显，瘫痪是痉挛性瘫痪（硬瘫）。下运动神经元损伤时，肌张力降低，腱反射消失，无病理反射，肌萎缩明显，瘫痪是弛缓性瘫痪（软瘫）。

【记忆难点】 描述不全或错误。

【分析与避错】 具体分析见单选第 11 题。

6. 简述一侧内囊损伤的临床表现及原因。

【正确答案】 一侧内囊损伤的临床表现为"三偏"综合征。包括①对侧半身偏瘫，包括面下部肌、舌肌核上瘫（皮质核束受损）和上、下肢肌痉挛性瘫痪（皮质脊髓束受损）；②对侧偏身感觉障碍（丘脑皮质束受损）；③两眼对侧半视野同向偏盲（视辐射受损）。

【记忆难点】 描述不全或错误。

【分析与避错】 分析一侧内囊损伤的临床表现，首先要明确通过内囊的纤维束有哪些。内囊损伤后，这些纤维束中断，相应的传导通路中断，从而出现感觉的缺失和运动的障碍。

7. 简述一侧大脑脚损伤的临床表现。

【正确答案】 一侧大脑脚损伤表现为：①患侧动眼神经麻痹，即眼睑下垂，眼外斜视，眼球不能向上内、内、下内和上外侧运动，瞳孔扩大，瞳孔对光反射消失等；②对侧肢体中枢性瘫痪、面神经核上瘫及舌下神经核上瘫。

【记忆难点】 描述不全或错误。

【分析与避错】 首先分析一侧大脑脚损伤可能损伤到的结构，再由结构的功能分析出相应的临床表现。一侧大脑脚损伤可能损伤到的结构有动眼神经和锥体束，而锥体束又包括皮质核束和皮质脊髓束。动眼神经损伤表现为睑下垂，眼外斜视，眼球不能向上内、内、下内和上外侧运动，瞳孔扩大，瞳孔对光反射消失。皮质核束损伤表现为面神经核上瘫及舌下神经核上瘫，皮质脊髓束损伤表现为对侧肢体中枢性瘫痪。

8. 简述脊髓半横断损伤的临床表现。

【正确答案】 损伤平面以下同侧肢体深感觉和精细触觉障碍。损伤平面1~2节段以下对侧身体痛、温觉障碍。损伤平面以下同侧肢体中枢性瘫痪。损伤节段内患侧身体感觉障碍和周围性瘫痪、反射消失。

【记忆难点】 描述不全或错误。

【分析与避错】 首先分析脊髓半横断损伤可能损伤到的结构，再由结构的功能分析出相应的临床表现。脊髓半横断损伤可能损伤到的结构有白质内的上行纤维束（包括薄束、楔束、脊髓丘脑束），白质内的下行纤维束（皮质脊髓侧束）以及灰质。薄束、楔束传导的是同侧肢体的深感觉和精细触觉，故表现为损伤平面以下同侧肢体深感觉和精细触觉障碍。脊髓丘脑束传导的是对侧的浅感觉，故出现损伤平面1~2节段以下对侧身体痛、温觉障碍。皮质脊髓侧束终于同侧的脊髓前角细胞，故出现损伤平面以下同侧运动障碍，又因皮质脊髓束属上运动神经元，故瘫痪的性质属上运动神经元瘫痪。脊髓灰质节段性受损，表现为损伤节段内患侧身体感觉障碍和周围性瘫痪、反射消失。

（六）论述题

1. 试述完成伸膝关节这一动作的传导通路。

【正确答案】 中央前回上部及中央旁小叶前部的锥体细胞（上运动神经元）发出纤维，形成皮质脊髓束→内囊后肢→中脑大脑脚→脑桥基底部→延髓锥体→延髓锥体交叉至对侧形成皮质脊髓侧束在脊髓侧索下行→脊髓前角细胞（下运动神经元）→脊神经前根→腰丛→股神经→股四头肌。

【记忆难点】 描述不全或错误。

【分析与避错】 伸膝关节是一个动作，所以应该是运动传导通路。膝关节属于下肢，故中枢应该在中央前回上部及中央旁小叶前部，传导运动冲动的是皮质脊髓束。皮质脊髓束将冲动传导到脊髓前角细胞（下运动神经元），再由脊神经传导到效应器。伸膝关节是股四头肌收缩产生的，而股四头肌受股神经支配。所以这里的脊神经即股神经，效应器即股四头肌。

2. 闭眼前行时，本体觉经何传导通路传至大脑皮质，产生意识性感觉？请详细列
   出该通路。

【正确答案】 本体觉经意识性本体觉传导通路传至大脑皮质，具体如下：躯干和
四肢的本体感受器→脊神经节细胞（第1级神经元）→薄束、楔束→薄束核、楔束核
（第2级神经元）→内侧丘系交叉→内侧丘系→背侧丘脑腹后外侧核（第3级神经元）
→丘脑皮质束→内囊后肢→中央后回上2/3和中央旁小叶后部。

【记忆难点】 描述不全或错误。

【分析与避错】 本题考查的是意识性本体觉的传导，即意识性本体觉传导通路。
详细图解见单选第1题。

3. 针刺左侧合谷穴（位于第1掌骨和第2掌骨之间），其痛觉怎样传入大脑中枢？

【正确答案】 左侧第1掌骨和第2掌骨之间皮肤的痛觉感受器→左侧桡神经→左
侧臂丛后束→左侧相应脊神经的神经节细胞（第1级神经元）→中枢突→左侧后角细
胞（第2级神经元）→交叉至右侧参与形成脊髓丘脑侧束→右侧背侧丘脑腹后外侧核
（第3级神经元）→右侧丘脑皮质束→右侧内囊后肢→右侧中央后回中部。

【记忆难点】 描述不全或错误。

【分析与避错】 针刺左侧合谷穴（第1掌骨和第2掌骨之间）的皮肤，最终痛觉
传入大脑中枢，这是痛觉的传导，痛觉属于浅感觉，即沿浅感觉传导通路传导，而合
谷穴（第1掌骨和第2掌骨之间）属于四肢，即沿躯干四肢的浅感觉传导通路传导。
对于具体部位"第1掌骨和第2掌骨之间"，是左侧桡神经皮支的分布区域，故该处皮
肤产生的痛觉应该由左侧桡神经中的躯体感觉纤维传导。左侧桡神经中的躯体感觉纤
维来自左侧相应脊神经节细胞发出的周围突，这些躯体感觉纤维依次参与组成相应脊
神经后根、相应脊神经、相应脊神经前支、臂丛、臂丛后束、桡神经，分布到左侧合
谷穴（第1掌骨和第2掌骨之间）的皮肤。痛觉在合谷穴（第1掌骨和第2掌骨之间）
的皮肤产生后，依次经过桡神经、臂丛后束、臂丛、相应脊神经前支、相应脊神经、
相应脊神经后根，到达第1级神经元——左侧相应脊神经节细胞。由第1级神经元发
出的中枢突沿躯干四肢的浅感觉传导通路向中枢传导痛觉。

4. 如针刺右侧足底皮肤，痛觉如何传到大脑中枢？

【正确答案】 右侧足底皮肤的痛觉感受器→右侧胫神经→右侧坐骨神经→右侧骶
丛→右侧相应脊神经节细胞（第1级神经元）→中枢突→右侧相应后角细胞（第2级
神经元）→交叉至左侧参与形成脊髓丘脑侧束→左侧背侧丘脑腹后外侧核（第3级神
经元）→左侧丘脑皮质束→左侧内囊后肢→左侧中央旁小叶的后部

【记忆难点】 描述不全或错误。

【分析与避错】 痛觉属于浅感觉，针刺右侧足底皮肤，痛觉传入大脑中枢，是沿
躯干四肢的浅感觉传导通路传导。对于具体部位"右侧足底皮肤"，是右侧胫神经的分

布区域，故该处皮肤产生的痛觉应该由右侧胫神经中的躯体感觉纤维传导。右侧胫神经中的躯体感觉纤维来自右侧相应脊神经节细胞发出的周围突，这些躯体感觉纤维依次参与组成相应脊神经后根、相应脊神经、相应脊神经前支、右侧骶丛、右侧坐骨神经、右侧胫神经，分布到右侧足底皮肤。痛觉在右侧足底皮肤产生后，依次经过右侧胫神经、右侧坐骨神经、右侧骶丛、相应脊神经前支、相应脊神经、相应脊神经后根，到达第 1 级神经元——右侧相应脊神经节细胞。由第 1 级神经元发出的中枢突沿躯干四肢的浅感觉传导通路向中枢传导痛觉。

5. 一男性患者，65 岁，突然昏倒，意识恢复后，检查发现：右侧上、下肢不能运动，肌肉强硬，Babinski 征阳性，两侧额纹存在，双眼睑闭合正常，右侧鼻唇沟变浅，口角歪向左侧，伸舌时舌尖偏向右侧；右侧半身痛觉丧失；双眼右半视野偏盲。问：病变位于何处？为什么出现上述症状？

【正确答案】 病变部位在左侧内囊。损伤了左侧内囊后肢的皮质脊髓束，引起右半身痉挛性瘫痪，右侧上、下肢不能运动，肌肉强硬，Babinski 征阳性；损伤了左侧内囊膝部的皮质核束，引起左侧面神经核上瘫和舌下神经核上瘫，表现为两侧额纹存在，双眼睑闭合正常，右侧鼻唇沟变浅，口角歪向左侧，伸舌时舌尖偏向右侧；损伤了左侧内囊后肢的丘脑皮质束，躯干与四肢浅感觉传导通路受损，引起右侧半身痛觉丧失；损伤了左侧内囊后肢的视辐射，引起双眼右半视野偏盲。

【记忆难点】 描述不全或错误。

【分析与避错】 虽然首先提问的是病变部位，但分析时应从症状出发，分析每一症状出现的可能原因，最后汇总，找到病变部位。答题过程中有的学生会先假设一个常见的病变部位，印证相关症状，不匹配的话，再换一个病变部位，继续印证，此法耗时耗力，效率极低，且不一定能够找到正确的病变部位。对于本题的具体分析如下：①右侧上、下肢不能运动，说明肌肉瘫痪；肌肉强硬，说明肌张力增强，应为硬瘫，即上运动神经元损伤；Babinski 征阳性，病理反射出现，也支持上运动神经元损伤；两侧额纹存在，双眼睑闭合正常，右侧鼻唇沟变浅，口角歪向左侧，说明两侧面上部肌正常，右侧面下部肌瘫痪，支持左侧面神经核上瘫；综合左侧面神经核上瘫的表现和伸舌时舌尖偏向右侧，说明左侧舌下神经核上瘫。以上症状的分析都支持左侧上运动神经元损伤，病变部位可能在左侧大脑皮质躯体运动中枢或锥体束。②右侧半身痛觉丧失，说明躯干与四肢浅感觉传导通路受损。③双眼右半视野偏盲，说明病变可能在左侧视束、外侧膝状体、视辐射或视觉中枢皮质。综合以上内容，确定①②③共同的病变部位左侧内囊。分析出左侧内囊是病变部位后，可以再印证相关症状，即损伤了左侧内囊后肢的皮质脊髓束，引起右半身痉挛性瘫痪，右侧上、下肢不能运动，肌肉强硬，Babinski 征阳性；损伤了左侧内囊膝部的皮质核束，引起左侧面神经核上瘫和舌下神经核上瘫，表现为两侧额纹存在，双眼睑闭合正常，右侧鼻唇沟变浅，口角歪向左侧，伸舌时舌尖偏向右侧；损伤了左侧内囊后肢的丘脑皮质束，躯干与四肢浅感觉传导通路受损，引起右侧半身痛觉丧失；损伤了左侧内囊后肢的视辐射，引起双眼右半视野偏盲。

第五节　内脏神经系统

一、重点

1. 内脏神经的区分、分布及功能。
2. 交感神经和副交感神经低级中枢的位置。

二、难点

1. 内脏神经的区分、分布及功能。
2. 交感神经和副交感神经低级中枢的位置。
3. 内脏运动神经与躯体运动神经的区别。
4. 交感神经和副交感神经的区别。
5. 交感神经节的组成和位置。
6. 交感神经节后纤维的三种去向。
7. 主要副交感神经节的位置。

三、常见试题

（一）单选题

1. 侧角细胞发出的轴突是（　　）

    A. 交感神经节前纤维　　　　　　　　B. 交感神经节后纤维

    C. 副交感神经节前纤维　　　　　　　D. 副交感神经节后纤维

    E. 以上都不对

【正确答案】　A

【出题陷阱】　B、C、D

【分析与避错】　交感神经的低级中枢位于 $T_1 \sim L_3$ 脊髓节段的侧角，节前纤维由低级中枢发出，故选 A。

2. 椎前神经节不包括（　　）

    A. 腹腔神经节　　　　　　　　　　　B. 交感干神经节

    C. 肠系膜上神经节　　　　　　　　　D. 主动脉肾神经节

    E. 肠系膜下神经节

【正确答案】　B

【出题陷阱】 A、C、D、E

【分析与避错】 五个选项均为交感神经节，其中A、C、D、E都位于脊柱前面，又称椎前神经节。B交感干神经节位于脊柱两旁，即椎旁神经节。

3. 关于灰交通支的描述不正确的是（　　）

    A. 是侧角细胞发出的节前纤维　　　　B. 呈灰色

    C. 是进入脊神经的纤维　　　　D. 是无髓鞘纤维

    E. 存在于交感干神经节与全部脊神经之间

【正确答案】 A

【出题陷阱】 B、C、D、E

【分析与避错】 灰交通支是交感干神经节发出的节后纤维进入脊神经的通路，存在于交感干神经节与全部脊神经之间，为无髓鞘纤维，呈灰色。故本题选A。

4. 不含副交感神经节前纤维的脑神经是（　　）

    A. 动眼神经　B. 三叉神经　C. 面神经　　D. 舌咽神经　E. 迷走神经

【正确答案】 B

【出题陷阱】 A、C、D、E

【分析与避错】 五个选项中，B三叉神经只含有躯体运动纤维和躯体感觉纤维，其余的脑神经都含有内脏运动纤维，脑神经中的内脏运动纤维是由脑干内的副交感神经核发出的，所以是副交感神经节前纤维，故本题选B。

（二）多选题

1. 关于内脏神经系统的描述，正确的是（　　）

    A. 又称植物神经系统　　　　B. 又称自主神经系统

    C. 中枢部位于脑和脊髓　　　　D. 周围部主要分布于内脏、心血管和腺体

    E. 内脏运动神经含有两种纤维成分

【正确答案】 ABCDE

【出题陷阱】 常见错误是漏选。

【分析与避错】 内脏神经系统包括中枢部和周围部，中枢部位于脑和脊髓，周围部主要分布于内脏、心血管和腺体。内脏神经包括内脏运动神经和内脏感觉神经。内脏运动神经含有两种纤维成分，分为交感神经和副交感神经。内脏神经系统主要控制和调节动、植物共有的物质代谢活动，不受人的意志控制，又称自主神经系统或植物神经系统。故本题各选项均正确。

2. 内脏运动神经的特点包括（　　）

    A. 不受人的意志直接控制　B. 以神经干的形式分布

    C. 中途不交换神经元　　　D. 所含神经纤维为较粗的有髓纤维

    E. 支配内脏平滑肌、心肌的运动和腺体的分泌

【正确答案】 AE

【出题陷阱】 B、C、D

【分析与避错】 本题考查的是内脏运动神经和躯体运动神经的区别，具体分析见下表。

内脏运动神经和躯体运动神经的区别

	躯体运动神经	内脏运动神经
支配器官	骨骼肌	平滑肌、心肌和腺体
意志支配	受意志支配	不受意志的直接控制
纤维成分	1 种（躯体运动纤维）	2 种（副交感神经和交感神经）
神经元数目	不交换神经元	交换神经元
		①节前神经元：位于脑干和脊髓，发出节前纤维
		②节后神经元：位于内脏神经节，发出节后纤维
分布形式	神经干	攀附于脏器、血管的表面形成神经丛
纤维粗细	粗	细

3. 以下属于交感神经节的有（　　）

    A. 椎前神经节　　　　　　　　B. 椎旁神经节

    C. 交感干神经节　　　　　　　D. 器官旁节

    E. 器官内节

【正确答案】 ABC

【出题陷阱】 D、E

【分析与避错】 交感神经节包括椎旁神经节和椎前神经节，椎旁神经节即交感干神经节。副交感神经节包括器官旁节和器官内节。故本题选 ABC。

4. 关于白交通支的描述，正确的是（　　）

    A. 是脊髓侧角细胞发出的节前纤维　　B. 是有髓鞘纤维

    C. 是离开脊神经的纤维　　　　　　　D. 是进入交感干神经节的纤维

    E. 存在于交感干神经节与全部脊神经之间

【正确答案】 ABCD

【出题陷阱】 E

【分析与避错】 白交通支是脊髓侧角细胞发出的节前纤维离开脊神经进入交感干神经节的通路，只见于全部胸神经和上 3 对腰神经与交感干神经节之间，为有髓鞘纤维，呈白色。故本题选 ABCD。

5. 副交感神经节包括（　　）

    A. 椎前神经节　　　　　B. 椎旁神经节　　　　　C. 内脏神经节

    D. 器官旁节　　　　　　E. 器官内节

【正确答案】 DE

【出题陷阱】 A、B、C

【分析与避错】 副交感神经节包括器官旁节和器官内节。交感神经节包括椎旁神经节和椎前神经节。内脏神经节包括交感神经节和副交感神经节。故本题选 DE。

6. 副交感神经的节前纤维发自以下哪些部位（ ）

  A. 脑干内的副交感神经核 B. 脊髓 $S_{2\sim4}$ 节段的副交感核

  C. 脑干内的内脏运动核   D. 脊髓 $T_1 \sim L_3$ 节段的侧角

  E. 脊髓 $S_{2\sim4}$ 节段的侧角

【正确答案】 ABC

【出题陷阱】 D、E

【分析与避错】 副交感神经的节前纤维发自副交感神经的低级中枢，副交感神经的低级中枢位于脊髓 $S_{2\sim4}$ 节段的副交感核和脑干副交感神经核，而脑干副交感神经核即脑干内的内脏运动核，故 A、B、C 三项均正确。

7. 内脏感觉神经的特点包括（ ）

  A. 疼痛弥散 B. 痛阈较高 C. 定位准确 D. 存在牵涉痛 E. 传入途径分散

【正确答案】 ABDE

【出题陷阱】 C

【分析与避错】 内脏感觉的传入途径比较分散，故内脏痛往往是弥散的，定位不准确，故 C 项错误，其余各项均正确。

（三）填空题

1. 躯体神经系统的中枢部位于_____和_____，周围部主要分布于_____和_____。

【正确答案】 脑、脊髓、皮肤、运动系统

【记忆难点】 记忆不全或错误。

【分析与避错】 本题考查的是躯体神经系统的组成，应在理解的基础上牢固记忆。

2. 内脏神经系统的中枢部位于_____和_____，周围部主要分布于_____、_____和_____。

【正确答案】 脑、脊髓、内脏、心血管、腺体

【记忆难点】 记忆不全或错误。

【分析与避错】 本题考查的是内脏神经系统的组成，应在理解的基础上牢固记忆。

3. 内脏运动神经包括_____和_____。

【正确答案】 交感神经、副交感神经

【记忆难点】 记忆不全或错误。

【分析与避错】 本题考查的是内脏运动神经的组成，因为内脏运动神经有交感和副交感两种神经纤维，故分别构成了交感神经和副交感神经两种神经。

4. 交感神经的低级中枢位于_____。

【正确答案】 脊髓 $T_1 \sim L_3$ 节段的侧角内

【记忆难点】　记忆不全或错误。

【分析与避错】　本题考查的是交感神经低级中枢的位置，是重点内容，应在理解的基础上牢固记忆。

5. 副交感神经的低级中枢位于＿＿＿＿＿＿和＿＿＿＿＿＿。

【正确答案】　脑干内的副交感神经核、脊髓S$_{2\sim4}$节段的副交感神经核

【记忆难点】　记忆不全或错误。

【分析与避错】　本题考查的是副交感神经低级中枢的位置，是重点内容，应在理解的基础上牢固记忆。

（四）名词解释

1. 白交通支

【正确答案】　是脊髓侧角细胞发出的节前纤维离开脊神经进入交感干神经节的通路，只见于全部胸神经和上3对腰神经与交感干神经节之间，为有髓鞘纤维，色泽亮白。

【记忆难点】　概念描述不全或错误。

【分析与避错】　概念必须包括以下内容：性质（脊髓侧角细胞发出的节前纤维），走行（离开脊神经进入交感干神经节），位置（全部胸神经和上3对腰神经与交感神经节之间），特点（有髓鞘纤维，色泽亮白）。

2. 灰交通支

【正确答案】　是交感干神经节发出的节后纤维进入脊神经的通路，存在于交感干神经节与全部脊神经之间，为无髓鞘纤维，色泽灰暗。

【记忆难点】　概念描述不全或错误。

【分析与避错】　概念必须包括以下内容：性质（交感干神经节发出的节后纤维），走行（进入脊神经），位置（交感干神经节与全部脊神经之间），特点（无髓鞘纤维，色泽灰暗）。

（五）简答题

1. 简述内脏神经系统的组成。

【正确答案】　内脏神经系统包括中枢部和周围部，中枢部位于脑和脊髓，周围部主要分布于内脏、心血管和腺体。内脏神经包括内脏运动神经和内脏感觉神经。内脏运动神经包括交感神经和副交感神经。

【记忆难点】　描述不全或错误。

【分析与避错】　注意与躯体神经系统的区别。

2. 简述躯体运动神经和内脏运动神经的区别。

【正确答案】　①支配器官不同：躯体运动神经支配骨骼肌，受意志控制；内脏运动神经支配平滑肌、心肌和腺体，不受人的意志直接控制。②纤维成分不同：躯体运

动神经含一种纤维成分，即躯体运动纤维；内脏运动神经含两种纤维成分，即交感神经纤维和副交感神经纤维。③神经元数目不同：躯体运动神经中途不交换神经元，直达骨骼肌；内脏运动神经中途交换神经元。④分布形式不同：躯体运动神经以神经干的形式分布；内脏运动神经以神经丛的形式分布。⑤纤维粗细不同：躯体运动神经纤维为较粗的有髓纤维；内脏运动神经纤维为较细的薄髓和无髓纤维。

【记忆难点】 描述不全或错误。

【分析与避错】 具体分析表格见多选第 2 题。

3. 简述交感神经和副交感神经的区别。

【正确答案】 交感神经和副交感神经的区别见下表。

交感神经与副交感神经的区别表

	交感神经	副交感神经
低级中枢的部位	脊髓 $T_1 \sim L_3$ 节段的侧角	脑干内的副交感神经核和脊髓 $S_{2\sim4}$ 节段的副交感核
周围神经节	椎前神经节、椎旁神经节	器官旁节、器官内节
分布范围	广	较广（大部分血管、汗腺、立毛肌和肾上腺髓质无分布）
节前神经元与节后神经元的比例	1 个节前神经元与多个节后神经元组成突触	1 个节前神经元与较少的节后神经元组成突触
对同一器官所起的作用	应激状态（运动）	休整状态（睡眠）

【记忆难点】 描述不全或错误。

【分析与避错】 本题考查内容较多，可需结合图谱、表格等充分理解后牢固记忆。特别是交感神经和副交感神经的低级中枢的位置，是重点内容，应在理解的基础上牢固记忆。

第六节　脑和脊髓的被膜

一、重点

1. 脑和脊髓被膜的层次名称。
2. 硬膜外隙、蛛网膜下隙和蛛网膜粒的位置。

二、难点

1. 脑和脊髓被膜的层次名称。
2. 硬膜外隙、蛛网膜下隙和蛛网膜粒的位置。
3. 硬脑膜窦的概念。
4. 海绵窦、上矢状窦、横窦、直窦和乙状窦的位置及汇入。

三、常见试题

(一) 单选题

1. 硬膜外隙位于 (   )

    A. 硬膜与蛛网膜之间   B. 软膜与蛛网膜之间

    C. 硬脊膜与椎骨骨膜之间   D. 硬脑膜与颅骨骨膜之间

    E. 软膜与脊髓之间

【正确答案】 C

【出题陷阱】 A、B、D、E

【分析与避错】 四个干扰选项中，特别注意不要与 B 项蛛网膜下隙相混淆。

2. 下列有关蛛网膜的描述，正确的是 (   )

    A. 由致密结缔组织构成   B. 位于硬膜的深面

    C. 伸入脊髓和脑的沟裂中   D. 产生脑脊液

    E. 在横窦内形成蛛网膜粒

【正确答案】 B

【出题陷阱】 A、C、D、E

【分析与避错】 蛛网膜位于硬膜的深面，故 B 项正确。蛛网膜是一层透明的薄膜，不是由致密结缔组织构成的，故 A 项错误。蛛网膜跨越脊髓和脑的沟裂，而软膜紧贴脊髓和脑的表面，并伸入脊髓和脑的沟裂中，故 C 项错误。脑脊液产生于软脑膜的脉络丛，故 D 项错误。蛛网膜只在上矢状窦内形成蛛网膜粒，故 E 项错误。

(二) 多选题

1. 脑和脊髓的被膜包括 (   )

    A. 脉络膜   B. 软膜   C. 蛛网膜   D. 室管膜   E. 硬膜

【正确答案】 BCE

【出题陷阱】 A、D

【分析与避错】 脑和脊髓的外面包被三层膜，由外向内依次为硬膜、蛛网膜和软膜，故选 BCE。室管膜衬于脑室的壁上，参与构成脉络丛，而脉络膜是眼球血管膜的一部分，故 A、D 两项错误。

2. 硬膜外隙内含有的结构有 (   )

    A. 脊神经根   B. 静脉丛   C. 淋巴管   D. 脑脊液   E. 脂肪

【正确答案】 ABCE

【出题陷阱】 D

【分析与避错】 脑脊液存在于蛛网膜下隙中，不在硬膜外隙内，故不选 D。

3. 硬脑膜形成的结构有 (   )

A. 大脑镰　　B. 小脑幕　　C. 上矢状窦　D. 蛛网膜　　E. 横窦

【正确答案】　ABCE

【出题陷阱】　D

【分析与避错】　硬脑膜形成的结构包括大脑镰、小脑幕和硬脑膜窦，CE 两项都属于硬脑膜窦，故本题选 ABCE。

4. 下列属于硬脑膜窦的有（　　　）

A. 筛窦　　　　B. 上矢状窦　　C. 上颌窦　　D. 乙状窦　　E. 海绵窦

【正确答案】　BDE

【出题陷阱】　A、C

【分析与避错】　筛窦和上颌窦都属于鼻旁窦，不是硬脑膜窦，其余三项都属于硬脑膜窦，故本题选 BDE。

5. 临床用来抽取脑脊液的部位有（　　　）

A. 侧脑室　　B. 第四脑室　　C. 终池　　D. 小脑延髓池　　E. 上矢状窦

【正确答案】　CD

【出题陷阱】　A、B、E

【分析与避错】　脑脊液产生于脑室壁上的脉络丛，脑室腔内充满脑脊液，但因脑室周围结构复杂，其内的脑脊液不便抽取，故 A、B 两项错误。上矢状窦属于硬脑膜窦，其内含有静脉血，没有脑脊液，故 E 项错误。终池和小脑延髓池都属于蛛网膜下池，也就是蛛网膜下隙扩大的部位，其内充满脑脊液，是临床用来抽取脑脊液的部位，故本题选 CD。

（三）填空题

1. 脑和脊髓的被膜从内向外依次为_____、_____和_____。

【正确答案】　软膜、蛛网膜、硬膜

【记忆难点】　记忆不全或错误。

【分析与避错】　脑和脊髓的被膜从内向外依次为软膜、蛛网膜和硬膜。答题时请注意是按从内向外的顺序填写被膜名称。

2. 硬膜外麻醉时，是将药物注入到_____。

【正确答案】　硬膜外隙

【记忆难点】　记忆不全或错误。

【分析与避错】　硬膜外隙是硬脊膜与椎管内面骨膜之间的窄隙，内有静脉丛、淋巴管、脊神经根、疏松结缔组织和脂肪。硬膜外麻醉时就是将药物注入此腔，以阻滞脊神经根内的神经传导。

3. 硬脑膜伸入到左右大脑半球之间呈矢状位的突起称_____。

【正确答案】　大脑镰

【记忆难点】　记忆不全或错误。

【分析与避错】 本题考查的是硬脑膜形成的结构，应结合图谱、标本和模型，在理解的基础上牢固记忆。

（四）名词解释

1. 硬膜外隙

【正确答案】 硬脊膜与椎管内面骨膜之间的窄隙，内有静脉丛、淋巴管、脊神经根、疏松结缔组织和脂肪，略呈负压，向上不与颅内相通，临床上可用于进行硬膜外麻醉。

【记忆难点】 概念描述不全或错误。

【分析与避错】 概念必须包括以下内容：位置（硬脊膜与椎管内面骨膜之间），内容物（静脉丛、淋巴管、脊神经根、疏松结缔组织和脂肪），特点（略呈负压、向上不与颅内相通），临床应用（硬膜外麻醉）。注意与蛛网膜下隙区别。

2. 蛛网膜下隙

【正确答案】 为蛛网膜与软膜之间的间隙，内有脑脊液。

【记忆难点】 概念描述不全或错误。

【分析与避错】 概念必须包括以下内容：位置（蛛网膜与软膜之间），内容物（脑脊液）。注意与硬膜外隙区别。

3. 终池

【正确答案】 在脊髓下端至第2骶椎水平之间，蛛网膜下隙扩大，称终池，充满脑脊液，其内无脊髓，只有马尾和终丝，临床上常在此做穿刺。

【记忆难点】 概念描述不全或错误。

【分析与避错】 概念必须包括以下内容：位置（脊髓下端至第2骶椎水平之间），形成（蛛网膜下隙扩大），内容物（充满脑脊液，无脊髓，只有马尾和终丝），临床应用（穿刺）。

4. 蛛网膜粒

【正确答案】 蛛网膜突入到上矢状窦内的小的突起，蛛网膜下隙内的脑脊液可经此渗入上矢状窦内。

【记忆难点】 概念描述不全或错误。

【分析与避错】 概念必须包括以下内容：形成和位置（蛛网膜突入到上矢状窦内），形状（小的突起），作用（脑脊液可经此渗入上矢状窦内）。

第七节　脑室和脑脊液

一、重点

1. 脑室的名称和位置。

2. 脑脊液的循环途径。

二、难点

1. 脑室的名称和位置。
2. 脑脊液的循环途径。

三、常见试题

（一）单选题

1. 产生脑脊液的结构是（　　）

　　A. 脉络膜　　B. 蛛网膜　　C. 蛛网膜粒　　D. 脉络丛　　E. 硬脑膜

【正确答案】　D

【出题陷阱】　A、B、C、E

【分析与避错】　脑脊液产生于软脑膜的脉络丛，特别注意要与脉络膜相区分，脉络膜是眼球血管膜的一部分，作用是营养眼球内组织并吸收眼内分散光线，与脑脊液无关，故本题选 D。

2. 下列结构中不含脑脊液的是（　　）

　　A. 蛛网膜下隙　　　　　　B. 硬膜外隙　　　　　　　　C. 中脑水管

　　D. 终池　　　　　　　　　E. 小脑延髓池

【正确答案】　B

【出题陷阱】　A、C、D、E

【分析与避错】　本题考查脑脊液的循环途径。脑脊液产生出后，经各脑室流入蛛网膜下隙，后经蛛网膜粒进入上矢状窦入血。终池和小脑延髓池都属于蛛网膜下池，也就是蛛网膜下隙扩大的部位，其内充满脑脊液。中脑水管连接第三脑室和第四脑室，其内也充满脑脊液。故 A、C、D、E 四项均含有脑脊液。硬膜外隙是硬脊膜与椎管内面骨膜之间的窄隙，内有静脉丛、淋巴管、脊神经根、疏松结缔组织和脂肪，不含脑脊液。

（二）多选题

1. 脑脊液的产生部位包括（　　）

　　A. 侧脑室　　　　　　　　B. 小脑延髓池　　　　　　　C. 中脑水管

　　D. 第三脑室　　　　　　　E. 第四脑室

【正确答案】　ADE

【出题陷阱】　B、C

【分析与避错】　本题考查脑脊液的产生部位。脑脊液产生于脉络丛，脉络丛位于各脑室的壁上，故各脑室都能产生脑脊液，A、D、E 三项均正确。中脑水管和小脑延髓池都是脑脊液循环途中流经的结构，两者并不产生脑脊液，故 B、C 两项错误。

2. 对脑脊液的描述正确的是（　　　　）

　　A. 无色透明液体　　　　　　　B. 由脉络膜产生

　　C. 可维持正常颅内压　　　　　D. 经第四脑室正中孔和外侧孔流入蛛网膜下隙

　　E. 经蛛网膜粒渗透到上矢状窦

【正确答案】　ACDE

【出题陷阱】　B

【分析与避错】　本题考查脑脊液的产生、特点及循环途径，以及脉络膜与脉络丛的区别。脉络丛位于脑室壁上，可产生脑脊液；脉络膜位于眼球壁，是眼球血管膜的一部分，作用是营养眼球内组织和吸收眼内分散光线。故 B 项错误。

（三）名词解释

1. 脉络丛

【正确答案】　在脑室的一定部位，软脑膜上的毛细血管丛和室管膜上皮一起突入脑室，形成脉络丛，可产生脑脊液。

【记忆难点】　概念描述不全或错误。

【分析与避错】　概念必须包括以下内容：位置（脑室的一定部位），形成（软脑膜上的毛细血管丛和室管膜上皮一起突入脑室），作用（产生脑脊液）。

（四）简答题

简述脑脊液的产生和循环途径。

【正确答案】　脑脊液由各脑室内的脉络丛产生。其循环途径是：侧脑室产生的脑脊液→室间孔→第三脑室，与第三脑室产生的脑脊液汇合→中脑水管→第四脑室，与第四脑室产生的脑脊液汇合→第四脑室的正中孔和外侧孔→蛛网膜下隙→蛛网膜粒→上矢状窦→窦汇→横窦→乙状窦→颈内静脉。

【记忆难点】　描述不全或错误。

【分析与避错】　本题考查脑脊液的产生和循环途径，应结合图谱、标本和歌诀，在理解的基础上牢固记忆。歌诀如下：侧脑室，室间孔，三室水管通四腔；正中孔，外侧孔，流到蛛网膜下腔；膜粒渗入上矢窦，横乙颈内入上腔。

第八节　脑和脊髓的血管

一、重点

1. 脑的动脉来源。

2. 大脑动脉环的位置和组成。

二、难点

1. 脑的动脉来源。
2. 大脑动脉环的位置和组成。
3. 大脑中动脉的分布范围。

三、常见试题

（一）单选题

1. 下列哪一动脉的中央支分布到内囊（　　）

    A. 大脑前动脉　　　　　　　B. 大脑中动脉　　　　　　　C. 大脑后动脉

    D. 基底动脉　　　　　　　　E. 椎动脉

【正确答案】 B

【出题陷阱】 A、C、D、E

【分析与避错】 本题考查的是供应内囊的动脉。大脑中动脉的中央支分布于内囊，故本题选 B。

2. 脊髓的动脉来源不包括（　　）

    A. 颈内动脉　　　　　　　　B. 肋间后动脉　　　　　　　C. 脊髓后动脉

    D. 脊髓前动脉　　　　　　　E. 腰动脉

【正确答案】 A

【出题陷阱】 B、C、D、E

【分析与避错】 本题考查的是脊髓的动脉来源，一个来源是脊髓前、后动脉，另一个来源是一些节段性动脉的脊髓支，如肋间后动脉、腰动脉等。颈内动脉的分支分布到脑和视器，不包括脊髓。故本题选 A。

（二）多选题

1. 颈内动脉主要分支有（　　）

    A. 眼动脉　　　　　　　　　B. 大脑前动脉　　　　　　　C. 大脑中动脉

    D. 大脑后动脉　　　　　　　E. 后交通动脉

【正确答案】 ABCE

【出题陷阱】 D

【分析与避错】 大脑后动脉起自基底动脉，不是颈内动脉的分支，故 D 项错误。其余四项都是颈内动脉的分支。

2. 椎动脉的营养范围包括（　　）

    A. 大脑半球前 2/3　B. 延髓　　C. 脑桥　　D. 中脑　　E. 小脑

【正确答案】 BCDE

【出题陷阱】　A

【分析与避错】　本题考查的是椎动脉的分布范围。椎动脉的分支分布于大脑半球后1/3、间脑后部、脑干和小脑，脑干包括延髓、中脑和脑桥，故 BCDE 正确。

3. 下列参与组成大脑动脉环的动脉有（　　　）

　　A. 大脑前动脉　　　　　　B. 大脑中动脉　　　　　C. 大脑后动脉

　　D. 颈内动脉　　　　　　　E. 基底动脉

【正确答案】　ACD

【出题陷阱】　B、E

【分析与避错】　大脑动脉环是由前交通动脉、两侧大脑前动脉起始段、两侧颈内动脉末端、两侧后交通动脉和两侧大脑后动脉起始段在脑底中央下方形成。故本题选ACD。

（三）填空题

1. 脑的动脉来源于_____动脉和_____动脉。

【正确答案】　颈内、椎

【记忆难点】　记忆不全或错误。

【分析与避错】　本题考查的是脑的动脉来源，应结合图谱、标本和模型，在理解的基础上牢固记忆。

2. 在脑桥下缘，左右椎动脉汇合成一条_____。

【正确答案】　基底动脉

【记忆难点】　记忆不全或错误。

【分析与避错】　本题考查的是椎动脉在颅内的走行，应结合图谱、标本和模型，在理解的基础上牢固记忆。

3. 大脑前动脉起自_____动脉，大脑中动脉起自_____动脉，大脑后动脉起自_____动脉。

【正确答案】　颈内、颈内、基底

【记忆难点】　记忆不全或错误。

【分析与避错】　本题考查的是颅内动脉的分支，应结合图谱、标本和模型，在理解的基础上牢固记忆。

4. _____动脉的中央支阻塞，可累及内囊纤维，引起"三偏综合征"。

【正确答案】　大脑中

【记忆难点】　记忆不全或错误。

【分析与避错】　本题考查的是内囊的动脉供应，大脑中动脉的中央支分布于内囊。

（四）名词解释

Willis 环

【正确答案】 即大脑动脉环，由前交通动脉、两侧大脑前动脉起始段、两侧颈内动脉末端、两侧后交通动脉和两侧大脑后动脉起始段在脑底中央下方形成，沟通颈内动脉与椎–基底动脉，当某一动脉血流减少或阻塞时，血液可经此环重新分配，起到一定的代偿作用。

【记忆难点】 概念描述不全或错误。

【分析与避错】 概念必须包括以下内容：组成（前交通动脉、两侧大脑前动脉起始段、两侧颈内动脉末端、两侧后交通动脉和两侧大脑后动脉起始段），位置（脑底中央下方），意义（沟通颈内动脉与椎–基底动脉，当某一动脉血流减少或阻塞时，血液可经此环重新分配，起到一定的代偿作用）。注意要同时掌握概念的中英文名称。

（五）简答题

1. 简述脑的动脉供应来源及其主要分支。

【正确答案】 脑的动脉来源于颈内动脉和椎动脉。颈内动脉主要分支有眼动脉、大脑前动脉、大脑中动脉和后交通动脉。左右椎动脉汇合成一条基底动脉，其主要分支是大脑后动脉。

【记忆难点】 描述不全或错误。

【分析与避错】 本题考查的是脑的动脉，应结合图谱、标本和模型，在理解的基础上牢固记忆。

2. 简述大脑动脉环的组成和意义。

【正确答案】 大脑动脉环由前交通动脉、两侧大脑前动脉起始段、两侧颈内动脉末端、两侧后交通动脉和两侧大脑后动脉起始段在脑底中央下方形成，沟通颈内动脉与椎–基底动脉，当某一动脉血流减少或阻塞时，血液可经此环重新分配，得到一定的代偿。

【记忆难点】 描述不全或错误。

【分析与避错】 本题考查的是大脑动脉环的组成和意义，应结合图谱、标本和模型，在理解的基础上牢固记忆。